대한민국
좋은 화장품
나쁜 화장품

『대한민국 화장품의 비밀』 그 후 5년,
상식이 된 것과 상식이 되어야 할 것들

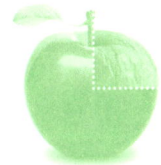

이은주 지음

머리말

2009년 4월 『대한민국 화장품의 비밀』이 출간되었다. 책이 출간된 후 뜻하지 않게 많은 관심을 받았고, 인터뷰도 참 많이 했다. 그때마다 많은 분들이 물었다.

"어떤 계기로 쓰셨나요?"

"어떤 목적으로 책을 출간하게 되었나요?"

하지만 질문을 하는 분들의 기대에 부응할 정도로, 화장품 업계에 경종을 울리겠다는 대단한 마음가짐도, 시장을 바꾸겠다는 의지도, 불의에 대항하고자 하는 정의감도, 그 어떤 것도 없었다. 그저 번역서를 출간하려고 출판사를 알아보던 중 직접 글을 써 볼 생각은 없느냐는 권유를 받게 되었고, 평소 생각하던 화장품에 대해 솔직하게 쓴 것뿐이었다. 어릴 적부터 책을 읽고 글을 쓰는 것을 좋아했기에, 그리고 내 이름으로 책을 출간한다는 것이 살아가면서 얼마나 의미 있고, 가치 있는 일인지 알았기에 쓴 것일 뿐 그 이상도 그 이하도 아니었다. 당시에는 많은 사람들이 관심을 가질 만한 책인지도 몰랐고, 그만큼 큰 사회적 파장을 불러일으킬지 짐작조차 하지 못했다.

하지만 그렇게 시작된 책 한 권은 내 마음과 인생을 완전히 바꿔 놓았다. 책을 쓰면서 소비자들이 화려한 마케팅에 가려져 있던 성분에 대해 중요함을 자각하길 바라는 마음이 생겼고, 출간 후 언론 인터뷰와 자문이 늘어갈수록 유럽의 깐깐한 성분 안전성에 대한 기준이 우리나라에도 만들어질 것 같은 욕심이 생겼으며, 대중강의를 통해 만나는 수많은 사람들에게 "더 많은 사람들이 알 수 있도록 활발히 활동해달라"는 부탁을 받으면서 이 일에 대한 자부심과 의무감이 생겼다.

강의 때마다 몰래 녹취하며 따라다니던 일부 화장품 회사 관계자들이 처음에는 두려웠지만, 화장품 산업이 논란의 중심에 서는 것을 원치 않았던 관계자들이 주변사람들을 통해 "그만 활동하라"는 협박 아닌 협박을 했을 때 분노감을 느꼈다. 처음 인터뷰를 했을 때 노출되는 것이 두려워 사진을 찍지 않겠다고 말했던 마음은 온데간데없어졌고, 화장품의 진실에 대해 이야기할 수 있는 곳이라면 방송사, 신문사, 기업, 생활협동조합 등 부르는 곳마다 전부 찾아다녔다.

하지만 그렇게 1년의 시간을 보내면서 점차 지쳐갔다. 앵무새처럼 '기초 4종 세트는 필요 없다', '파라벤은 위험하다'라고 아무리 반복해도 현실은 바뀌지 않았고, 사람들은 오로지 자극적인 이슈가 될 만한 이야기만 기다릴 뿐이었다. 근본적인 것을 바꾸려는 노력이 없으면 그저 이슈에서 그칠 것이라는 생각이 들었고, 당시 나에게는 그것을 바꿀 힘이 없었다. 내 이름으로 된 책 한 권을 출간하고자 시작한 일이었지만, '화장품 안전성'을 외친 순간 수많은 관심을 받게 되었고, 나에게는 그에 따른 책임과 의무감이 생긴 듯했다. 결국 박사과정에 들어가 공부를 제대로 해보기로 결심했다.

처음 공부를 하겠다고 했을 때 많은 사람들이 "많은 곳에서 찾아주는 좋은 기회를 놓고 왜 멈추느냐"고 말렸다. 하지만 조금 늦더라도 처음부터 제대로 시작해야 뭐든지 할 수 있을 것이라 생각했다. 박사과정에 '올인'하면서 처음부터 다시 시작했다. 부족한 이론이 있으면 학부 수업이라도 교수님들께 양해를 구한 후 참여했고, 많은 논문들을 보면서 관련 학문 교수님들을 직접 찾아가 많은 이야기를 들었다. 운 좋게 훌륭한 많은 은사님들을 만날 수 있었고, 모든 것들을 더 큰 시야로 바라볼 수 있게 되었다. 인터뷰와 대중강의를 줄이는 대신 화장품에 들어가는 천연물을 연구했고, 재능 기부를 통해 화장품 성분에 대한 자문 활동을 하면서 다양한 분야의 전문가들과 의견을 교환했다. 또한 안전한 화장품 사용과 관련된 칼럼을 게재하고, 대학에서 열심히 학생들을 가르쳤다.

그렇게 4년의 시간을 보내고, 나는 이제 다시 책을 통해 대중들과 화장품에 대한 이야기를 하려 한다. 정확히 말하면 『대한민국 화장품의 비밀』이 출간된 지 5년여 흐른 시점에서 이 책이 바꾸어 놓은 것들과 그로 인해 화장품의 상식이 된 것들, 그리고 아직도 화려한 마케팅에 눈감아버린 것들에 대한 이야기를 하려고 한다.

『대한민국 화장품의 비밀』 이후 비슷한 내용의 많은 책들이 쏟아져 나왔다. 4년 동안 틈틈이 조금씩 써온 글들을 모아 놓았기에 누군가에 의해 먼저 거론된 주제들이 있을지도 모르겠다. 시기적으로 너무 늦었거나 이제 많은 소비자들이 잘 알고 있는 내용들은 일부 삭제했지만, 그럼에도 불구하고 10번을 언급해서라도 시정되었으면 하는 바람이 있는 주제들은 그대로 실었다.

당시 『대한민국 화장품의 비밀』 초판 한 권에 미래의 자녀들에게 다음과 같은 편지를 썼다.

"힘들고, 불편하고, 잘 풀리지 않아 괴로울 때 엄마는 이 책을 쓰기로 결심했단다. 엄마가 세상과 싸워 나가기로 결심했듯이 너희들도 '도전'이라는 단어 하나에 모든 것을 걸고 무엇이든 시작했으면 한다. 너희들의 세상은 정해 놓은 수많은 잣대와 편견이 판치는 세상이 아니라 언제나 행복을 진정 즐길 줄 아는 세상이기를 바란다."

왜 이런 글을 썼는지 잘 모르겠다. 처음에는 단지 평생 사용할 화장품이라면 그만큼 안전하게 만들었으면 좋겠고, 그런 화장품을 시중에서 쉽게 구입할 수 있는 환경이라면 좋겠다는 순수한 마음이었는데, 언론의 관심을 받으면서 내가 내뱉는 말 한마디의 무게가 생각보다 무거워졌음을 느꼈기 때문이 아닐까 싶다.

이 책은 『대한민국 화장품의 비밀』 5년 후의 이야기이자 대한민국 화장품의 두 번째 이야기다. 일부 독자들은 더 자극적이고 강력한 이야기를 원할지도 모른다. 하지만 5년이나 흘렀는데 현실은 개선되지 않고 더 강력하고 자극적인 '비밀'들만 쏟아진다면 너무 비참하지 않겠는가?

대한민국 화장품 시장은 변하고 있다. 물론 그 변화가 아직 만족스러운 단계는 아니다. 안전한 화장품은 결국 시장이 아니라 소비자의 인식이 바뀌어야 가능하다. 기업이 바뀌지 않아도 소비자들은 늘 그들을 찾고 쉽게 돈벌이가 되어주고 있다. 그런 기업에게 소비자의 안전을 위해 바꾸라고 강요할 명분이 없다.

"여러분은 그동안 아름다운 화장품을 사용하신 겁니까, 아름다운 피부를 위해 화장품을 사용하신 겁니까?"

이제 그 답을 내려야 할 때가 분명히 온 것 같다.

마지막으로 4년간의 박사과정에서 가르침을 주셨던 중앙대학교 약학대학의 교수님들을 비롯해 기꺼이 자문에 응해주신 많은 교수님들, 강의 현장에서 만났던 교수님들, 제자들에게 감사의 인사를 전한다. 더불어 엄마가 무사히 책을 마무리할 수 있도록 뱃속에서 얌전히 있어준 곧 태어날 나의 아이와 언제나 든든한 지원군인 신랑, 그리고 소중한 가족들에게 이 책을 바친다.

2015년 2월

이은주

CONTENTS

머리말 _5

CHAPTER 01 대한민국 화장품의 현주소

기초 4종 세트가 아니면 여전히 불안하다? _16
소비자의 최소 알 권리, 전성분을 공개하라 _20
잘못 끼워진 단추, 샘플 판매 금지법 _31
파라벤이 들어가지 않으면 안전한 화장품? _37
좋은 화장품을 고르는 새로운 기준, 전성분 _42
천연·유기농 화장품, 제대로 모르면 당한다 _46

CHAPTER 02 마케팅에 울고 웃는 한국의 소비자들

특허 출원 화장품의 진실 _52
시대에 따라 유행하는 화장품은 없다 _55
숫자에 숨겨진 뜻, 뉴메릭 마케팅에 속지 마라 _61
천연성분=안전, 화학성분=위험? _69
명품 화장품이 아니라 명품 마케팅 화장품이다 _72
속눈썹 붙인 마스카라 광고에 또 속았다! _76

CHAPTER 03 대한민국 10대들이 위험하다

초등학생은 지금 화장 중 _80
10대, 새싹 마케팅의 타깃이 되다 _84
청소년 화장품, 무엇이 위험한가? _87
초등학생, 화장품 교육이 절실하다 _90

CHAPTER 04 엄마 몸은 빨간불, 다음세대가 위험하다

암보다 무서운 내분비계 장애물질을 아십니까? _94
엄마의 몸속 화학물질, 아이에게 물려준다 _99
한국의 여성 불임률이 높은 진짜 이유 _102
임산부가 반드시 피해야 할 4가지 화장품 _106
임산부를 위한 화장품 & 피부관리 _110
물티슈 논란과 화장품의 선택기준 _117

CHAPTER 05 화장품 속에 숨어 있는 발암물질들

1,4-다이옥산 _122
포름알데하이드 _125
프탈레이트 _129
화장품 성분 허용한도의 한계 _133

CHAPTER 06 대한민국 화장품의 진실 혹은 거짓

화장품에도 플라시보 효과가 있다? _138
테스터 제품에 박테리아가 있다? _141
사용기간이 18개월인데 180개월을 쓴다? _145
여드름 화장품이 있다? _149
줄기세포 화장품이 있다? _156
아토피는 화장품으로 개선할 수 있다? _162
셀룰라이트를 화장품으로 없앨 수 있다? _166
기사를 가장한 광고가 있다? _172
엄마의 아름다운 손톱이 아이를 위험하게 만든다? _176

탤크가 들어 있지 않으면 안전하다? _181
블라인드 테스트로 좋은 화장품을 선택할 수 있다? _184
3초 보습법은 반드시 필요하다? _189
마스크팩으로 주름을 없앤다? _193
각종 식물 추출물에 기준이 있다? _198
연예인이 추천하는 화장품은 100% 믿을 수 있다? _201
화장품에도 내성과 명현현상이 있다? _205
바디클렌징 제품을 반드시 사용해야 한다? _208
가슴크림, 힙업크림 효과 있다? _211
피부과 화장품에는 뭔가 특별한 것이 있다? _215
전성분에 없어도 화학방부제가 들어갈 수 있다? _219

CHAPTER 07 아름답지만 치명적인 메이크업 노하우

여성의 립스틱 평생 섭취량 3kg! _222
안젤리나 졸리 같은 입술을 위하여! _231
중금속 마스카라와 워터프루프 마스카라 _233
아이라이너는 점막까지 채워라? _236

CHAPTER 08 피부노화를 막는 올바른 화장법

무엇을 바르느냐보다 어떻게 바르느냐가 중요하다 _240
클렌징, 풍성한 거품으로 세안하라 _243
각질제거제, 20대 중반부터 꼭 챙겨라 _247
수분크림, 노화를 막는 제1수칙은 보습이다 _251
자외선 차단제, 높은 SPF지수가 오히려 독이다 _255

CHAPTER 09 명품보다 효과 좋은 홈메이드 화장품

눈가주름 없애는 오일 아이크림 _268
아이를 위한 천연 거품목욕 제품 _272
과일껍질로 만든 천연 시트팩 _275
마사지 & 팩 겸용 슈거엔젤 _278
먹을수록 예뻐지는 이너뷰티 _281
동안이 되고 싶다면 활성산소를 없애라 _285

CHAPTER 10 꽃미남, 꽃중년을 꿈꾸는 한국 남자들

전 세계가 주목하는 핫시장, 한국의 남성화장품 _290
나 피부 관리하는 남자야! _293
남성화장품 구입 시 이것만은 따져라 _295
남성에게 필요한 5가지 화장품 _300

CHAPTER 11 대한민국 화장품, 이제는 달라져야 한다

소비자가 바뀌어야 스테디셀러 나온다 _306
애매한 정의가 시장의 무질서 부른다 _309
한방 화장품 글로벌화의 해법, 유기농에서 찾아라 _312
화장품 소재 개발에 주력하라 _316
누구를 위한 기능성 화장품인가 _320
시장의 자율성 VS 철저한 관리감독 _325

부록 _330

CHAPTER 01

대한민국 화장품의 현주소

기초 4종 세트가 아니면 여전히 불안하다?
소비자의 최소 알 권리, 전성분을 공개하라
잘못 끼워진 단추, 샘플 판매 금지법
파라벤이 들어가지 않으면 안전한 화장품?
좋은 화장품을 고르는 새로운 기준, 전성분
천연·유기농 화장품, 세대로 모르면 당한다

기초 4종 세트가
아니면 여전히 불안하다?

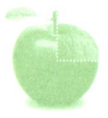

　2009년 4월 『대한민국 화장품의 비밀』의 출간 이후 필자는 많은 언론사로부터 인터뷰와 강연 요청을 받았다. 당시 가장 많이 받은 질문은 "기초 4종 세트가 정말 우리나라에만 있는 건가요? 점성의 차이만 있을 뿐이므로 순서대로 반드시 다 바를 필요가 없다는 게 사실인가요?"라는 것이었다.
　인터뷰를 하는 피디, 기자, 작가는 물론 강연장에서 만난 수많은 사람들이 모두 똑같은 반응을 보였다. 필자는 의아하지 않을 수 없었다. 기초 4종 세트가 우리나라에만 있다는 이야기가 이처럼 큰 이슈가 될 만큼 놀라운 일이었단 말인가. 그동안 우리나라 화장품 고객들은 그만큼 인심 좋고 충성스러운 소비자였던 것이다. 이후 언론에서 기초 4종 세트에 관한 불편한 진실이 계속해서 보도되었고, 필자는 한 라디오 방송 프로그램으로부터 국내 C사 제품의 국내라인과 국외라인이 다르다는 내용과 관련한 인터뷰를 요청받게 되었다.

"얼마 전 C사에서 수출용 기초 제품을 출시했는데요, 국내용 제품은 토너, 플루이드, 세럼, 크림 4종 풀세트인 반면 수출용 제품은 세럼과 크림 2종으로만 되어 있다는데, 왜 그런 거죠?"

이미 C사 관계자가 다른 매체와의 인터뷰에서 나라별 상황에 따라 제품을 출시한 것일 뿐 다른 의도가 없었다고 밝힌 상황이었기에, 그들이 원하는 대답이 무엇인지 충분히 알 듯했다. 그렇다면 C사는 왜 수출용 제품을 국내용 제품과 달리 세럼과 크림 2종으로만 구성하여 출시했을까? 간단히 말하면, 그 나라에서는 필요하지 않기 때문이다. 토너, 플루이드, 세럼, 크림으로 구성된 기초 4종 세트는 우리나라에서나 필요한 제품이지 미국이나 유럽 등에서는 불필요한 중복 제품에 지나지 않는다. 이후 다른 방송 프로그램에서 소비자가 기초 스킨케어 제품의 사용방법에 대해 질문하는 영상을 보여주었는데, 국내 매장에서는 순서대로 4가지 모두 사용해야 효과가 좋다고 설명하는 반면, 해외 매장에서는 세럼과 크림조차 2종 모두 사용할 필요 없이 하나만 발라도 된다고 설명하는 모습이 대조적이었다.

기초 4종 세트의 진화

그렇다면 현재는 어떻게 달라졌을까? 대부분의 화장품 회사들은 더 이상 기초 4종 세트를 판매하지 않는다. 하지만 굳이 함께 사용하지 않아도 될 제품을 세트로 엮어 판매하는 관행은 여전히 존재한다. 브랜드별로 조금씩 다르긴 하지만, 기존 4종 세트에서 로션을 빼는 대신 아이크림을 넣거나 크림을 데이용와 나이트용으로 나누는 식이다. 게다가 중장년 세대에게는 아직까지 기본적으로 4가지 제품을 모두 발라야 한다는 인식이 깊게 남아 있다.

물론 시장에서 아무런 변화가 일어나지 않은 것은 아니다. 대학교 1학년 학생들을 대상으로 화장품 설문조사를 한 결과, '기초 4종 세트'가 무엇인지 모르는 학생이 80%가 넘었을 정도로 낯선 단어가 되었으니 말이다.

반드시 사용해야 하는 화장품은 없다. 더군다나 순서에 맞춰 발라야 하는 화장품은 더더욱 없다. 화장품은 병을 고치기 위해 꼭 먹어야 하는 약이 아니다. 피부 좋은 친구가 바르는 제품을 내가 발랐다고 해서 그 친구처럼 피부가 좋아지리라는 보장도 없다. 자신의 피부 상태, 피부 고민, 계절, 스트레스 정도에 따라 적절한 화장품을 선택해야 한다. 누군가 효과를 봤다고 해서 자신도 그 화장품을 쓰면 백옥 같은 피부가 될 것이라는 기대는 큰 오산이라는 사실을 명심하기 바란다.

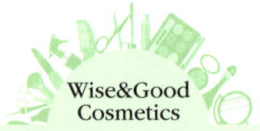

Wise&Good Cosmetics

화장품 특집 방송 진행 중에 일반인 출연자로부터 현재 사용 중인 화장품을 분석해 달라는 의뢰를 받은 적이 있다. 당시 출연자는 아무리 좋은 화장품을 많이 써봐도 피부가 좋아지지 않는다며 고민했다. 특히 주변에서 좋다고 하는 제품은 모두 사용해보았지만, 그 어떤 화장품도 자신에게는 맞지 않았다고 한다. 그녀는 기초 스킨케어 제품만 아침에 5개, 저녁에 13개를 바르고 있었다. 필자는 출연자의 피부 상태와 피부 고민을 감안하여 사용 중인 제품을 분석해주었고, 올바른 화장품 사용법에 대해 알려주었다. 아직도 '기초 4종 세트'를 고집하는 이들이 있는가. 개수의 차이만 있을 뿐 이 출연자와 무엇이 다른지 묻고 싶다.

● 세럼

정제수, 글리세린, 에탄올, 부틸렌글라이콜, 사이클로메치콘, 록샘파이어추출물, 소듐하이알루로네이트, 호호바씨오일, 감태추출물, 곤포추출물, 모자반추출물, 스피룰리나추출물, 큰실말추출물, 클로렐라추출물, 토코페릴아세테이트, 톳추출물, 해수, 개청각추출물, 방사무늬돌김추출물, 아데노신, 피이지-240/에이치디아이코폴리머비스-데실테트라데세스-20에텔, 사이클로펜타실록산, 피이지-40하이드로제네이티드캐스터오일, 피피지-26-부테스-26, 카프릴릴글라이콜, 디메치콘/비닐디메치콘크로스폴리머, 에칠헥실글리세린, 향료, 디소듐이디티에이, 클로페네신

● 크림

정제수, 글리세린, 에탄올, 디메치콘, 피이지-240/에이치디아이코폴리머비스-데실테트라데세스-20에텔, 사이클로펜타실록산, 록샘파이어추출물, 감태추출물, 개청각추출물, 곤포추출물, 모자반추출물, 방사무늬돌김추출물, 스피룰리나추출물, 큰실말추출물, 클로렐라추출물, 톳추출물, 해수, 아데노신, 부틸렌글라이콜, 소듐하이알루로네이트, 에칠헥실이소노나노에이트, 디메치콘/비닐디메치콘크로스폴리머, 향료, 카프릴릴글라이콜, 피이지-40하이드로제네이티드캐스터오일, 피피지-26-부테스-26, 에칠헥실글리세린, 카보머, 트리에탄올아민, 디소듐이디티에이, 클로페네신

이해를 돕기 위해 요약하자면 다음과 같다.

	세럼		크림	
공통 성분	27개		27개	
개별 성분	3개	• 호호바씨오일(수분증발차단) • 사이클로메치콘(피부유연화) • 토코페릴아세테이트 (피부컨디셔닝, 산화방지)	4개	• 디메치콘(수분증발차단) • 에칠헥실이소노나노에이트(피부유연화) • 카보머(점도 조절) • 트리에탄올아민(계면활성제, pH조절)
총 성분	30개		31개	

총 30여 개의 성분 중 3~4개의 성분만 다를 뿐 대부분의 성분이 동일하다.

소비자의 최소 알 권리, 전성분을 공개하라

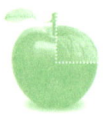

전성분 표시제가 실시된 지 두 달 정도 지난 2008년 12월, 필자는 명동에 있는 백화점과 로드숍을 돌아다니면서 판매원들에게 전성분에 대해 물어보았다. 하지만 제대로 대답해주는 곳은 단 한 군데도 없었다. 제품의 전성분을 확인하기 위해 본사에서 받았다는 책자를 힘겹게 찾거나(결국 어디에 둔지 몰라 찾지 못했다), 효능성분(전성분 표시제 시행 이전에 많이 표기했던 내용으로 제품이 가진 효능을 나타내는 주요성분이다. 하지만 일부 브랜드에서는 제품의 마케팅에 도움이 되는 희귀성분 또는 고가성분 등을 주요성분인 듯 포장하여 효능성분으로 기재하는 경우가 있으므로 주의가 필요하다)을 가리키며 전성분이라고 우기는 어이없는 행동까지 보였다. 그리고 하나같이 별로 중요하지도 않은 것을 질문한다고 생각했는지 필자를 귀찮다는 듯 쳐다보았다.

2009년 전성분 표시제를 실시한 지 1년이 지났을 무렵, 한 방송사로부터 화장품 취재에 동행해달라는 요청을 받아 롯데백화점 본점에 방문한 적이 있다. 그런데 판매원들의 태도가 1년 전과 완전히 달라져 있었다. 전성분이 무엇인지 정확히 알고 있었고, 전성분을 확인하기 위해 물어보면 어디에 표시되어 있는지 친절하게 안내해 주었다. 혹시 성분에 대해 물어볼까 봐 약간 긴장하는 듯한 눈빛 정도는 애교로 넘어갈 수 있었다.

그런데 2010년 8월, 개인적인 일정으로 울산에 내려갔다가 대형마트에 입점한 화장품 매장에 들렀는데, 상황은 백화점과 완전히 달랐다. 새로 나온 제품이 뭐가 있는지, 어떤 제품이 잘 팔리는지 알아보려고 이것저것 살펴보다가 판매원에게 전성분을 보여달라고 했더니, 2년 전 명동과 똑같은 반응을 보였다. 당시만 해도 지방이 서울보다 전성분에 대한 인식이 많이 낮은 편이라고만 생각했다. 그런데 며칠 뒤 중앙대학교 근처에서 구입할 화장품이 있어 화장품 매장에 들렀는데, 전성분을 보여달라고 했더니 처음 매장을 방문했을 때의 환한 미소는 한순간에 사라지고 서로 응대하기 싫어 판매자들끼리 다투기까지 하는 모습에 화가 치밀어 올랐다.

화장품 회사에 근무하는 지인들에게 회사에서 직원들을 대상으로 전성분 교육을 시행하고 있는지 물어봤더니, 회사마다 정도의 차이는 있지만 대부분 한두 번 정도로 그칠 뿐 지속적인 교육은 실시하지 않는다고 했다. 판매원들의 이직률이 높고 당장 판매해야 할 수많은 제품조차 외우기 힘든 상황에서 전성분까지 교육시키기가 현실적으로 쉽지 않다는 이유였다. 물론 판매원들이 모든 전성분을 알아야 할 필요는 없다. 하지만 전성분이 무엇이고, 자사 제품의 어디에 표시되어 있는지 정도는 알고 있어야 한다. 그래야 고객이 판매원의 눈치를 보며 정보를 물어보거나 불쾌한 마음으로 매장을 나가는 사태가 발생하지 않을 것이다.

그런데 이는 오프라인만의 문제가 아니었다. 주변 사람들로부터 온라인에서도 여전히 전성분을 확인하기 어렵다는 이야기를 듣고, 각 회사 홈페이지의 전성분 표기 실태를 조사해보았다. 전성분 표시제는 50g 또는 50ml 이상의 제품에만 적용된다. 그 외의 제품은 홈페이지에서 검색해보거나 고객상담실로 문의하도록 되어 있다. 하지만 고객이 제품을 구입할 때마다 해당 회사에 전화를 걸어 전성분에 대한 정보를 얻는다는 것이 쉬운 일은 아니다. 그러므로 홈페이지에 각 제품의 전성분을 공개하는 것이 전성분 표시제에 대응하는 올바른 태도라고 할 수 있다. 하지만 온라인 실태조사 후 결과는 매우 실망스러웠다.

실태조사 결과를 정리하던 중 한 기자와 인터뷰를 하다가, 홈페이지의 전성분 표시제 실태에 관한 이야기가 나왔다. 필자가 전성분을 성의 있게 표기하고 있는 곳은 저가 화장품 회사뿐인 것 같다고 했더니, 기자가 며칠 전 저가 브랜드 담당자와 인터뷰를 하면서 알게 된 사실을 들려주었다. 기자는 해당 브랜드 담당자에게 "좋은 원료로만 제품을 만드는 것도 아닌 것 같은데, 홈페이지에 전성분을 모두 기재하는 이유가 뭡니까?"라고 물었다고 한다. 그러자 담당자는, "저가 화장품은 안 좋은 성분으로 만들어졌을 것이라고 단정하는 소비자들이 계시기 때문입니다. 우리는 숨길 게 없으니까 당당하게 모든 성분을 공개하는 겁니다. 선택은 고객들이 하는 것이고, 우리는 최소한의 의무를 다할 뿐입니다"라고 하더란다.

그 말을 듣고 학부 때 경영학 수업에서 배웠던 내용이 생각났다. 기업은 생명을 가진 생물이기에 당장 나타나는 결과물도 중요하지만, 더 중요한 것은 '정신'이다. 현재는 '싼 게 비지떡'이라는 말에 발목 잡혀 있을지 모르지만, 성실하게 최선을 다하겠다는 회사의 정신이 살아있다면 몇 년 후 좋은 브랜드로 성장해 있을 것이라 장담한다. 물론 소비자들이 전성분만 보고 그 제품이 좋은 제품인지 아닌지 판단할 수는 없다. 하지만 전성분은 소비자가 알아야 할 최소한의 권리다. 따라서 화장품을 만들어 판매하는 회사라면 전성분 표시제에 성실히 임해야 한다. 그런 점에서 각 브랜드 홈페이지에 전성분 표기가 성실히 이루어지고 있는지 여부를 파악하는 것은 무척 중요한 일이었다.

전성분 표시제 조사는 각 브랜드별로 스킨케어 제품과 색조 제품 중 무작위로 8개의 제품을 선별했으며, 2011년에 조사하지 않았지만 이후 신설되었거나 인기 있는 브랜드는 2014년에 추가로 조사대상에 포함시켰다. 총 조사대상 수는 국내 17개 회사, 80여 개 브랜드와 수입 20개 브랜드였다. 수입 제품의 경우에는 백화점 입점 브랜드를 기준으로, 국내 브랜드의 경우에는 회사를 기준으로 조사한 후 인터넷 매출 상위 순위에 있는 것을 포함시켜 조사했다. 다음 표는 현재 온라인 전성분 표시 현황이다. 전수조사가 아닌 무작위 추출법으로 조사했기 때문에 일부 제품에만 전성분을 공개한 브랜드까지도 전 제품의 전성분을 공개한 것처럼 기재될 수 있음을 미리 밝혀둔다.

온라인 전성분 표시 현황에 대한 실태

2011년 2월, 2014년 3월, 2014년 8월 세 차례에 걸쳐 각 브랜드 홈페이지의 전성분 표기 상황을 조사했다. 조사대상으로는 각 브랜드 제품 중 스킨케어 3종, 베이스 메이크업 2종, 포인트 메이크업 3종 등 총 8개 제품

• 국내 화장품 온라인 전성분 표시 현황

브랜드	조사일	전 제품 확인 가능	전 제품 확인 불가능	일부 제품 확인 불가능
아모레퍼시픽	2011년 2월	이니스프리, 에뛰드	아모레퍼시픽, 설화수, 프리메라, 헤라, 롤리타렘피카, 라네즈, 아이오페, 마몽드, 한율, 미래파, 오딧세이, 리리코스, 효시아, 에스쁘아, 틴클리어	
	2014년 3월	이니스프리, 에뛰드, 라네즈, 아모레퍼시픽, 아이오페, 마몽드, 한율, 오딧세이, 미래파	헤라	프리메라, 베리떼, 롤리타렘피카, 해피바스, 리리코스, 설화수(일부 주요성분을 전성분에 기재)
아모레퍼시픽	2014년 8월	이니스프리, 에뛰드, 라네즈, 에스쁘아	아모레퍼시픽, 설화수, 프리메라, 헤라, 롤리타렘피카, 아이오페, 마몽드, 한율, 리리코스, 틴클리어	
LG 생활건강	2011년 2월	오휘, 페이스샵	후, 숨, 수려한, 이자녹스, 라하, 라끄베르, 캐시캣, 보닌, 케어존	
	2014년 3월	라끄베르, 페이스샵, 빌리프, 더마리프트, VDL, 필로소피, 나나스비	후, 오휘, 숨, 수려한, 이자녹스, 보닌, 케어존, 다비, 까쉐, 뮬, 비욘드	캐시캣, 프로스틴, VOV
	2014년 8월	라끄베르, 페이스샵, 빌리프, 더마리프트, VOV, 필로소피, 캐시캣, 프로스틴	후, 오휘, 숨, 수려한, 이자녹스, 보닌, 케어존, 다비, 까쉐, 뮬, 비욘드	VDL, 코드 글로컬러
에이블 C&C	2011년 2월	미샤, 어퓨 (전면 기재)		
	2014년 3월	미샤, 어퓨 (사용후기 하단에 기재)		
	2014년 8월	미샤, 어퓨, 미카, 스위스퓨어 (제일 하단 제품일반정보 속에 기재)		
한국화장품	2011년 2월	산심, 오션, 이뎀, 예화선	A3FON, 칼리, 프란체, 명방, 템테이션, 에카나바, 크루소, 컨티뉴HM	
	2014년 8월	더샘	A3FON, 쥬단학, 칼리, 시크릿네이처, 에디션, 필엔커버, 크루소	산심, 오션, 템테이션
한불	2011년 2월		모든 브랜드	
	2014년 3월	이네이처, 잇츠스킨		에스까다
	2014년 8월	모든 브랜드		

브랜드	조사일	전 제품 확인 가능	전 제품 확인 불가능	일부 제품 확인 불가능
스킨푸드	2011년 2월			• 50g 미만 전성분 모두 표기 • 50g 이상의 '제품에 기재되어 있다'는 문구만 안내
	2014년 3월	모든 제품 기재		
	2014년 8월	모든 제품 기재		
소망 화장품	2011년 2월	뷰티크레딧 통해 모든 제품 기재		
	2011년 8월			일부 제품만 확인 가능
참존	2011년 2월	모든 제품 기재		
	2014년 8월	모든 제품 기재		
엔프라니	2011년 2월	모든 브랜드기재		
	2014년 8월			• 일부 제품만 확인 가능 • 제조성분으로 기재 • 일부 제품 함유량 순서대로 기재되지 않음
So- natural	2011년 2월	모든 제품 기재		
	2014년 8월	모든 제품 기재		
네이처 리퍼블릭	2011년 2월	모든 제품 기재		
	2014년 8월	모든 제품 기재		
코리아나	2011년 2월		모든 브랜드	
	2014년 8월		모든 브랜드	
애경	2011년 2월		모든 브랜드	
	2014년 8월		모든 브랜드	
생그린	2011년 2월		모든 브랜드	
	2014년 8월		모든 브랜드	
시드물	2014년 8월	일부 제품은 성분의 특징까지 자세히 설명		
미즈온	2014년 8월	일부 제품군만 성분 확인		아이펜슬, 마스카라는 성분 확인 불가
토니모리	2014년 8월			• 제품성분사전으로 표기 • 일부 성분 화장품에 표기된 것과 다름

* 2011년, 2014년 전 제품, 전 브랜드에 전성분 표시를 한 화장품: 소망화장품, 참존, 엔프라니, So-natural, 네이처리퍼블릭
* 2011년, 2014년 전 제품, 전 브랜드에 전성분 표시를 하지 않은 화장품: 코리아나, 애경, 생그린

을 무작위로 선별했다.

1_성실하게 전성분을 표기한 화장품

에이블 C&C, 참존, 네이처리퍼블릭, So-natural은 2011년, 2014년 모두 성실하게 전성분을 공개했다. 특히 2014년에만 조사한 시드물은 모든 제품의 전성분을 공개했을 뿐 아니라 일부 제품은 성분의 특징까지 상세하게 기재했다. 소비자의 기본적인 알권리인 전성분 표시제를 잘 이행하고 있는 이 회사들이 앞으로도 소비자를 위한 진정한 기업으로 거듭나기 바란다.

2_아모레퍼시픽과 LG생활건강의 전성분 표기

개인적으로 필자는 국내 화장품 시장의 두 축인 아모레퍼시픽과 LG생활건강이 모든 화장품 회사의 모범이 되기를 바랐다. 그러나 2011년 조사 결과 두 회사의 전성분 표기 실태는 엉망이었다. 당시 아모레퍼시픽은 '함께 사용하면 좋은 제품', LG생활건강은 '어울림 제품'이라는 이름으로 카테고리를 만들어 화장품에 대한 정보를 제공하고 있었다. 하지만 정작 중요한 전성분에 대한 표기는 제대로 하지 않았다.

2014년 상·하반기 조사에서 두 회사는 다른 행보를 보였다. 아모레퍼시픽은 2014년 3월 헤라를 제외한 전 브랜드의 전성분 표기를 통일화했다. 6개 브랜드의 일부 제품에서 전성분을 확인할 수 없었지만, 어느 브랜드에서든 전성분을 쉽게 찾아볼 수 있도록 해두었다. 그런데 무슨 이유인지 당해 8월, 4개 브랜드를 제외한 모든 브랜드 사이트의 전성분 표기 내용을 없앴다. 물론 아모레퍼시픽몰을 통해 모든 브랜드의 전성분을 확인할 수 있었으나, 전성분 정보를 한눈에 볼 수 있었던 예전과 달리 가로 1cm, 세로 10cm의 매우 좁은 공간에 표기해두었다. 화장품을 선택하는 데 있어 가장 중요한 전성분 정보를 어떻게 재구매율에 대한 내용과 같은 사이즈로 제작할 생각을 했는지 도저히 이해할 수 없었다. 소비자를 위한 배려가 전혀 느껴지지 않는 역주행 행보였다.

한편, LG생활건강은 통일성보다는 브랜드별로 관리하고 있다는 느낌이 들었다. 2011년 오휘의 경우 전성분 표기를 제품라인별로 볼 수 있도록 해두어 소비자들이 가장 효율적으로 전성분을 확인할 수 있었으나, 2014년에는 더 이상 운영하지 않았다. 2011년에 비해 전성분 표기 상황이 전반적으로 좋아졌으나, 라끄베르를 제외한 11개 브랜드의 경우에는 시간이 지나도 전성분 표기에 대해 전혀 관심이 없었고, 소비자를 무시하는 행위처럼 느껴졌다.

3_2011년 이후 전성분 표시제에 동참한 화장품

2011년 조사 당시 스킨푸드는 50g 미만의 제품만 홈페이지를 통해 전성분을 공개했으나, 2014년에는 모든 제품의 전성분을 공개했다. 한불화장품은 2011년 모든 브랜드의 전성분을 공개하지 않았으나, 2014년 8월 모든 브랜드의 제품을 공개해 전성분의 중요성을 인지하고 있는 기업이라는 생각이 들었다.

4_저가 브랜드의 전성분 표기 현황 대체로 우수

2011년 아모레퍼시픽과 LG생활건강의 전성분 표기 현황이 실망스러웠지만, 그나마 화장품업계의 체면을 세워준 것이 중저가 브랜드였다. 이니

스프리, 에뛰드, 페이스샵, 미샤 4개 브랜드와 소망화장품, 참존, 네이처리퍼블릭, 엔프라니, So-natural의 전성분 표기 상황은 대체로 우수했다. 하지만 아쉽게도 이들 브랜드를 제외하면 거의 전무한 상황이었다. 부디 고가 브랜드들이 '소비자의 알 권리를 존중하는 기업'인 중저가 브랜드를 본받기 바란다.

5_2011년, 2014년 모두 빛난 페이스샵

전성분 표기에 있어서 가장 훌륭하다고 평가하고 싶은 브랜드는 페이스샵이다. 페이스샵은 조그마한 글자 포인트와 눈이 쉽게 피로해지는 서체를 사용한 타 브랜드와 달리 전성분이 한눈에 들어오도록 해놓은 몇 안 되는 브랜드였다. 특히 전성분이라는 글자를 클릭해야 하는 번거로움을 없애기 위해 홈페이지 전면에 전성분 정보를 배치했다. 특히 타 브랜드들은 사용후기를 돋보이도록 해놓은 데 반해 페이스샵은 전성분 정보 때문에 오히려 사용후기가 초라해 보일 정도였다. 페이스샵은 개인적으로 주목해서 보고 싶은 브랜드가 되었다.

6_전성분 표기가 엉망인 수입 브랜드

백화점에 입점한 20개의 수입 브랜드를 조사한 결과 키엘 사이트에서만 전성분을 확인할 수 있었다. 물론 수입 브랜드의 경우에는 국내 브랜드보다 홈페이지 관리가 소홀하기 때문에 그럴 수도 있을 것이다. 하지만 백화점 고가 브랜드의 고객서비스 측면에서는 정말 엉망이라고 할 수밖에 없었다. 전성분 표시제 시행 초기에는 기재했던 전성분 표기 부분을 주의사항 등의 라벨로 가려버린 브랜드도 있었다. 5년여의 시간 동안 전성분 표기에 대해 어떤 노력을 기울였는지 심히 궁금했다. 물론 백화점에 입점하지 않고 개별 로드숍이나 온라인으로 판매하면서 성실히 전성분을 표기하는 일부 천연(오가닉) 화장품들도 있다. 하지만 백화점 수입 브랜드들의 이러한 실태는 한국 소비자를 기만한 행동이라고 표현할 수밖에 없을 듯하다.

7_제조성분으로 기재한 브랜드

전성분 표기가 아니라 제조성분으로 표기한 브랜드들도 눈에 띄었다. 엔프라니는 제조성분 표기로, 토니모리는 제품성분사전으로 기재하고 있었다. 처음에는 명칭만 다를 뿐 전성분을 표기한 것이라고 생각했다. 그러나 함유량 순서로 기재하는 전성분 표기 원칙을 지키지 않고 단순히 성분만 나열한 제품이 있는가 하면 실제 제품에 기재된 전성분을 일부 삭제하여 기재한 경우도 있었다. 성분의 일부를 삭제하여 홈페이지에 기재한 제품의 경우 해당 회사 고객상담실로 연락하여 사실을 알렸지만, 지난 2년간 아무런 조치도 취하지 않고 있다. 제대로 된 정보를 올리지 않은 것과 정보를 전혀 올리지 않은 것 중 어느 것이 더 큰 잘못인지 생각해봐야 할 부분이다.

혹시 홈페이지에서 전성분 정보를 찾지 못했나 싶어 각 브랜드 고객상담실에 전화를 걸어 전성분이 표기되지 않은 제품의 전성분을 최종 확인했다. 문의한 결과 해당 브랜드들은 전성분에 관한 내용을 모두 당일 메일로 보내주었다. 2011년 조사 당시 한국화장품 고객상담실에 '왜 일부 브랜드만 표시하느냐'고 물었더니 매스마켓 제품은 관리가 제대로 이루어지지 않아 일부 제품에만 표기한 것이라는 답변을 들었다. 홈페이지 전성분 표기는 제대로 안 되어 있었지만, 타 회사 고객상담실과 달리 메일을 보낸 후 확인전화까지 하면서 고객상담실에서 성심껏 응대하고 있었다.

전성분을 홈페이지에 공개하는 것이 의무사항은 아니다. 하지만 전성분 표시제가 엄연히 시행되고 있고, 소비자는 제품을 구입하기 전에 어떤 성분으로 만들어진 제품인지 확인하기를 원한다. 매장에 가서 눈치 보면서 일일이 물어보고 싶지 않다. 모든 성분에 대해 잘 알지 못하기에 해당 성분에 대해서도 찾아봐야 한다. 그러므로 모든 제품의 전성분을 공개하는 것이 무엇보다 중요하다. 소비자가 제품을 구매할 때 전성분을 확인하지 않는다는 설문조사 결과만 가지고 이야기할 것이 아니라, 소비자가 쉽게 전성분을 확인할 수 있도록 관련 기관들이 힘써야 한다. 비협조적인 기업에 대한 패널티를 적용하기 어렵다면 협조적인 기업에 대해 어드벤티지를 주어서라도 전성분 표시제가 제대로 정착될 수 있도록 해야 한다. 화장품의 성분이 안전한 성분인지 아닌지 여부는 2차적인 문제다. 제품의 가격이나 효능, 사용후기도 중요하지만, 정작 자신의 피부에 바르는 제품이 어떤 성분으로 만들어졌는지 아는 것은 소비자의 최소한의 권리다. 모든 브랜드들이 전성분을 전면 공개해주기를 간절히 바란다.

잘못 끼워진 단추, 샘플 판매 금지법

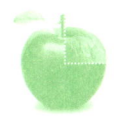

설화수 윤조 에센스 60ml의 가격은 대략 8만 원으로, 1ml당 1,400원 정도다. 윤조 에센스 샘플 4ml짜리 5개의 가격은 3,600원으로, 1ml당 180원이다. 샘플과 정품의 성분이 다른가? 그것도 아니다. 그렇다면 여러분은 정품과 샘플 중 어떤 것을 선택할 것인가?

　가격적인 측면에서만 본다면 약 8배나 저렴한 샘플을 선택하지 않을 이유가 없다. 하지만 아쉽게도 지금은 샘플을 살 수 없다. 2012년 2월 5일 개정된 화장품법에 따라 샘플 판매가 금지되었고, 이를 위반할 시 1년 이하의 징역 또는 500만 원 이하의 벌금에 처하도록 되어 있다. 그래서 2011년 겨울 '눈물의 샘플 땡처리'라는 현수막을 내걸고, 지구상에서 다시는 샘플을 볼 수 없을 듯 판매하는 진풍경이 펼쳐졌다.

　샘플은 정품을 사용하기 전에 테스트용으로 사용될 뿐만 아니라 신제품을 홍보하기 위한 마케팅 수단으로 매우 필요한 존재다. 하지만 다량의 샘플들이 올바르지 못한 유통경로를 통해 홍보가 아닌 판매의 목적으로 인터넷에 등장했다. 많은 사람들이 이용하다보니 문제점이 발견되었다. 샘플 사용으로 인해 부작용을 호소하는 사람들이 심심찮게 생겨난 것이다. 15ml 이하의 제품의 경우에는 제조일자 또는 사용기한 표기에 대한 의무사항이 없다. 따라서 저용량인 샘플은 대부분 제조일자나 사용기한을 알 수 없다. 즉 현재 사용하고 있는 샘플이 3년 전에 만든 것인지 한 달 전에 만든 것인지 알 수 없기 때문에 유효기간이 지난 샘플을 사용한 소비자들에게 피부 트러블이 발생했던 것이다. 이러한 이유 등으로 샘플 판매는 금지되었다.

샘플 판매 금지가 최선입니까

류지영 의원이 제출한 식품의약품안전처(이하 식약처) 자료에 의하면 샘플판매금지법 시행 이후 1년간 적발된 단속건수는 6건에 불과했다. 이조차도 법 시행 이후 두 달 동안 적발된 건수이고, 2012년 5월 이후부터는 전혀 없는 것으로 확인되었다. 그렇다면 샘플 판매가 완전히 사라진 것일까? 아니다. 지금도 수많은 샘플들이 증정품이나 끼워주기 식으로 버젓이 판매되고 있다. 하지만 관계부처는 이를 제대로 단속하지 못하고 있는 실정이다. 시행 초기라 앞으로 나아질 것이라는 이야기도, 화장품 회사에서 샘플의 유통관리를 더 철저하게 해야 한다는 이야기도 모두 사족처럼 들릴 뿐이다.

샘플판매금지법은 첫 단추부터 잘못 끼워졌기 때문에 제대로된 시행을 기대하기 어렵다. 그렇다면 무엇이 잘못되었는지 살펴보자.

샘플 판매의 가장 큰 문제는 제조일자 미표기로 인한 안전성 문제라고 할 수 있다. 많은 소비자들이 샘플에도 제조일자를 표기해야 한다고 주장했지만, 화장품 업체의 생각은 달랐다.

첫째, 현 제조공정에서는 제조일자 표기가 불가능하다. 즉 제조일자를 표기하기 위해서는 제조공정을 바꿔야 하는데, 비매품을 위해 시간과 비용을 들여 제조공정을 바꾸기는 어렵다는 것이다. 그렇다면 비매품은 제조일자를 찍지 않아도 된다는 말인가? 생각해보자. 마트에서 두부를 샀더니 증정품으로 두부소스를 붙여 주었다. 그런데 두부소스에는 제조일자와 유통기한이 없다. 소비자가 '왜 없냐?'고 물었더니, 판매자가 '제조일자를 찍으려면 공정 시스템을 바꿔야 하기 때문에 기재할 수 없었다'고 한다. 그러면 소비자는 '아, 그렇군요' 하면서 언제 만들었는지 알 수 없는 두부소스를 먹어야 하는가? 공짜로 주는 거니까 그저 고맙게 받으라는 것인가?

둘째, 정상적으로 유통되는 샘플은 소진율이 빠르기 때문에 비정상적으로 유통·판매되는 샘플만 금지한다면 제조일자를 표기하지 않더라도 문제가 없다는 것이다. 물론 화장품 업체에서 직접 관리하는 직영매장의 경우에는 많은 고객이 유입되기 때문에 제품 소진과 함께 샘플 소진도 빠른 것이 사실이다. 하지만 전국에 있는 화장품 매장이 어디 한두 군데란 말인가. 유입 고객이 적은 소규모 매장의 경우에는 본사에서 언제 얼마나 제공해줄지 모를 샘플을 무턱대고 다 소진할 수늑 없다. 또한 수많은 샘플의 입출내역을 매번 기록하기 어려운 것이 현실이다. 실제로 필자가 C대학교 근처의 한 브랜드숍에 토너를 사러 갔는데, 2년 전에 만들어진 제품이 진열되어 있는 것을 보고 매장 직원에게 '너무 오래된 것이 아니냐'고 했더니, 화들짝 놀라며 '그렇게 오래된 제품인 줄 몰랐다'고 했다. 정품도 이런 상황인데, 샘플은 오죽하겠는가.

샘플판매금지법은 샘플로 인해 발생할 수 있는 문제나 위험으로부터 소비자를 안전하게 보호하기 위한 법이 아니다. 화장품 회사에서는 소비자의 안전을 위해 한 일이 없다. 진정으로 소비자의 안전이 걱정되었다면 샘플 같은 작은 용기에도 제조일자라는 기본 정보를 기재하도록 시스템을 바꿨어야 한다. 외국의 경우에는 15ml 이하의 소용량 제품부터 비매품인 샘플까지 모든 제품에 제조일자를 표기한다. 언제까지 시설 운운하면서 샘플에 제조일자를 표기하지 않겠다는 것인가. 만약 막대한 시설비 때문에 제조공정을 바꿀 수 없다면 용기에 스티커를 붙여서라도 제조일자를 표기해야 할 것이다. 사회적 논란에 샘플판매금지법으로만 대응할 것이 아니라 소비자가 진정 원하는 것이 무엇인지 귀를 기울이는 업체의 자세가 필요하다.

비정상적으로 유통되는 샘플은 그 자체만으로도 문제가 있다. 그렇다면 소비자는 왜 증정용으로 제공되는 샘플을 구매하여 사용하게 되었을까? 단지 비정상적인 유통경로를 통해 획득한 샘플이기 때문에 무조건 잘못되었다는 것일까? 이것이 과연 올바른 접근인지 분명히 생각해봐야 한다.

샘플판매금지법이 시행되었지만, 샘플은 여전히 다른 방식으로 판매되고 있다. 소비자는 언제 만들었는지 알 수 없는 샘플을 회사의 달콤한 말만 믿고 사용하고 있다. 샘플판매금지법의 핵심은 샘플 판매로 인한 피해가 아니라 샘플의 제조일자 미표기로 인한 피해였다는 점을 다시 한 번 강조하고 싶다.

여기서 재미있는 퀴즈 하나, 다음 중 샘플 판매가 이루어지지 않는 인터넷 쇼핑몰은 어디일까?

① 수제천연비누 판매 사이트지만, 제품 구입 시 다양한 화장품 샘플 중 한 가지를 선택할 수 있는 곳
② 증정용 화장품 샘플에 따라 본품의 가격이 바뀌는 곳
③ 샘플 화장품을 받을 경우 본품의 가격이 올라가는 곳

퀴즈의 정답이 무엇인지는 잘 모르겠다. 솔직히 알고 싶지도 않다. 혹시 이 글로 인해 샘플을 더 이상 끼워 팔지 못하게 된다면, 판매자들에게 한 가지 팁을 주겠다. 정품에 해당하는 용량의 샘플을 정품과 함께 세트로 구성하여 판매하는 것이다. 즉, S○○에센스 정품 1개를 판매하면서 사은품으로 S○○에센스 샘플을 정품 2개 용량에 맞춰 증정하면 된다. 결국 소비자는 1개의 가격을 내고 3개의 제품을 받는 것이므로 이익이고, 판매자는 시중 정가와 말도 안 되는 비싼 가격으로 판매하면서 양심을 팔 이유가 없으니 좋지 않은가. 무엇보다 샘플판매금지법에도 위배되지 않는 행위이니 얼마나 좋은가.

샘플 판매를 부추기자는 것이 아니다. 샘플은 정품에 비해 훨씬 쉽게 '짝퉁' 제품을 만들 수 있고, 그렇게 만들어진 '짝퉁' 제품은 정상적인 화장품 유통시장에 위해를 가할 수 있기 때문에 샘플 판매는 반드시 근절되어야 한다. 하지만 샘플 문제를 해결하는 방법은 판매가 아니라 제조일자 표기 의무화가 먼저다. 두 손으로 하늘을 가린 지금의 샘플판매금지법은 다양한 편법 판매만을 양산할 뿐이다.

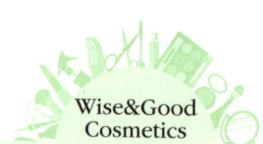

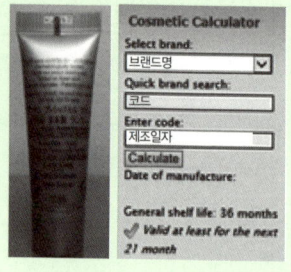

수입 브랜드의 샘플에 간혹 제조일자 대신 영문과 숫자가 혼용되어 표기된 것을 볼 수 있을 것이다. 이때는 당황하지 말고, http://checkcosmetic.net의 코스매틱 커큘레이터(cosmetic calculator)를 이용하기 바란다. 브랜드와 영문과 숫자로 이루어진 코드를 입력하면 사용기한과 제조일자를 알 수 있다.

파라벤만 없으면
안전한 화장품?

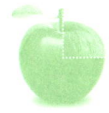

2010년 덴마크는 프로필 파라벤과 부틸 파라벤을 3세 미만의 유아용 화장품에 사용하는 것을 금지한다고 발표했다. 덴마크 정부는 화장품 업계에 파라벤이 내분비 교란물질(내분비 계통의 기능을 교란하거나 깨뜨려 성기능 장애를 일으키는 유해 환경물질로서, 흔히 환경호르몬이라고 한다. 다이옥신, 페놀, DDT, 비스페놀A가 대표적인 내분비 교란물질로 알려져 있다)이 아니라는 증거를 제시하라고 요구했으나, 화장품 업계가 5년 동안 이에 대한 증거를 제출하지 않았기 때문에 이 같은 결정을 내렸다고 밝혔다. 노르웨이에서는 임산부용 제품에 파라벤을 사용하지 말 것을 권장하고 있다. 국제 비영리 환경운동단체 ChemSec(Chemical Secretariat: 국제화학사무국)에서는 SIN 2.0(Substitute It Now! List: 즉각 대체물질 목록)을 통해 내분비 교란물질 22개의 리스트를 공개했고, 여기에 프로필 파라벤과 부틸 파라벤을 포함시켰다. 유럽연합집행위원회(European Commission)는 2014년 2월을 기점으로 트리클로산과 5종의 파라벤(이소프로필, 이소부틸, 페닐, 벤진, 펜틸 파라벤) 사용을 금지한다고 밝혔으며, 프로필 파라벤과 부틸 파라벤은 최대 허용농도(제한선)를 0.4%에서 0.19%로 낮추고, 생후 6개월 이하 유아용 제품에는 전면 사용 금지할 것을 선언했다.

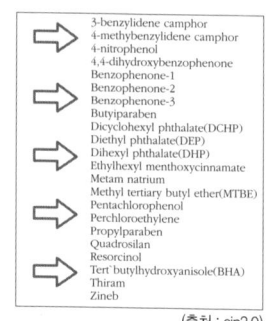

(출처 : sin2,0)

파라벤은 화장품에 가장 보편적으로 쓰이는 방부제다. 5년 전 파라벤의 위험성에 관한 책이 출간된 이후 화장품 안전성에 관한 성분 이야기만 나오면 파라벤이 단골손님처럼 등장하고 있다. 파라벤에 대한 의견은 크게 두 가지다. 즉 파라벤을 넣지 않고 제품을 만들 수 없다는 것과 파라벤에 대해 재조명하려는 것이다. 아직도 일부 전문가 및 화장품 회사는 파라벤을 사용하지 않으면 소비자가 부패한 화장품을 사용하게 되어 막대한 피해를 불러올 것이라고 말한다. 그런데 미동도 하지 않았던 일부 화장품 회사들이 조금씩 변하기 시작했다. 『대한민국 화장품의 비밀』이 출간된 이후 2~3개월이 지난 어느 날 화장품 연구원으로 일하는 선배로부터 회사에서 파라벤을 뺀 제품을 만들라는 지시가 떨어졌다는 이야기를 듣게 되었다(아직도 원망의 눈초리로 쳐다보던 선배의 모습을 잊을 수가 없다). 파라벤이 위험성분은 아니라고 했지만 화장품 회사 역시 나름대로 대체할 성분을 준비하고 있었고, 파라벤의 위험성에 대한 여파가 커지자 바뀔 수밖에 없었던 것이다.

파라벤에 대한 논란이 계속되자, 결국 식약처는 2012년 3~18세 남녀 1,021명을 대상으로 임상 실험을 진행했다. 그 결과 10명 중 9명의 소변에서 파라벤이 검출되었다. 물론 화장품에 들어간 파라벤으로 인한 결과인지 여부는 명확하게 알 수 없다. 하지만 막연하게 생각했던 것 이상으로 우리가 파라벤에 심각하게 노출되어 있다는 사실만은 확실히 알 수 있는 결과였다.

파라벤이 현존하는 가장 탁월한 방부제라는 것은 인정한다. 하지만 우수한 방부효과와 안전성을 선택의 문제로 바라봐서는 안 된다. 특히 우리나라에서는 파라벤을 통상적인 기준보다 좀 더 엄격하게, 그리고 다른 시각으로 바라봐야 한다.

먼저, 우리나라 성인 여성의 경우 스킨케어 제품뿐만 아니라 샴푸, 린스와 같은 모발 제품까지 파라벤이 함유된 퍼스널케어 제품을 너무 많이 사용하고 있다. 단기간 다량의 제품을 사용하는 것도 문제지만 태어나는 순간부터 화학성분으로 뒤덮인 퍼스널케어 제품을 접하고 있다는 것이 더 심각한 문제다. 상황이 이쯤 되면 함량 제한은 의미가 없어진다. 0.4%로 함량 규제를 했더라도, 그런 제품을 1개 사용하는 사람과 10개 사용하는 사람의 노출 정도는 다를 수밖에 없다. 특히 파라벤이 내분비 교란물질로 언급되었기 때문에 더 큰 문제가 아닐 수 없다. 즉 알레르기 유발 성분이라면 남녀의 피해가 크게 다르지 않을 것이고, 발암 성분이라면 노출된 사람만 피해를 입게 될 것이다. 하지만 내분비 교란물질은 출산을 해야 하는 여성의 입장에서는 자신은 물론, 자녀에게도 영향이 미칠 수 있는 중요한 사안이다. 일본 후쿠시마에서 방사능이 누출되었을 때 전문가들이 가장 두려워했던 문제점은 방사능 피해가 현 세대뿐만 아니라 다음 세대까지 고스란히 전해진다는 것이었다. 내분비 교란물질에 반복적으로 노출되는 현실에 대한 심각성을 느껴야 한다.

무파라벤 제품은 과연 안전한가

파라벤에 대한 많은 관심은 무파라벤 제품의 러시로 나타났다. 파라벤을 대체할 방부제가 없어서 제품을 못 만든다고 했던 몇몇 화장품 회사의 말이 무색할 정도로 많은 제품들이 쏟아져 나왔다. 가끔씩 나는 A라고 말했는데, 상대방이 B로 알아들을 때가 있다. 누군가는 잘못 말한 내 탓이라고 했고, 또 다른 이는 잘못 알아들은 상대방의 잘못이라고도 했다. 여러분은 누구의 잘못이라고 생각하는가? 필자는 파라벤의 위험성을 이야기할 때 파라벤이 화장품에 사용되는 수많은 성분 중에서 현재 가장 논란이 되고 있으며, 유럽을 중심으로 내분비 교란물질로 인정되어 사용 금지의 움직임이 보이는 성분이라고 했다. 그리고 우리나라도 이러한 파라벤을 사용하지 않았으면 하는 바람으로 글을 썼다. 그런데 이러한 의도와는 달리 화장품 회사의 마케팅에서는 다음과 같이 해석되었다.

"우리 제품은 파라벤이 들어가지 않은 안전한 화장품입니다."

너무나 지나친 일반화의 오류가 아닌가. 긴 생머리에 호감을 보이는 남성에게 긴 생머리를 가진 가수 김태원 씨를 소개하며, '너의 이상형이니 한번 잘해보라'는 이야기와 무엇이 다르단 말인가. 파라벤 사용 여부가 논란이 되고 있는 상황과 불안한 소비자의 심리를 이용하여 전체 화장품의 성분은 밝히지 않고 파라벤이 들어가지 않은 제품이라는 점만 부각하여 판매를 하겠다는 비양심적 마케팅이라 하지 않을 수 없다. 물론 파라벤뿐만 아니라 논란 성분들을 넣지 않은 착한 제품들도 많이 있다. 그런데 아이러니하게도 논란 성분을 넣지 않고 제품을 만드는 브랜드들은 파라벤 사용 여부를 전면에 내세워 광고하지 않는다. 논란 성분 3~5개를 배제한

'3Free(無)', '5Free(無)'가 자연주의 화장품이나 천연 화장품을 의미하지는 않는다. 파라벤이 들어가지 않았다고 해서 모두 안전한 화장품이 되는 것은 아니다. 파라벤은 안전한 화장품을 선택하기 위한 최소한의 기준에 불과하다.

좋은 화장품을 고르는 새로운 기준, 전성분

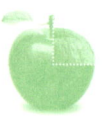

『대한민국 화장품의 비밀』을 집필할 때 가장 힘들었던 부분은 '가장 피해야 할 화장품 성분 20가지'였다. 처음에는 의심성분으로 알려진 50가지 성분들을 정리했다. 하지만 독자들이 50가지나 되는 성분을 보면서 '이제부터 이 50가지가 들어가지 않은 제품을 찾아야겠다'고 생각할 것 같지 않았다. 너무 많아서 귀찮은 마음에 포기할 듯했다. 그래서 다시 10가지로 줄이기로 마음먹고 선별 작업을 시작했다. 하지만 여간 어려운 작업이 아니었다. 결국 쓰다 지웠다를 반복해가며 최종적으로 20가지 성분을 정리했다. 머리 중앙에 흰머리가 소복하게 쌓였을 정도로 스트레스 그 자체였다.

2008년 전성분 표시제가 시행되었지만, 당시 판매자들조차 표시성분과 전성분을 구분하지 못했다. 당연히 소비자들은 전성분 표기가 얼마나 중요한지 인식하지 못하고 있었다. 물론 '20가지 피해야 할 성분'이 절대적인 모범답안이나 정답은 아니다. 전문가에 따라 이보다 더 심각한 성분이 있다고 생각할 수도 있고, 이것들을 왜 피해야 할 성분으로 선별했는지 반박하는 이들도 있을 것이다. '위험'하다는 말 대신 '의심'이나 '논란'이라는 용어를 사용한 것도 아직 100% 확실하다고 단정할 수 없는 현실적인 문제가 남아 있기 때문이다. 가장 고통스럽게 써내려갔지만, 그 순간이 다시 오더라도 반드시 작업했을 정도로 중요한 의미가 있다.

필자는 화장품 시장조사를 위해 백화점과 로드숍이 많은 명동에 자주 나간다. 『대한민국 화장품의 비밀』 출간 초기에는 책을 들고 다니며 화장품 용기에 적힌 전성분을 비교하는 모습을 쉽게 볼 수 있었다. 지금은 휴대폰을 이용해 성분을 비교하는 이들을 심심찮게 볼 수 있다. 전성분 표시제 시행 전에 사용감을 느껴보기 위해 직접 발라보거나 향을 맡던 것과는 사뭇 다른 모습이다.

또한 포털사이트 네이버의 지식인에는 "어떤 화장품이 좋아요?"라는 단편적인 질문 대신 "제가 A화장품 사려고 하는데, B라는 성분이 있어요. 이게 뭐예요? 안전한가요?"라는 구체적인 질문이 올라온다. 화장품 선택에 있어서 큰 조언자 역할을 했던 블로그 리뷰도 달라졌다. 예전에는 제품을 받은 사진부터 제품을 뜯는 사진, 제품을 360도 회전하며 다양한 각도에서 찍은 사진, 손등 또는 얼굴에 직접 발라보고 찍은 사진을 나열한 후 마지막에 "자~ 흡수되는 거 보이시죠? 정말 피부톤이 맑아졌어요"라는 멘트와 함께 리뷰를 마치는 블로거들이 대부분이었다. 하지만 요즘에는 전성분을 확대하여 찍은 사진과 함께 해당 성분이 무슨 역할을 하는지 설명한 후 "자극 성분이 일부 있지만, 이 정도는 괜찮은 것 같아요"라고 리뷰를 마치는 블로거들이 점차 늘고 있다. 최근에는 사용 중인 제품을 입력하면 성분을 분석하고 평가해주는 휴대폰 어플도 등장했다. 성분명이 너무 어려워 포기하는 경우가 많았던 5년 전과 달리 간편하고 스마트한 방법으로 원하는 제품의 성분 정보를 얻을 수 있게 되었으니 얼마나 감사할 일인지 모른다. 더군다나 20대를 중심으로 이러한 변화가 이루어지고 있기에 향후 10년 후에는 전성분을 보지 않고 제품을 선택하는 이들을 신기한 눈으로 바라보는 날이 올지도 모르겠다.

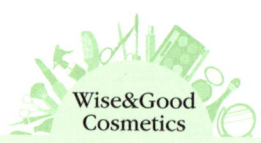
Wise&Good Cosmetics

한 남학생이 화장품에 관하여 물어볼 것이 있다며 실험실에 찾아온 적이 있었다. 질문에 간단히 대답해주고 연락처를 달라기에 명함을 주었다. 다음날 명함 속 이름을 보고서야 『대한민국 화장품의 비밀』의 저자인 줄 알았다며 다시 연락이 왔다. 그는 궁금한 것이 많다며 다시 한 번 만나기를 원했다. 학생들의 열정 있는 모습이 좋아 보였고, 궁금한 점이 무엇인지도 알고 싶어서 다시 만남을 가졌다. 두 시간 정도 화장품에 관한 이야기를 나눈 후, 그는 친구 두 명과 함께 어플을 이용해 화장품 성분 분석 서비스를 할 계획이라며 자문을 구했다. 학생들이 그 어려운 작업을 잘해낼 수 있을까 내심 걱정이 되었지만, 당시에는 내색하지 않았다. 그런데 몇 달 후 수업 중에 화장품 성분에 관한 강의를 하고 있는데, 한 학생이 제품명만 입력하면 전성분이 다 나오는 어플이 있다고 했다. 쉬는 시간에 학생이 휴대폰을 보여주는데, 그때 만났던 남학생이 만든 어플이었다. 바로 '화장품을 해석하다'라는 문장을 줄인 '화해'였다. 『대한민국 화장품의 비밀』이 불러일으킨 변화 중 의미 있는 한 가지는 전성분에 관심을 가지기 시작한 소비자들이 늘고 있다는 것이다. 이러한 서비스가 생겼다는 것 자체가 굉장히 큰 의미가 있었다. 필자는 자문자의 입장이 아니라 소비자의 한 사람으로서 그들에게 인터뷰를 청했다. 그들을 만나 1년 동안 어플을 준비하면서 수많은 사람들을 만나 정보를 습득하고 움직였다는 말을 듣고 너무 흥분해서 3시간 넘게 이야기를 나누었다. 화장품 성분에 관심이 있는 소비자들에게 도움이 될 듯하여 사심으로 한 인터뷰이므로 부담 없이 봐주길 바란다.

1. 화해는 어떤 목적으로 만들어졌나요?
화해는 화장품 전성분에 대한 정보를 누구나 알기 쉽게 제공하는 서비스입니다. 화장품 전성분이 중요하지만 너무 어렵고 정보를 찾기 힘든 경우가 많습니다. 화해는 대중화된 정보로 다가가려고 노력했습니다. 전성분을 보고 제품을 선택한다면 마케팅과 홍보로 점철되어 있는 화장품 시장이 조금씩 개선될 것이라 믿었습니다. 현재 화해에 등록된 제품은 약 2만 3,000개 정도(2013년 10월 기준)입니다. 만약 찾는 제품이 없을 경우 '제품 등록 요청'을 해주시면, 해당 제품을 등록하고 알림 문자를 드리고 있습니다.

2. 왜 많은 아이템을 두고 화장품 성분을 택했나요?
처음에는 남성화장품 큐레이션 커머스를 하려고 했습니다. 그러다 우연히 성분을 통해 화장품을 고르는 방법을 알게 되었고, 감성보다는 이성에 움직이는 남자들이 잘할 수 있을 거라 생각했죠. 하지만 성분에 대한 정보가 잘 정리되어 있는 사이트가 없어서 일일이 정보들을 모아 스프레드시트로 정리해야 했어요. 그런데 성분을 분석한 화장품을 직접 구매해서 발라보니, 예전보다 트러블이 확연하게 줄어드는 것을 느낄 수 있었어요. 그래서 성분을 보고 화장품을 고르는 방법을 빠르고 쉽게 알려준다면 많은 사람들이 화장품의 가치를 느낄 수 있을 거라 생각했죠. 그렇게 해서 남성뿐만 아니라 남녀노소 모두에게 필요한 서비스로 방향을 다시 세팅하게 되었습니다.

3. 소비자에게 꼭 하고 싶은 말과 화해 200% 활용법을 알려주세요.
'의심한 이후의 믿음이 가장 믿을 만한 믿음이다'라는 글귀를 어디에선가 봤는데요, 한 번쯤 의심해보고 따져보고 구매하면 더 합리적인 소비를 할 수 있을 것 같습니다. 그런 과정들이 반복된다면 더 나은 제품들이 많아질 거고요. 화해를 이용하실 때 각 제품의 성분 요약 정보만 보고 넘어가시면 안 됩니다. 그 뒤에 상세하게 적혀 있는 사항까지 함께 봐야 의미 있는 정보들이 되거든요. 전성분 표시는 함유량 순서대로 기재되어 있으니 만약 '알로에베라잎즙 성분이 90% 함유된 제품'이라고 했는데, 알로에베라잎즙 성분이 전체 성분 목록에서 뒤에 위치해 있다면 거짓말이라는 것을 알 수 있을 것입니다.

천연·유기농 화장품, 제대로 모르면 당한다

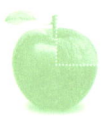

2009년 탤크를 사용한 일부 화장품에서 1급 발암물질인 석면이 발견되었다는 보도는 소비자들에게 화장품 성분에 대한 불안감을 가중시켰다. 이는 기존 화장품에 대한 불신으로 이어졌고, 백화점 브랜드 2~3곳에 불과하던 천연·유기농 화장품 매장은 몰려드는 고객들로 즐거운 비명을 지르게 되었다. 물론 때마침 시행되었던 화장품 전성분 표시제의 역할도 컸다.

오가닉 모니터(Organic Monitor)에 의하면 세계 천연·유기농 화장품 시장의 규모는 2008년에 75억 달러였으나, 매년 꾸준히 성장한 결과 2012년에는 98억 달러까지 확대되었다. 성장률로 따지면 7.2%로서 전체 화장품 시장의 전년 대비 성장률인 4.0%보다 높은 수치다. 업계는 이러한 추세를 이어간다면 2015년에는 127억 달러까지 성장할 것으로 추정하고 있다. 국가별로 살펴보면, 독일의 경우 지난 5년간 천연 화장품 시장은 매년 10%의 큰 성장률을 보이고 있다. 미국의 경우에도 유기농 화장품 시장 매출이 연 20% 증가하여 조만간 전체 화장품 시장의 약 15%를 점유할 것으로 전망하고 있다. 그렇다면 국내의 경우는 어떠할까? 여러 보고서에 따르면, 국내 천연 화장품 시장규모는 2012년 기준 약 2조 3,375억 원으로 추산되고 있다. 이는 전체 화장품 시장의 약 17.5%에 해당하는 수치다. 국내에는 천연 화장품에 대한 정의가 마련되기 전이었기에 미량이라도 천연 추출물이 함유된 제품까지 포함한 한국보건산업진흥원의 보고서의 '자연주의 표방 화장품'이 정확한 의미일 듯싶다. 대한뷰티산업진흥원에 의하면 국내 유기농 화장품 시장은 2012년 1,000억 원대 규모였고, 이는 전체 화장품 시장의 1% 정도로 추정되고 있다.

천연·유기농 화장품의 경우 2009년까지만 해도 수입 브랜드가 주를 이룬 상황이었지만, 현재는 아모레퍼시픽, LG생활건강 같은 대기업에서부터 다양한 중소기업까지 브랜드를 늘리고 있는 상황이다. 마음만 먹으면 국내에서 천연·유기농 화장품을 만날 수 있으니 얼마나 반가운 일인지 모르겠다. 세계 화장품 시장에서는 천연·유기농 화장품 시장이 꾸준히 성장할 것으로 예측하고 있으며, 특히 과거 천연·유기농 화장품 시장에서 미미한 점유율을 보이던 아시아 시장의 성장을 주목하고 있다.

하지만 이러한 양적 성장과는 상반되게 천연·유기농 제품에 대한 이해도는 매우 낮은 편이다. 트렌드 모니터(Trend Monitor)의 2010년 조사에 따르면 소비자들이 유기농 제품 구매 시 '유기농 인증마크'를 확인하는 비율은 30.3%에 불과했으며, '천연, 자연, 내추럴, 유기농'을 동일시하는 경향이 많았다. 용어 정의에 대한 명확한 이해가 필요한 대목이다. 천연, 식물성, 자연, 내추럴과 유기농의 차이점은 화학비료와 농약을 사용하지 않았다는 것이다. 일반적으로 재배한 원료를 사용하거나 화학용제들을 이용해 가공한 제품은 유기농이 될 수 없다. 예를 들어 당귀 추출물을 한방 화장품의 원료로 사용할 경우 유기농 화장품이 되기 위해서는 당귀 재배 시 농약이나 화학비료를 일체 사용하지 말아야 한다. 또한 당귀를 재배하는 토양 역시 몇 년 전부터 화학비료로 인해 손상되지 않아야 한다. 당귀를 추출할 때도 유기용매 등을 이용해 가공해서는 안 된다. 간혹 뉴스에서 한약재나 뿌리식물들이 토양의 중금속에 오염된 경우가 있으므로 잘 씻어서 조리해 먹어야 한다는 말을 들은 적이 있을 것이다. 천연 식물 추출물도 재배과정에서 화학성분이 들어가면 '천연'이라는 이름이 무색해지는 것이다.

미국, 캐나다, 유럽 등에서는 일찍이 천연·유기농 화장품에 대한 명확한 용어를 정리하고 자체 기준을 정하여 인증마크를 부여하는 제도를 실시하고 있다. 따라서 소비자들은 쉽게 믿을 수 있는 제품을 선택할 수 있다. 우리나라도 2010년 '유기농 화장품 표시·광고 가이드라인'을 만들어 실시하다 2014년 12월 24일 '유기농화장품의 기준에 관한 규정'을 제정 고시, 6개월의 유예기간을 둔 후 2015년 7월부터 시행한다(부록 참조). 그 전까지 많은 국내 기업들이 해외의 유기농 및 천연 화장품 인증마크를 획득하기 위해 외화를 지출했는데, 늦게라도 국내에 유기농 인증기준이 생긴 것은 참으로 다행이다. 하지만 외국의 인증기관처럼 재배에서 가공 과정까지 심사하는 것이 아니라 원료 자체에 대한 기준이 중점이기 때문에 유기농 화장품으로 조금 미흡한 점이 있으며, 이는 앞으로 보완되어야 할 문제점이라고 할 수 있다.

유기농 화장품, 천연 화장품, 일반 화장품 중 어느 것을 선택하든 그 선택은 소비자의 몫이다. 무엇이 더 좋다고 단정하여 말할 수는 없다. 하지만 이러한 용어가 존재하고, 그로 인해 가격 상승이 이루어진다면 명확히 구분할 수 있는 기준이 반드시 필요하다.

CHAPTER
02

마케팅에 울고 웃는 한국의 소비자들

특허 출원 화장품의 진실
시대에 따라 유행하는 화장품은 없다
숫자에 숨겨진 뜻, 뉴메릭 마케팅에 속지 마라
천연성분=안전, 화학성분=위험?
명품 화장품이 아니라 명품 마케팅 화장품이다
속눈썹 붙인 마스카라 광고에 또 속았다!

특허 출원
화장품의 진실

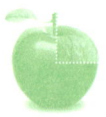

불과 십여 년 전까지만 해도 화장품에 대한 정보는 TV나 잡지 광고, 화장품 매장이나 방문판매 직원들에게서만 얻을 수 있었다. 하지만 지금은 어떠한가. 매장이 없어도, 비싼 TV광고를 하지 않아도 인터넷이라는 공간을 통해 얼마든지 제품을 홍보할 수 있고, 소셜커머스를 통해 대량 판매가 가능하다. 더군다나 OEM이나 ODM을 활용하면 많은 시간과 돈을 투자하지 않아도 화장품을 판매할 수 있다. 화장품 시장은 그 어떤 산업보다 진입장벽이 낮아지고 있다.

낮아진 진입장벽으로 인해 소비자들은 다양한 제품을 다양한 가격으로 접할 수 있게 되었다. 이는 소비자들에게 폭넓은 선택권을 부여하는 긍정적인 결과를 가져왔지만, 반면 많은 혼란을 주기도 했다. 기업들은 수많은 제품 중 자사 제품을 각인시키기 위해 화려한 시각적 마케팅으로 소비자들에게 접근한다. 많은 제품들이 인터넷을 통해 소개되다보니 알맹이는 없다. 겉치레 마케팅에만 전력투구하는 기업들의 모습이 이젠 안쓰럽기까지 하다. 물론 2013년 허위나 과장 광고에 대한 엄격한 관리기준 지침을 마련한 결과 노골적인 허위 과장 표현은 대부분 근절되었다. 하지만 아직까지도 소비자를 우롱하는 사례들이 비일비재하기 때문에 주의가 필요해 보인다.

그 대표적인 예가 특허출원 화장품이다. 예전에는 주로 홈쇼핑에 등장했던 특허출원 화장품들을 요즘은 인터넷상에서 인기 있는 화장품으로 심심찮게 접할 수 있다. 심지어 어떤 화장품은 출원번호 공개에서 그치지 않고 출원번호통지서를 함께 공개하기도 한다. 대학교 2학년 학생들에게 소셜커머스 판매제품 중 특허출원 화장품의 광고 전문을 천천히 보여주고, 그 화장품에 대해 어떻게 생각하느냐고 물어본 적이 있다. 대다수의 학생들이 특이한 성분으로 특허를 받았다는 사실에 호기심을 나타냈고, '한번 써보고 싶다'는 의사를 표현했다.

특허출원은 새로운 발명을 한 사람이 국가에 특허를 요구하는 행위다. 그 요구가 합당하다고 받아들여졌을 때 특허권을 얻을 수 있다. 즉 화장품 한 품목으로 10개의 특허출원을 갖고 있다 하더라도 특허청이 심사한 후 합당하지 않다고 판단하면 거절될 수 있다. 요즘은 수많은 특허가 존재하기 때문에 특허를 받는 것이 매우 어려워졌다. 특허를 받았는지 여부에 대해 관심을 갖거나 특허를 인정해주는 것은 바람직하다. 하지만 특허출원했다는 사실만으로 해당 화장품의 가치를 판단하거나 대단한 기술을 보유한 회사라고 착각하면 안 된다. 특허출원이란 말 그대로 '우리 제품이 특허를 받을 수 있는지 심사를 좀 해주세요'라는 서류 신청에 불과하다. 다시 말해, "나 서울대에 지원했던 사람이야"라는 말이 "나 서울대 출신이야"라는 사실은 아니며, "나 미스코리아에 지원한 사람이야"라는 말이 "나 미스코리아야"라는 뜻은 아니라는 것이다. 지원이나 출원은 누구나 할 수 있다. 하지만 특허는 일정 심사기준을 통과했을 때 비로소 받을 수 있는 것이다. 그럼에도 불구하고 많은 소비자들은 특허출원만으로도 특허 받은 화장품인양 생각한다. '특허출원'을 전면에 내세워 광고를 하면 구매율이 증가한다는 것은 이미 기정사실이다. 그렇다 보니 인터넷을 통해 화장품을 판매하는 많은 회사들이 일단 특허출원부터 한다고 한다. 특허출원과 특허가 같은 의미라고 생각했거나 특허출원한 제품이라는 광고에 현혹되어 제품을 구매한 적이 있다면, 앞으로 조심하기 바란다.

화장품 회사는 소비자에게 거짓말을 한 적이 없다. 특허출원을 특허라고 표시하지는 않았기 때문이다. 그러기에 그들에게는 죄가 없다. 오히려 특허출원 화장품을 마치 첨단기술(high technology)의 산물인양 착각하고 그 제품을 구입한 소비자에게 죄가 있다. 무지의 죄, 그리고 생소한 용어를 이용해 어리숙한 소비자를 기만한 기업들을 양산해낸 죄. 앞으로 더 이상 이러한 말장난 식의 문구들을 이용한 광고가 등장하지 않도록 하기 위해서는 소비자들 스스로 더욱 더 꼼꼼하게 제품을 확인하여 구입할 수밖에 없다.

시대에 따라 유행하는
화장품은 없다

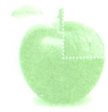

 화장품에 대한 강의를 하고 나면 항상 받는 질문이 있다. "교수님은 화장품 뭐 쓰세요?", "뭐가 좋아요?", "제가 요즘 인기 있는 ○○크림 사려고 하는데, 그거 좋아요?"라는 질문이다.
 화장품을 선택할 때 자신만의 기준을 만들어야겠다는 생각이나 의지는 찾아볼 수 없다. 극단적으로 말하면, 내 친구가 쓰고 있는 저 크림이 나보다 내 친구를 더 예쁘게 만들면 안 된다는 경쟁심만 있는 듯 느껴질 때가 한두 번이 아니다. 이러한 반응은 패스트패션(Fast fashion)처럼 새로운 화장품을 짧은 기간 시장에 쏟아내도록 하는 결과와 무관하지 않아 보인다. 옷이야 입다가 맘에 안 들면 친구에게 줄 수도 있고, 몇 년 지나고 다시 좋아지면 입을 수도 있나. 하지만 화장품은 평생 사용하는 것이며, 자신의 피부에 흡수되는 것이 아닌가. 시대에 따라 유행하는 옷은 있어도 시대에 따라 유행하는 화장품이 있다는 것은 말이 되지 않는다.

2~3년 전쯤 선풍적인 인기를 끌던 달팽이 크림에 대해 시장조사를 한 적이 있다. 홈쇼핑, 인터넷 쇼핑몰, 로드숍에서 판매되는 제품 중 가장 인기 있는 제품 6개를 선별하여 광고 내용 및 전성분을 바탕으로 제품 평가를 실시했다. 당시 달팽이 크림뿐만 아니라 뱀독 화장품 등 기존에 잘 사용하지 않던 성분으로 만들어진 화장품들이 소비자들의 입소문을 타고 순식간에 퍼지고 있었다. 필자 역시 어떤 제품인지 궁금했다.

달팽이는 프랑스 고급요리에서 사용하는 재료다. 마케팅적인 측면에서 봤을 때 달팽이라는 원료의 희귀성과 고급스러운 이미지는 탁월한 아이템이 아닐 수 없다. 게다가 달팽이 사육사들의 손이 밝고 깨끗하다는 점에서 착안하여 화장품을 만들었다는 스토리텔링은 소비자들에게 매력적인 상품으로 비쳐지기에 충분했다.

시장조사 결과를 요약하면 달팽이 화장품은 크게 두 가지 종류로 나눌 수 있었다. 하나는 달팽이 점액물을 이용하여 임상 및 다양한 실험을 하고, 그 결과를 저널에서 인증 받은 후 그것을 이용해 화장품을 홍보하는 화장품, 다른 하나는 많은 연예인들의 사용 인증사진과 식약처에서 주름개선 기능성 인증을 받았다는 내용으로 마치 만능크림인양 광고하는 화장품. 필자는 후자에 해당하는 한 회사에 전화를 걸어 확인해보았다.

"주름개선 기능성 인증을 받았다고 소개하고 있던데, 달팽이 점액물로 받은 것인가요?"

"아닙니다, 고객님. 아데노신(잘 알려진 주름개선 고시성분 중 한 가지)으로 인증을 받았지만, 달팽이 점액물은 피부 모공이나 트러블에 좋을 뿐만 아니라 세포 재생 효과가 있으며 민감 피부에도 효과가 좋고……."

아무튼 달팽이 점액물이 피부에 엄청 좋다는 이야기였다. 업체의 말처럼 달팽이 점액물로 다른 기능을 인증 받은 사항이 있는지 식약처에 전화를 걸어 확인해보았다. 하지만 달팽이 점액물로는 어떠한 기능으로도 허가를 냈거나 승인한 바 없으며, 그저 화장품으로 사용 가능한 성분으로 등록되어 있다는 답변만 돌아왔다. 만약 달팽이 화장품을 사용한 후 피부가 예전보다 더 좋아졌다면 달팽이 점액물 덕분인지, 아니면 다른 보습제 성분으로 인한 것인지 알 수 없는 것이다.

달팽이 화장품이 좋다, 나쁘다를 논하자는 것이 아니다. 화장품을 대하는 소비자들의 자세에 대한 문제를 이야기해보자는 것이다. 앞으로도 생소한 소재를 이용한 수많은 화장품들이 계속해서 쏟아져 나올 것이다. 그때마다 성분에 대해서는 잘 알지도 못하면서 열광할 것인가?

생각해보자. 새로운 제품이 등장했다. 홈페이지에 많은 연예인들이 지금 이 제품을 사용한다면서 인증사진과 함께 사용후기를 올리고 있다. 홈쇼핑에서 몇 회째 완판된 제품이며, 당신만 쓰고 있지 않다고 강조한다. 당신은 지금까지 그러한 원료로 만든 제품을 한 번도 본 적이 없다. 하지만 어느 나라에서는 이 원료를 사용하여 만든 화장품을 오래 전부터 써왔다고 이야기한다. 흔들리지 않는가?

연예인은 화장품 전문가가 아니다. 화장품을 많이 사용한다고 해서 화장품에 대해 잘 안다고 할 수는 없다. 또한 그 제품을 써서 피부가 좋아진 것인지 피부과 의사가 좋게 만들어준 것인지도 알 수 없다. 홈쇼핑 완판은 해당 홈쇼핑을 즐겨보는 특정인들에게나 인기 있는 제품일 뿐이다. 즉 롯데백화점 본점에서 제일 많이 팔린 가방이라고 해서 모든 사람들이 애용하는 가방이 아니듯이, '완판'이라는 단어는 화장품을 선택하는 데 있어 무의미한 단어일 뿐이다.

많은 회사들이 매년 자신만의 새로운 원료를 내세워 동안피부로 만들어주겠노라며 마케팅을 펼친다. 하지만 새로운 원료는 '새로움'이라는 특징 외에는 모든 면에서 소비자에게 불리하다.

일본의 유명한 화장품 브랜드인 가네보는 자작나무와 같은 식물에 존재하는 로도데놀(Rhododenol: 4-(4-hydroxyphenyl)-2-butanol)이 우수한 멜라닌 생성 억제 효과가 있다는 사실을 밝혀내어, 일본 후생노동성(우리나라의 보건복지부, 식약처와 같은 업무를 보는 곳)의 유효성 및 안전성 승인을 받은 후 미백화장품의 주원료로 사용했다. 이 로도데놀 함유 화장품은 뛰어난 미백효과로 입소문이 나면서 일본뿐만 아니라 아시아 여성들에게 큰 인기를 얻었다. 그러나 2013년 백반증(피부에 백색 반점이 나타나는 증상. 마이클 잭슨이 앓았던 피부 질환으로 잘 알려져 있다) 부작용이 알려졌고, 결국 모든 제품의 판매를 금지하고 회수해야 했다. 물론 그러한 부작용이 단순히 로도데놀 성분 때문인지, 함께 사용한 다른 성분과의 충돌 때문에 발생한 것인지는 좀 더 알아봐야 할 것이다. 하지만 가네보는 2014년 현재까지도 사태 수습을 하고 있으며, 추정 피해자만 1만 명이 넘는 것으로 알려져 있다. 언뜻 보면 가네보가 써서는 안 될 성분을 화장품에 사용한 것처럼 보일 수 있다. 하지만 로도데놀이라는 신성분을 개발해내기 위해 수많은 연구원들이 수없이 많은 실험을 했을 것이다. 또한 감독기관인 후생노동성 역시 이 성분이 안전하다고 판단했기에 화장품 성분으로 사용 허가를 내주었을 것이다. 바로 여기에 새로운 성분이 얼마나 위험할 수 있는지에 대한 답이 있다. 안전성 검사는 현재의 기술로 재현성 있는 결과를 얻을 수 있는 것일 뿐, 100% 완벽하게 안전하다는 것을 의미하지는 않는다. 혹자는 동물실험 금지가 확대되고 있는 현 상황에서는 가네보 사태와 유사한 일들이 많아질 수밖에 없다고 말한다. 하지만 동물실험이 해법은 아니다. 동물실험을 하더라도 놓치는 부분은 분명 있을 수 있고, 수십여 개의 성분으로 이루어진 화장품 안에서 각각의 성분들이 어떤 충돌을 일으켜 부작용을 유발할지 누구도 장담할 수 없다. 또한 단기적으로는 문제가 없어 보이더라도 장기적으로 사용했을 때 인체에 어떤 영향을 미칠지도 알 수 없는 일이다. 그럼에도 불구하고 자발적으로 임상실험의 피해자가 되고 싶은가?

우리나라 소비자들은 새로운 성분뿐만 아니라 낯선 이름의 해외 수입 브랜드에 대해서도 무척 관대하다. 한 홈쇼핑에서 해외 유명 스타들이 애용하는 '기적의 크림'이라고 소개하며 '마리오 바데스쿠 힐링크림'이라는 제품을 판매한 적이 있다. 여드름 흉터 감소는 물론 탁월한 보습력과 피부재생 효과, 그리고 국내에 첫 론칭되는 따끈한 '신상'이라는 점을 부각시켜 소비자들의 뜨거운 관심을 받았다. 그러나 6회 판매방송을 통해 약 7만여 개가 판매된 이 기적의 크림은 2012년 12월 식약처에 의해 스테로이드가 함유된 제품으로 밝혀졌다. 스테로이드는 심각한 피부염 환자에게 처방하는 의약 성분으로, 일시적으로는 피부가 호전되는 듯 보이지만 결국 혈관 확장과 피부 손상을 유발하기 때문에 국내에서는 의약품으로 분류되어 화장품에서는 사용할 수 없다. "할리우드 스타들도 반한 크림인데 그동안 수입되지 않아 한국의 소비자들은 사용할 수 없었다", "할리우드 스타들의 깨끗한 피부비결은 바로 이 크림에 있다"라는 쇼핑호스트의 말에 누구라도 꼭 사서 써보고 싶은 충동을 느낄 수밖에 없었을 것이다. 하지만 피부가 민감하거나 자외선에 노출될 확률이 높은 일부 소비자들에게는 치명적인 흉터를 남겼을 것이 자명하다. 미국에서는 스테로이드가 화장품 배합 금지 물질이 아니기 때문에 내수용으로 사용이 가능하다. 홈쇼핑 측은 국내에 제품을 수입하면서 스테로이드를 제거하는 제형 변경을 하던 중 실수로 일부 혼입되었을 것으로 추정한다고 변명했다. 하지만 이러한 홈쇼핑의 변명은 논리적으로 앞뒤가 맞지 않는다. 미국에서 유통 중인 제품과 국내 판매 제품의 제형이 다르다면, 그로 인해 효과 역시 차이가 날 수 있음을 소비자들에게 미리 알렸어야 한다. 또한 방송 판매 전에 제품에 관한 성분 변경사항 및 특이사항을 면밀히 검토했어야 한다. 결국 브랜드가 아닌 홈쇼핑을 신뢰하고 제품을 선택했던 소비자들만 모든 피해를 떠안아야 했다.

  화장품은 당신의 얼굴을 바꿔주는 마법의 지팡이가 아니다. 피부과 의사의 반짝 시술과 같은 효과를 낼 수도 없다. 새로운 성분을 찾아 헛된 시간을 낭비하지 말고, 안전한 성분이 무엇인지 알아보는 일에 시간을 투자하기 바란다. 그 투자가 지속적으로 쌓인다면 안전하고 좋은 화장품이 무엇인지 제대로 선택할 수 있는 안목을 갖게 될 것이다.

숫자에 숨겨진 뜻,
뉴메릭 마케팅에 속지 마라

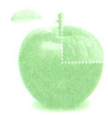

숫자는 열 마디 말보다 더 신뢰감을 높일 수 있는 수단이다. 또한 읽기 쉬워 마케팅에서는 사용하기 너무 좋은 아이템이다. 뉴메릭 마케팅(numeric marketing)이라고 부르는 숫자 마케팅은 우리가 잘 아는 '31가지 아이스크림', '행운의 7'을 이용한 '세븐일레븐', 'SM7', 'K7'처럼 숫자와 함께 브랜드에 대한 이미지를 각인시킨다. 요즘 휴대폰을 '갤럭시1, 2, 3' 또는 '아이폰1, 2, 3'처럼 시리즈로 만드는 이유도 이전 모델에 대한 긍정적인 이미지를 보너스로 얹어 시너지 효과를 얻기 위한 것이라고 한다. 화장품 업계에서도 다양한 숫자 마케팅이 점차 늘고 있는 추세다. 지금부터 화장품 속에 숨겨진 숫자 마케팅의 진짜 속내를 살펴보도록 하자.

90%, 97% 천연 유래 성분의 숨은 뜻

남자와 여자가 말싸움을 할 때 남자는 여자에게 흔히 이런 말을 한다. "말꼬리 잡지 마!" 여자의 입장에서는 없는 말을 한 것이 아니라 상대의 이야기를 듣고 질문한 것이다. 하지만 남자 입장에서는 여자의 말이 논제에서 벗어난 말장난에 불과한 것처럼 느껴진다. '90% 천연 유래 성분' 역시 이와 비슷하다고 할 수 있다. 필자는 화장품의 앞면은 거의 보지 않고, 뒷면만 읽고 또 읽고 하는 직업병이 있다. '90% 천연 유래 성분'이라는 문구도 친구네 집에 갔다가 우연히 바디워시에서 본 것이다. 앞서 언급했지만, 숫자는 사람에게 정확성이라는 신뢰감을 부여한다. '90% 천연 유래 성분'이라는 문구는 '이 바디제품은 천연성분으로 만들어져 순하고 안전하겠구나'라는 의미를 부여했을 것이다.

필자는 바디제품의 전성분을 살펴보았다. 당연히 정제수가 서두에 나왔고, 몇 가지는 코코넛과 같은 천연성분에서 유래한 성분들이었으며, 추출물도 몇 가지 있었다. 그렇다면 90%는 무엇으로 만들었을까? '90% 천연 유래 성분'에는 우리가 아는 천연 추출물만 포함된 것이 아니다. 바로 화장품에서 가장 많이 사용되는 정제수가 포함된다. 정제수, 즉 물은 인공이 아닌 천연에서 출발한 것이다. 그러니 정제수 80%를 넣고, 식물 추출물 10%(이것도 거의 물이지만)만 넣어도 천연성분 90% 함유의 바디워시가 되는 것이다. 높은 천연 유래 성분 함유량을 자랑하는 제품들 중에 유독 클렌징 제품이나 토너가 많은 이유도 바로 이 때문이다.

1일, 7일, 14일의 기적

화장품은 의약품이 아니기 때문에 원하는 효능 및 효과를 즉각적으로 느낄 수 없다. 하지만 이러한 이야기를 아무리 들어도 광고에서 "하루만 써봐도 피부가 달라지는 것을 알아요", "14일 만에 맑고 생기 넘치는 피부로 변해요"라고 하면 대부분 그 제품을 구입하고 만다. 로또 1등에 당첨될 확률이 814만분의 1이라고 할지라도, 그 1이 내가 될 수 있다는 일말의 가능성을 믿으며 로또를 구매하는 것과 같은 이치다. 즉 광고 속의 주인공이 바로 내가 될 수 있다는 믿음으로 그 제품을 구매하는 것이다.

피부에는 중요한 숫자가 하나 있다. 바로 28이다. 피부는 표피, 진피, 피하지방 등 3개의 층으로 이루어져 있는데, 이 중 표피는 피부의 맨 바깥층에 위치한다. 표피는 4~5개층으로 이루어져 있고, 맨 바깥층에 각질층이 있다. 각질은 28일±3을 주기로 표피 맨 아래층인 기저층에서 생성되어 각질층까지 도달했다가 일정기간이 지나면 탈락하는 과정을 반복하면서 생긴다. 이 각질주기(각화주기)는 여성의 생리주기와도 유사하다. 즉 피부는 28일이라는 시간을 한 주기로 하여 변화가 일어나게 되는 것이다. 따라서 7일이나 14일 만에 피부의 변화를 느꼈다면, 그것은 임상자의 주관적인 설문에 의한 것일 가능성이 높다. 화장품 임상에 참여하는 사람들은 해당 화장품에 대한 기대를 갖고 시작하는 경우가 많기 때문에 대체적으로 긍정적인 결과가 나올 수밖에 없다. 만약 광고처럼 7일이나 14일 만에 획기적인 변화가 일어난 것이 사실이라면 왜 화장품으로 판매하는지 의아하지 않을 수 없다. 의약품으로 만들어 치료제로 판매하면 더 큰돈을 벌 수 있을 텐데 말이다. 그렇다면 왜 많은 숫자 중에 7과 14일까? 7과 14

는 1주일이라는 주기에서 가장 기본이 되는 숫자다. 1주기 또는 2주기를 거치면 젊고 탱탱한 피부로 되돌아갈 것이라는 의미를 담고 있는 것이다. 실제로 물을 잘 마시지 않는 임상자들을 대상으로 1주일 동안 하루 2리터씩 물만 마시게 해도 피부는 맑고 생기 있게 변한다. 7일이나 14일도 너무 과장이라는 생각이 드는데, 한 수입 명품 브랜드의 신제품 광고에서 '하룻밤 사용 후에 피부가 맑아졌다 74%, 피부가 화사하게 빛났다 94%'라고 소개하는 것을 보고 정말 어처구니가 없었다. 제품을 구입하는 소비자들을 아무것도 모르는 멍청이로 생각한 것이 아니라면 어떻게 그럴 수 있단 말인가. 피부의 기적은 단 몇 주만에 찾아오지 않는다. 해외의 수많은 화장품 회사에서 6~10개월씩 임상 과정을 거친 후에 발표하는 자료들이 어떻게 국내에서는 단 몇 주만의 기적으로 변할 수 있을까? 이제 그 이면에 숨겨진 뜻을 알아야 한다.

48, 72, 100, 168시간 보습크림

방송에서 배우 고현정 씨의 맑고 매끄러운 피부결을 볼 때마다 그녀는 타고난 피부를 가졌다고 단정하던 적이 있었다. 그런데 그녀가 한 방송 프로그램에서 아무리 더워도 에어컨을 켜지 않고, 아무리 추워도 히터를 틀지 않는다고 이야기하는 것을 듣고 타고난 면도 있지만 정말 잘 관리한 피부였음을 알게 되었다. 피부에 좋지 않다는 것을 너무나 잘 아는 필자조차도 추운 겨울에 운전을 하게 되면 히터의 유혹을 떨쳐버릴 수 없다. 무더운 여름에는 에어컨이 빵빵하지 않으면 식당이든 커피숍이든 그냥 나와버린다. 그것이 얼마나 지키기 힘든 일인지 누구보다 잘 알기에 고현정 씨가 참 대단하다는 생각이 들었다. 손가락 하나만 까딱하면 원하는 것을 모두 할 수 있게 된 환경은 많은 것들을 변화시켰고, 이는 피부의 건조감을 증가시키는 데도 한몫했다. 그러면서 소비자들은 더 강력한 수분제품이 필요했고, 언제부턴가 수분크림 앞에는 마치 약속이라도 한 듯 '48시간, 72시간, 100시간, 168시간 동안 보습이 지속된다'는 광고 문구가 등장하기 시작했다.

여기서 잠깐, 보습크림과 수분크림의 차이에 대해 알아보자. 굳이 나누자면 수분크림은 피부에 수분을 채워주는 제품이고, 보습크림은 수분을 채워주기도 하지만 수분이 오랫동안 유지될 수 있도록 보호해주는 역할까지 하는 제품이다. 요즘에는 수분크림과 보습크림 모두 보습의 기능을 갖고 있기 때문에 사실 구분하는 것이 별 의미가 없다. 이제 본론으로 들어가보자. 기존에 나왔던 보습크림을 아무리 발라도 촉촉함이 유지되지 않는다고 느낀 소비자들은 168시간이나 보습감을 지속시켜준다는 제품을 그냥 지나칠 수 없었다. 하지만 막상 사용해보면 기대했던 것처럼 피부가 촉촉한 상태로 오랫동안 유지된다는 느낌을 받지 못한다.

보통 임상에서 수분제품의 효능을 평가할 때 투와미터(Tewameter)를 이용한 경피수분손실도(Transepidermal water loss-TEWL)와 코너미터(Corneometer)를 이용한 수분함량을 측정한다. 즉 A라는 제품을 일정기간 사용한 후 실험 전후의 수분 함량을 비교해 통계적으로 유의한지 비교하는 것이다. 100시간 혹은 168시간의 의미는 그 시간 동안 A라는 제품을 바른 피부와 바르지 않은 피부를 비교해 두 피부가 통계적으로 차이가 있음을 나타내는 것이다. 즉 수분감이 유지되었다거나 피부가 촉촉해졌다는 의미보다는 수분이 증발되는 것을 잘 막아주었다는 의미가 더 크다. 보습 지속 시간을 앞세운 제품들의 전성분을 살펴보면, 수분 공급 용도보다 수분 증발 억제 또는 방어 역할을 하는 성분이 주를 이루고 있다. 그래서 이러한 제품을 사용한 소비자들이 겉으로는 당김이 없는데 속이 당기는 듯한 느낌을 받게 되고, 자신의 피부에 맞는 것인지 잘 모르겠다고 평가하는 것이다. 의미 없는 시간이 피부의 수분 향상을 위해 뭔가 대단한 역할을 하고 있는 듯 마케팅에 이용하고 있는 것이다.

그렇다면 보습 효과가 장시간 지속되는 크림이 하루 최소 두 번 씻는 사람들에게 과연 필요한 것일까? 필자 생각에는 국내에 이런 크림이 필요한 사람은 딱 한 사람뿐인 듯싶다. 바로 정글에서 일주일 동안 지내면서 제대로 씻지 못하는 김병만 족장이다.

퍼스트 세럼의 진실

뛰는 소비자 위에 나는 화장품 회사가 있다. '토너 → 에센스 → 로션 → 크림'처럼 차례대로 4가지나 쓸 필요가 없다고 했더니, 순서를 파괴한 퍼스트 세럼이 등장했다. 퍼스트 세럼은 세안 후 가장 먼저 바르는 제품인데, '3초 보습법'이 알려지면서 더욱 힘을 얻었다. 세안 후 바로 수분 공급을 하지 않으면 피부가 건조해지기 때문에 세안 후 3초 안에 화장품을 발라야 한다는 것이다(3초 보습법에 대해서는 이후 자세히 이야기하겠다). 화장솜을 이용해 토너를 바르는 것보다 세럼 타입의 제품을 먼저 바르면(화장솜을 이용해 바르는 퍼스트 세럼도 있지만) 시간도 절약되고 수분 증발로 인한 피부 건조도 막을 수 있으니 얼마나 획기적인 제품인가. 이러다가는 퍼스트 오일까지 등장해 '리얼퍼스트 오일 → 퍼스트 세럼 → 토너 → 에센스, 로션, 크림' 순으로 원래대로 4개 정도는 발라줘야 피부 건조를 방치한 범죄자가 되지 않을 판국이다. 퍼스트 세럼은 말 그대로 세럼 타입을 제일 먼저 바른다는 용어적 의미일 뿐 피부의 유수분을 높이는 효과를 가져다주는 것은 아니다. 홈페이지를 통해 비교적 많이 알려진 퍼스트 세럼을 찾아봤더니, 분명 퍼스트 세럼을 바른 후 유수분이 좋아졌다는 임상 결과가 있었다. 하지만 퍼스트 세럼을 바른 후 다른 제품을 발랐을 경우, 그리고 다른 제품만을 발랐을 경우 등을 비교하여 유수분이 좋아졌다는 임상 결과는 찾아볼 수 없었다. 화장품 회사는 로션을 진화시켜 에센스와 크림을 만들었고, 크림을 진화시켜 데이와 나이트크림을 만들어냈으며, 또 다른 진화를 거듭하여 페이스크림, 아이크림, 넥크림, 팔자크림을 만들어냈다. 그리고 이제는 세럼을 처음 바르는 세럼과 중간에 바르는 세럼으로 분류하여 우리의 피부를 참으로 꼼꼼하게 챙겨주고 있다.

아직도 스킨케어 화장품을 어떤 순서로 발라야 하는지 질문하는 이들이 있다면 아주 명쾌하게 답해 주겠다.

첫째, 자신이 가지고 있는 화장품 중에서 꼭 필요하다고 생각되는 제품만 선별한다. 꼭 필요한 제품이 4가지 이상이면, 간단히 2개의 제품만 선별한다.

둘째, 선별한 화장품을 손등에 떨어뜨려본다.

셋째, 이 중 묽은 것부터 순서대로 사용한다.

괜히 사용순서 찾아보겠다고 화장품 홈페이지를 기웃거리다가 사용순서에 없는 제품을 발견하고 필요도 없는 제품을 사지 말고, 이 순서대로 자신만의 사용순서를 만들기 바란다.

천연성분=안전, 화학성분=위험?

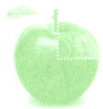

세상의 모든 일들을 흑과 백의 논리로 결론짓는다면 참 간단할 듯한데, 우리의 삶은 그리 단순하지 않는 것 같다. 화장품도 마찬가지다. 『화학으로 이루어진 세상』에서 이야기하듯이 환경은 수많은 화학성분으로 이루어져 있기 때문에 우리는 매일 화학으로 이루어진 곳에서 일어나고 또 잠을 잔다. 산업화 덕분에 많은 편리를 누릴 수 있게 되었지만, 과학과 기술이 발전할수록 안전성이라는 인간의 기본권 문제가 지속적으로 대두되는 것은 '아직은 괜찮다'라는 안일한 생각 때문이 아닐까 싶다. 정말이지 안전불감증 사회가 아닐 수 없다.

REACH(유럽의 화학물질 관리제도: Registration, Evaluation, Authorization and Restriction of Chemicals)는 "10만여 화학물질 중 9만 5,000여 개에 대한 안전성 연구가 불충분하거나 전무하다"고 설명했다. 즉 현재 사용하고 있는 화학물질의 안전성 연구는 완료된 상태가 아니라 진행 중이라는 뜻이다. 물론 10만여 개의 화학물질을 처음부터 아무런 가이드라인 없이 사용한 것은 아니다. 과학이 발전하면서 과거에는 불가능했거나 불충분했던 안전성 검사들이 이제는 가능하게 되었고, 그로 인해 인체에 위해한 문제들을 차츰 발견하게 된 것이다. 하지만 이조차도 동물실험 결과가 주를 이루고 있어서 사람에게 무조건 안전하다고 단정하기는 힘들다.

화장품의 화학성분이 문제가 되는 것은 (특히 기초 스킨케어 제품의 경우) 매일 반복적으로 노출되기 때문이다. 특히 아무리 극소량이라고 해도 여러 가지 제품을 함께 사용할 경우 빈도수와 양이 늘어날 수밖에 없기에 시급한 개선이 필요하다. 유럽과 미국 등지에서는 이러한 문제점을 인식하고 화장품에 들어가는 화학성분들을 연구하기 시작했고, 그 결과 논란성분(논란이 되고 있는 화학성분)이 들어가지 않은 천연·유기농 화장품 시장이 점점 확대되고 있다. 우리나라도 조금 늦은 감이 있지만 다행히 이러한 움직임에 동참하고 있는 추세다.

그런데 논란성분이 들어가지 않는 '무(無)○○', 'FREE○○' 제품이나 천연성분으로만 이루어진 제품들을 마치 100% 안전한 제품인양 마케팅에 활용하는 모습은 조금 안타깝다. 화학성분이라고 해서 전부 문제가 있는 것은 아니다. 일부 성분에 안전성 논란이 있는 것이다. 특히 화장품 제조 시에 천연성분보다 화학성분이 더 많이 사용되기 때문에 안전성 논란성분 리스트에 화학성분이 다수 올라 있는 것일 뿐 천연성분이라고 해서 무조건 좋고 화학성분이라고 해서 무조건 나쁜 것은 아니다. 2009년 5월 미국의 화장품 과학 학술토론회(Cosmetic Science Symposium)에서 화장품 화학 전문가들은 "자연성분이 항상 더 안전한 것은 아니다. 경우에 따라 인공 합성성분보다 더 독성이 있을 수 있다(Natural is not always safer; adding that in the case of preservatives unapproved natural alternatives may be more toxic than approved synthetic ingredients)."고 밝혔다.

먹어도 될 정도로 안전한 자연성분을 사용하는 오가닉 브랜드 제품이라고 해서 무조건 안심할 수는 없다. 예를 들면, 레몬버베나꽃 추출물(Lippia citriodora flower extract)은 알레르기 반응을 유발하여 피부를 민감하게 만들 수 있는 천연성분으로 사람에 따라 화학성분보다 더 위험할 수 있다.

핵심을 비켜간 문제는 해결하기 힘들다. 화장품 안전성에 대한 문제는 화학성분과 천연성분의 싸움이 아니다. 화학성분이든 천연성분이든 인체에 위해를 가할 수 있는 논란성분에 대한 안전성 연구에 아낌없는 투자가 이루어져야 하고, 그 결과에 따라 제품을 만들어야 한다. 먹는 것이 아니기에 괜찮다는 식의 안일한 태도는 위험하다. 우리 몸의 가장 큰 부분을 차지하는 피부에 직접 바르는 것이므로 안전, 또 안전해야 한다.

'천연성분은 안전하고 화학성분은 위험하다'는 이분법적 사고는 일부 화학성분보다 더 자극적인 천연성분으로 만들어진 화장품들이 '천연'이라는 이미지를 내세워 이유 없이 비싼 가격으로 판매되는 말도 안 되는 상황을 만들고 있다. 인간이 태어날 때 아무런 자극에도 노출되지 않고 편안한 상태이듯 천연성분은 피부에 자극 없는 순한 것이어야 한다. 화학성분에 대한 문제 제기가 '천연성분으로 만들었으니 무조건 안전하다'는 식의 근거 없는 마케팅으로 무장한 천연 화장품을 우후죽순 등장시키는 계기가 되어서는 안 될 일이다.

명품 화장품이 아니라
명품 마케팅 화장품이다

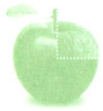

 90년대 초반만 해도 학생들은 필수품인 미니카세트, 학용품, 시계 등을 구입할 때 '메이드인재팬(Made in Japan)'이란 문구가 있는지 없는지 여부를 굉장히 중요한 선택기준으로 삼았다. 필자 역시 어떤 제품이 좋은지 분별할 능력이 없던 어린아이였지만, 당시 일본 제품은 튼튼하고 국산 제품은 그렇지 않다고 생각했다. 물론 지금이야 전 세계가 알아주는 전자제품 회사가 우리나라에 있으니 당연히 국산 제품을 구입하지 애프터서비스(A/S) 복잡한 수입 제품을 선택할 이유가 없다.
 『대한민국 화장품의 비밀』이 출간된 후 책 제목 때문인지 많은 분들이 국내 화장품에만 문제가 있는 듯 오해하고 질문하는 경우가 많아 난처했던 적이 몇 번 있었다. 만약 책을 조금만 더 자세히 읽었더라면 그런 오해가 없었을 것이다. 『대한민국 화장품의 비밀』은 대한민국이라는 공간에서 일어나는 화장품에 관한 이야기이지 국내 화장품 브랜드에 관한 이야기

가 아니다. 내용이야 어찌되었든 '수입 화장품이 국산 화장품보다 더 좋을 것'이라는 인식에 힘을 실어준 것이 아닌가 싶어 마음이 무거웠다. 국내 화장품 제형 기술은 세계 최고 수준이다. 연구투자를 중점으로 했던 대형 OEM, ODM 회사의 해외 진출이 활발한 것은 국내 화장품 기술의 우수성을 증명한 결과라고 생각한다.

그런데 예전에는 미국, 일본, 프랑스, 스위스 등 대표적인 국가에서만 수입되던 화장품이 최근에는 영국, 칠레, 폴란드, 이탈리아, 스페인, 독일, 호주, 체코, 심지어 피지 등 수많은 국가에서 수입되고 있다.

예전에 한 에디터로부터 들은 이야기인데, 전 세계 샤넬 매장 중 한국의 한 백화점 매장 매출이 가장 높다는 사실을 샤넬 본사 직원에게 말했더니, "어떻게 그런 매출이 나와요? 이해가 안 돼요"라고 해서 자신도 너무 놀랐다고 했다. 정확한 의미는 당사자가 제일 잘 알겠지만, 아마도 '프랑스에서는 한 매장에서 그런 매출이 나올 수 없는데, 한국 사람들은 진짜 화장품을 많이 쓰나 봐'라는 의미가 아닐까 싶다. 요즘은 백화점에 입점한 수입 브랜드들의 매출이 감소하면서 매장을 정리하거나 줄여나가는 추세지만, 불과 몇 년 전까지만 해도 백화점에서 가장 많이 판매되는 브랜드 상위권은 수입 화장품이 차지했다.

한번은 터무니없이 비싼 가격으로 판매되는데도 백화점 매출순위가 항상 상위권인 일본 제품이 있어서 화장품 관련 일을 하는 일본인 친구에게 "S브랜드가 너희 나라에서도 인기가 그렇게 많아?" 하고 물었더니, 지인의 말이 한국에서의 인기가 어느 정도인지는 모르겠으나 일본에서는 주목받을 만큼 인기가 높은 브랜드가 아니라고 했다. 또한 일본에서는 중간 정도의 제품인데 왜 한국에서는 명품 화장품이라고 하는지 모르겠다고 덧붙였다. 필자는 그제야 궁금증이 풀렸다. 비싼 S브랜드는 성분이나 품질이 명품이라기보다는 마케팅을 통해 명품으로 포장한 제품이었던 것이다. 처음 S브랜드의 광고를 봤을 때 참 고급스럽다고 생각했는데, 그 광고를 다시 보니 직접 명품이라고 언급하지는 않았지만 고급스러운 분위기가 느껴졌다. 즉 S브랜드는 명품 이미지를 갖춘 제품 마케팅 전략을 통해 한국에서 명품으로 인정받은 것이다.

백화점에 입점한 브랜드는 대다수가 유명 브랜드이기 때문에 소비자들이 오랜 기간 동안 사용하면서 자신만의 선택기준을 마련했다고 볼 수 있다. 그런데, 요즘 처음 듣는 수입 브랜드들이 홈쇼핑을 통해 소개되면서 소비자들의 선택기준을 찾기가 매우 어려워졌다. 수입 화장품 중에도 역사와 전통, 그리고 꾸준한 연구를 위해 아낌없이 투자하는 명품다운 명품 화장품이 분명 있다. 그런데 늘 새로운 것을 원하는 한국 소비자들에게는 잘 알려진 브랜드로만으로는 부족했는지 쉽게 접하지 못했던 나라의 화장품들이 소개되기 시작했다. 마케팅 전문가에게 물어보니 이런 경우 마케팅하기 너무 좋다고 한다. 일단 잘 알려지지 않은 제품이기에 희소성이 있고, 국내에 처음 소개된 것이므로 호기심을 자극할 수 있으며, 아직 런칭 전이기 때문에 이 기회에 구입해야 한다는 당위성을 제공한다는 것이다. 또한 할리우드 스타들이 사용한다는 말 한마디만 해주면 국내 유명 연예인이 광고하는 화장품보다 가치가 더 올라간다고 한다. 이러한 제품이 많아질수록 마케팅적으로는 좋을지 모르겠지만, 소비자의 눈과 손은 더욱 피곤해질 수밖에 없다. 수입회사에서 알려주는 일방적인 정보가 아닌 객관적이고 정확한 정보를 얻기 위해 안 되는 영어로 해당 브랜드에 대한 정보를 찾아야 하기 때문이다. 실제로 해당 국가의 국민 브랜드인지,

그리고 많은 사람들이 애용하는 제품인지 직접 확인할 필요가 있다. 우리나라보다 화장품 기술력이 낮은 국가에서 수입된 제품까지 가격이 껑충 뛰어 명품으로 둔갑하는 경우가 있으니 말이다. 필자 역시 해외여행을 가면 로컬 브랜드의 제품을 꼭 하나씩 구매하게 되는데, 그런 제품들은 대부분 가격이 매우 저렴하다. 한번은 해외에서 1만 원대의 로션을 샀는데, 몇 개월 후 홈쇼핑과 인터넷에서 동일 제품을 6만 원대에 판매하는 것을 보고 어처구니가 없었다. 특히 쇼핑호스트가 명품이 '어쩌고저쩌고' 하면서 제품을 설명했지만, 굳이 비교하자면 국내 중저가 브랜드에 지나지 않는 제품이었다.

수입 화장품은 '물 건너온' 화장품은 맞지만, 명품 화장품은 아니다. 그중 몇 가지가 명품 화장품일 수도 있겠지만, 세계적인 명품으로 불리는 대다수의 브랜드는 이미 수입된 지 오래되었다. 지금 수입하여 소개하는 제품은 쉽게 단정할 수는 없지만, 제주도의 자원으로 제품을 만드는 이니스프리처럼 해당 국가의 자원이나 환경을 이용한 로컬 화장품에 불과할 것이다. 그런 수입 화장품을 마케팅에 속아 명품 화장품이라고 열광할 이유가 없다.

속눈썹 붙인 마스카라 광고에 또 속았다!

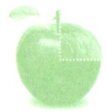

2011년 줄리아 로버츠의 화장품 광고가 영국 광고규제심의위원회(ASA)에 의해 광고 금지 처분을 받은 사건이 있었다. 이유는 노화 예방과 관련된 기초 화장품 광고에 등장하는 줄리아 로버츠의 얼굴을 포토숍으로 너무 많이 수정하여 실제 얼굴과 달랐는데, 이것이 과대광고로 작용하여 소비자를 현혹시켰다는 것이다. 실제로 광고 속 줄리아 로버츠는 파파라치 컷에서 적나라하게 드러나던 주름이나 잡티 없이 매끈한 도자기 피부를 자랑하고 있었고, 40대의 나이에도 20대처럼 젊어 보였다.

한편, 2012년 영국에서는 나탈리 포트만의 마스카라 광고에 사용 금지 명령이 내려졌다. 나탈리 포트만의 속눈썹을 인위적으로 과장 표현했다는 이유에서였다. 2007년에는 페넬로페 크루즈의 마스카라 TV광고가 경고를 받았는데, 속눈썹을 붙인 모델은 마스카라 제품의 올바른 모델이라 할 수 없다는 이유 때문이었다.

2011년 미국 국립광고부(NAD)도 테일러 스위프트의 마스카라 광고 게재를 금지한 바 있다. 광고지 하단에 아주 작은 글씨로 속눈썹 및 포토숍 처리를 했다고 명시했지만 이는 받아들여지지 않았고, 소비자를 현혹하는 이미지 조작이라고 판단하여 광고 게재를 금지한 것이다. 예전에 미국의 한 소비자가 속눈썹이 길어 보이게 하는 마스카라 지면 광고에서 모델이 인조 속눈썹을 붙인 모습이 소비자에게 거짓된 정보를 제공한 것이라며 소송을 제기했고, 그 결과 소비자가 승소하여 보상금을 톡톡히 받았다는 기사를 읽은 기억이 난다.

이쯤 되면 우리나라의 광고는 어떤지 사뭇 궁금해진다. 요즘 마스카라 광고 속에 등장하는 모델의 아찔할 정도로 긴 속눈썹을 보면 정말 대놓고 인조 속눈썹을 사용했다는 사실을 알 수 있는데, 아무런 규제 없이 멀쩡하게 광고가 이루어지고 있다. 외국과는 참 다른 현실이 아닐 수 없다. 해당 제품만 사용하여 사용 전후(Before&After) 모습을 보여주는 광고를 찾을 수나 있을지 모르겠다.

속눈썹뿐만이 아니다. 유명 화장품 광고 모델인 한 여배우는 얼마 전 해당 제품 하나만 바르고 거의 민낯에 가까운 얼굴로 광고에 등장해 투명한 도자기 피부를 한껏 뽐냈다. 얼마 후 지인과의 식사자리에서 우연히 그 배우에 관한 이야기가 나왔는데, 필자가 "그 배우는 어쩌면 그렇게 피부가 좋은지 모르겠다"며 부러워했더니 함께한 지인이 피식 웃으면서 이렇게 말했다.

"그 배우가 관리 받고 있는 피부과 실장이 내 친구인데, 그 친구 소원이 자신이 관리하는 동안 제발 단 한 번만이라도 그 배우의 좋은 피부를 보는 거라며 한숨 쉬더라."

그 배우의 실제 피부는 도자기와는 거리가 멀었다. 광고 하단에는 세안 후 해당 제품 하나만 사용한 후 촬영한 것이라고 기재되어 있었지만, 실상은 달랐던 것이다. 그래도 '설마'했는데 몇 달 후 영화제 방송에서 클로즈업된 화면으로 그 배우의 적나라한 모공들을 보고 나니 포토숍과 같은 보정 없이 광고 촬영을 진행하기란 힘들었을 듯싶었다.

광고는 말 그대로 널리 알리는 일이다. 하지만 그것이 사실과 다르거나 과장된 내용이라면 광고가 아니라 거짓이다. 우리가 화장품 광고 속 모델들이 사용하는 화장품을 사용한다고 해서 광고 속 모델들과 똑같은 피부나 속눈썹을 만들 수 있는 것은 아니다. 바비인형의 비정상적인 몸매가 절대 우리의 몸매가 될 수 없듯이 광고 속에 등장하는 그녀들 역시 수정 보완 작업을 거친 이미지에 불과하다. 그러므로 광고를 보고 화장품을 구입하는 것이 얼마나 어리석은 행동인지 알았으면 한다.

CHAPTER
03

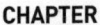

대한민국
10대들이 위험하다

초등학생은 지금 화장 중
10대, 새싹 마케팅의 타깃이 되다
청소년 화장품, 무엇이 위험한가?
초등학생, 화장품 교육이 절실하다

초등학생은
지금 화장 중

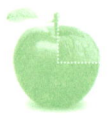

2009년 경기도 용인시에 거주하는 여중고생 333명을 대상으로 색조화장과 클렌징 실태에 대한 조사를 실시한 적이 있다. 여중생의 결과만 보면, 39.1%가 중학교 1학년, 8.3%가 초등학교 때 색조화장을 시작했다고 응답했다. 또한 전체 중학생 중 38.6%가 거의 매일 색조화장을 했으며, 53.4%가 색조화장이 피부를 나쁘게 할 것이라고 응답했다. 색조화장 후 클렌징 상태에 대한 질문에는 66.2%가 세안 후 클렌징 잔여물이 일부 남아 있는 것 같아 불만족스럽다고 대답했으며, 64.7%가 클렌징 교육이 필요하다고 응답했다.

당시 설문결과를 발표했을 때 문제 아이들이 많은 학교에 가서 조사한 것이 아니냐며 결과를 믿지 못하겠다는 반응이 컸다. 하지만 일반 중고등학교를 대상으로 조사한 결과였고, 중고등학교 교사인 친구들에게 이 같은 결과를 들려주었더니, 매일 아침 아이들이 비비크림이나 컴팩트를 발랐는지 검사하는 게 하루 일과의 시작이라며 크게 공감했다. 특히 요즘은 남학생들도 화장을 많이 하는 추세여서 어떻게 지도해야 할지 모르겠다고 한탄했다.

5년 전까지만 해도 초등학생이 색조화장을 하는 경우는 8.3%에 불과했지만, 최근에는 열풍이 불고 있다. 한번은 초등학생의 화장 실태에 관한 뉴스를 본 적이 있는데, 기자가 한 여자아이에게 왜 화장을 하느냐고 물었다. 그러자 아이는 "나도 여자잖아요. 그러니까 예쁘게 보이고 싶은 게 당연한 거 아니에요?"라고 대답했다. 한편으로는 귀엽기도 하고 조금은 엉뚱해 보였지만, 그 여자아이의 태도와 다부진 말투가 너무나 진지해서 순간 많은 생각이 들었다.

2013년 식약처 설문조사 결과에 의하면, 초등학생 중 58%가 색조화장품을 사용해본 경험이 있다고 대답했다. 요즘 10대들은 당당하게 색조화장품을 구매한다. 등교 시 비비크림과 틴트는 기본사항이다. 돈이 없어서 화장품을 구입하지 못하면 아이라이너 대신 컴퓨터 사이펜을, 네일폴리시 대신 유성매직을 사용하기도 한다. 언젠가 TV에서 한 남자 아이돌이 친구들을 만나러 나가야 하는데 집에 비비크림이 없어서 물감을 바르고 외출했다는 에피소드를 털어놓기도 했다. 5년 전 『대한민국 화장품의 비밀』에서 청소년들의 색조화장품 사용 실태에 관한 문제를 다루면서 저가 화장품의 등장을 사태의 가장 큰 원인으로 꼽았다. 하지만 지금은 단순히 저가 화장품만의 탓으로 돌릴 수 없을 만큼 사회적인 문제가 심각하다.

10대들의 주위에는 아침에 색조화장을 했더라도 저녁에 거의 다 지워졌다며 제대로 클렌징하지 않고 주무시는 젊은 할머니들이 있다. 무조건 많이 발라야 피부가 좋아진다고 믿으며 화장대를 비싼 화장품으로 가득 채우는 엄마들도 있다. 또한 신제품에 열광하며 너도나도 신상만을 소개할 뿐 화장품의 안전성에 대해서는 이야기하지 않는 뷰티채널이 있다. 이러한 환경 속에서 자라는 아이들에게 어른이 되면 후회할 테니 일찍 화장하지 말라는 이야기가 먹히겠는가? 공부하는 학생이 무슨 화장이냐며, 엄마 어릴 적에는 그러지 않았다는 옛날이야기따위는 조금도 설득력이 없다. 더군다나 또래 친구들이 사용하는 화장품이 없으면 왕따를 당한다고 하니, 엄마 입장에서는 안 사줄 수도 없는 노릇이다.

초등학교 앞 문구점에서 판매하는 아이들용 색조화장품에서 중금속이 발견되었다는 뉴스는 잊을 만하면 나오는 단골손님이다. 예전에는 일부 학생들만 색조화장품을 사용했지만 요즘은 대다수의 아이들이 성인과 같은 기초화장품과 색조화장품을 사용하고 있다. 특히 많은 청소년들이 경제적인 이유로 화장품의 질은 따지지 않고 가격이 싼 제품을 구입하고 있기 때문에 비정상적인 경로로 유통되는 불량 화장품에 노출될 가능성이 크다. 기준 마련이 시급하지 않을 수 없다.

그렇다면 초등학생들은 어떻게 색조화장품을 자연스럽게 받아들이기 시작했을까? 물론 처음에는 '색조화장품은 엄마가 사용하는 화장품'이라고만 생각했을 것이다. 그런데 TV에서 중고등학생인 아이돌들이 진한 화장을 하고 나왔다. 그들과 나이가 비슷한 언니는 아이돌의 화장법을 인터넷을 통해 손쉽게 익혔다. 초등학생 딸의 입장에서는 엄마를 따라 하는 것은 상상조차 할 수 없는 일이지만, 3~4살 차이 나는 언니를 따라하는 것은 그럴 수 있는 일이다. 더군다나 자신이 좋아하는 연예인이 언니가 사용하는 화장품을 광고한다면 더욱 더 망설일 이유가 없다. 게다가 요즘 화장품은 하나의 액세서리처럼 깜찍하고 위트까지 있다. 예쁜 용기 때문이라도 가지고 싶어진다. 그렇게 색조화장품은 초등학교에 다니는 여자아이들에게 공감대를 형성해주고, 그들만의 패션 아이템으로 인정받게 된 것이다.

전문가들은 신체적, 정신적으로 다 성장하지 않은 아이들이 어른들의 문화를 접하게 되면 정체성의 혼란을 겪을 수 있다고 말한다. 어른들은 초등학생을 아직 보호가 필요한 어린아이라고 생각하지만, 정작 초등학생들은 자신을 여성과 남성이 구분되는 독립적인 인격체이며, 주변 친구들보다 뛰어난 외모가 자신의 경쟁력이 될 수 있다는 사고를 하고 있다.

지금 초등학생들은 색조화장 중이다. EBS 프로그램 '하나뿐인 지구'에서 말하는 것처럼 초등학생은 재미있는 화장놀이를 하고 있는지도 모른다. 어떻게 하면 색조화장을 멈추게 할 것인지에 대한 고민은 이미 늦은 듯하다. 지금은 왜 아이들이 색조화장을 선택할 수밖에 없었는지, 그들의 입장에서 진지하게 문제를 바라봐야 할 시점이다.

10대, 새싹마케팅의 타깃이 되다

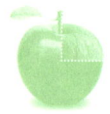

사촌동생에게 크리스마스 선물로 로션을 사주기 위해 한 회사에서 운영하는 브랜드숍을 방문했다.

"학생이 사용할 건데 순한 제품 있어요?"

추천해준 코너로 가보니 소녀들의 감성에 맞춘 파스텔톤의 화장품들이 예쁘게 진열되어 있었다. 필자는 습관적으로 전성분을 살펴보기 시작했다.

"파라벤이 안 들어간 제품은 없어요?"

"조금씩은 다 들어가 있어요. 이거 정말 순한 제품인데, 근데 몇 학년이에요?"

"고1이요."

"아! 이건 초등학생들이 쓰는 거고요. 고등학생이면 기능성 제품을 써야 해요."

필자는 화장품 교육을 하는 사람이므로 판매원이 하는 말이 얼마나 허황된지 분별할 수 있었지만, 대부분의 학부모들이 그런 말을 들었다면 판매원이 추천해주는 대로 살 수밖에 없었을 듯하다. 초등학생들이 사용하는 제품이라는 말, 요즘 고등학생들은 기능성 화장품을 기본적으로 사용한다는 말, 모두 참 낯설고 이해가 가지 않아 '썩소'로 응답하고 나와버렸다.

2010년 기준 통계청 자료에 따르면, 10대는 전체 인구의 14%를 차지하며, 이는 3번째로 많은 연령대라고 한다. 더군다나 마케팅적인 관점에서 보면 경기불황에도 눈치 보지 않고 소비할 수 있는 유일한 세대이며, 강력한 또래문화를 형성하고 있어서 유행에 민감하고 파급력이 매우 큰 연령대이기도 하다. 또한 앞으로 경제력을 갖출 미래의 잠재고객이다. 10대들 사이에서 인기를 얻은 제품은 아르바이트를 하던지, 부모님에게 조르던지, 무슨 수를 써서라도 가져야 하는 필수품이 된다. 소위 '등골브레이커'라는 말이 괜히 나온 말이 아닌 것이다.

기업의 입장에서 10대는 더 이상 세분화된 시장 중 하나가 아니다. 막강한 소비자파워를 가진 집단이다. 화장품도 예외가 아니다. 2013년 기준 10대 화장품 시장규모는 업계 추산 2,500억 원대로 꾸준히 성장하고 있다. 과거에는 여드름 화장품이 대표적인 청소년 화장품이었지만, 요즘은 노골적으로 10대를 겨냥한 다양한 제품을 런칭하고 있다. 베이비 제품의 성공이 청소년 화장품의 확실한 성공 예감으로 이어졌고, 10대 소비자에 대한 적극적인 마케팅이 이루어지고 있다. 청소년 제품이라면 존슨즈베이비 로션이 전부였던 1세대를 거쳐, 지기 화장품이 청소년 화장품으로 각인되었던 2세대가 막을 내리고, 이제 브랜드 런칭 초기부터 타깃을 청소년으로 정해놓고 출발하는 3세대가 시작된 것이다.

그런데 궁금한 것이 하나 있다. 아모레퍼시픽 관계자가 한 신문사와 인터뷰한 내용에 따르면, "청소년을 대상으로 한 이른바 새싹마케팅은 청소년들에게 브랜드에 대한 친밀감과 충성도를 심어주어 성인이 되어서도 해당 브랜드를 찾도록 한다"는 것이다. 마케팅적인 측면에서 이것은 굉장히 중요하다. 그렇다면 새싹들의 친밀감과 충성도를 심어주기 위한 그들의 히든카드는 무엇일까? 제품 개발에 주사용자가 되는 청소년이 참여하여 만든 제품인가? 청소년이 하루 중 대부분을 보내는 학교에 숲을 만들어주는 회사의 제품인가? 아니면 청소년 문화를 이해하고 그들의 문화를 독려하는 회사의 제품인가? 그것도 아니면 무조건 청소년이 좋아하는 연예인을 대거 등장시켜 광고를 찍고 프로모션을 진행하는 제품인가?

청소년들의 지나친 화장품 사용에 대한 우려는 비단 최근의 일이 아니다. 불과 몇 년 전만 해도 무조건적으로 안 좋으니 쓰지 말라고 했지만, 오히려 불감증만 키우는 결과를 낳았다. 본인의 나이에 맞는 올바른 제품을 선택할 수 있는 방법을 알려주고, 그들이 스스로 결정하게 하는 것이 무조건적인 반대보다 더 현실적이다. 기업은 청소년 대상 제품을 만들 때만큼은 적어도 양심적이어야 한다. 청소년을 단순히 미래의 잠재고객으로만 볼 것이 아니라 아직 성장이 진행 중인 신체적 특징을 고려해 무조건 안전한 성분으로 제품을 만들어야 한다. 논란이 되는 성분이 절대로 포함되어서는 안 된다. 안전하지 않다는 것이 입증되지 않았기 때문에 아직은 괜찮다는 안일한 생각도 안 된다. 3세 이하의 유아 화장품은 어차피 어른이 선택하는 것이므로 기준이 없더라도 안전장치가 있을 수 있다. 하지만 청소년 화장품은 아이들이 직접 구매하는 횟수가 점점 늘고 있는 추세이므로 반드시 안전기준을 마련해야 한다.

10대의 화장품, 무엇이 위험한가?

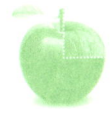

2008년 에코차일드플레이 보고서에 따르면, 미국 10대들을 대상으로 화장품에 사용되는 화학성분의 오염정도를 조사한 결과 13개의 호르몬 변성 화학성분이 혈액과 소변 샘플에서 발견되었다고 한다. 10대는 아직 성장이 끝난 상태가 아니며, 특히 여학생의 경우에는 이 시기가 매우 중요하므로 위험한 상황이 아닐 수 없다. 미국도 여학생들의 화장품 사용이 점점 더 다양해지고 증가하는 추세다. 현재 하루 평균 17개의 퍼스널케어제품(스킨케어 제품, 목욕용품, 샴푸, 린스 등)을 사용하고 있는데, 이는 성인여성 평균 12개의 제품과 비교해도 많은 수치다. 2007년 미국 비영리환경단체(Environmental Working Group)는 퍼스널케어 제품의 22%에서 1,4-다이옥산이 검출되었다고 발표했다. 이후 2009년 추가 조사를 통해 어린이 목욕제품의 67%에서 1,4-다이옥산이 검출되었다고 발표했고, 우리나라에서도 2009년에 수입된 어린이 목욕제품에 대한 안전성 문의가 이어졌다.

2013년 식약처는 3~18세 미만 어린이 및 청소년 1,021명을 대상으로 치약 및 화장품 등 퍼스널케어 제품에 많이 사용되는 파라벤류의 검출 결과를 발표했다. 그 결과 메틸, 프로필, 에틸, 부틸 파라벤이 각각 97.5%, 90.5%, 89.7%, 26.8% 검출되었으며, 3~6세에서 가장 높게 나타났다. 설문조사 결과 치약과 화장품을 많이 사용할수록 파라벤 노출 수준이 높게 나타났다. 또한 미국 어린이와 비교한 결과 프로필 파라벤을 제외한 나머지 3개의 파라벤에서 더 높은 수치가 나타났다.

우리나라뿐만 아니라 전 세계가 10대의 이른 색조화장에 대해 우려하고 있다. 앞의 연구결과에서도 나타났듯이, 화장품의 위험한 일부 성분에 우리 아이들이 노출되고 있다. 특히 우리나라 10대들이 가장 많이 사용하는 색조화장품은 틴트, 립글로스 같은 액상형 립제품과 페이스파우더, 치크 같은 분말 형태의 제품이기 때문에 문제가 더욱 심각하다. 액상형 립제품은 무의식적으로 섭취하기 매우 쉬울 뿐만 아니라 미량이라도 장기적으로 섭취할 경우 치명적인 위해를 가할 수 있다. 또한 분말 형태의 파우더는 사용 시 주의를 기울이지 않으면 코로 흡입되어 위험하다. 가장 피해야 할 제형의 제품을 10대들이 즐겨 사용하고 있다니 정말 큰 문제가 아닐 수 없다. 뿐만 아니라 잘못된 화장품의 사용은 10대의 신체적 특성상 다음 두 가지 측면에서 매우 위험하다.

첫째는 신체발달이 다 끝난 상태가 아니기 때문이다. 화장품에 사용되는 논란성분은 여러 가지가 있지만, 이 중 호르몬을 교란시키는 내분비장애 의심성분(환경호르몬)이 매우 위험하게 작용할 수 있다. 내분비장애 의심성분은 여성호르몬과 남성호르몬에 영향을 미치는데, 여성호르몬 중 하나인 에스트로겐과 유사한 작용을 하는 성분에 노출되면 여성화를 촉진하여 여학생의 경우에는 성조숙증이나 조기 사춘기와 같은 증상을 유발할 수 있다.

둘째는 체면적 때문이다. 어린이는 성인과 달리 체면적이 작기 때문에 위험이 의심되는 성분에 노출되면 같은 양이라도 위험성이 몇 배나 더 커질 수밖에 없다. 더군다나 화장품에 사용되는 허용한도는 성인과 어린이를 구분하여 기준을 세운 것이 아니기 때문에 어른에게 안전하다고 해서 어린이나 청소년에게도 안전하다고 할 수 있는 것은 아니다. 더군다나 어릴 적부터 장기적으로 노출될 경우 일부 성분이 축적되어 엄청난 위험을 안고 살아가야 할 수도 있다. 세월이 흐를수록 화장품에 처음으로 노출되는 시기가 어려지고 있다. 이제 요람에서 무덤까지 화장품과 함께 살아가고 있다고 해도 과언이 아니다.

학교에서는 교칙으로라도 색조화장을 막으려고 노력하는 반면, 일부 업체는 매출을 위해 어린이 전용 화장품과 화장법을 인터넷을 통해 끊임없이 소개하고 있다. 심지어 어린이에게 필요할 것 같지도 않은 영양크림까지 만들어 판매하고 있다. 손발이 안 맞아도 너무 안 맞는 현실이 아닌가.

초등학생,
화장품 교육이 절실하다

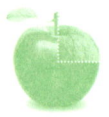

모 생활협동조합의 초청을 받아 강연한 후에 관계자들과 식사를 함께 한 적이 있다. 참석자 중에 초등학교 1학년 아이를 둔 한 어머니로부터 흥미로운 이야기를 듣게 되었다. 아이에게 과자를 많이 먹으면 몸에 해롭다고 그렇게 말해도 듣지 않았는데, '스펀지'라는 TV프로그램을 통해 과자에 들어가는 재료가 건강에 얼마나 나쁜지 알게 된 후부터 과자를 안 먹겠다고 했더란다. 그리고 마트에 가면 뒷면에 적힌 재료를 보고 엄마에게 이야기한다는 것이다. 필자가 초등학교 1학년생이 뒷면에 적힌 재료들이 뭔지 아냐고 묻자 아이가 방송에서 소개한 재료들을 거의 다 외우고 있었다고 한다. 자신이 먹는 과자에 위험한 성분이 나오는 장면을 보고 많이 놀랐던 것이다. 최소한 초등학교 고학년쯤은 되어야 성분을 이해할 것이라 생각했는데, 한방 먹은 듯했다. 요즘 아이들은 훨씬 더 많은 정보와 영특함을 가지고 있는 듯하다. 화장품도 마찬가지다. 무분별하게 사용한 후가 아니라 화장품을 접하기 시작하는 시점부터(요즘은 그 연령이 점점 낮아지기 때문에 그 시기가 빨라져야 한다) 화장품이 무엇인지, 왜 사용하는지, 무엇이 들어 있는지, 어떤 것이 들어가면 위험한지 정보를 제공하는 교육이 이루어져야 한다.

한 어머니는 색조화장을 하는 초등학생 딸에게 처음에는 하지 말라고 소리쳤고, 다음에는 타일렀고, 그것도 되지 않자 "차라리 엄마가 순한 제품 사줄 테니 몰래 하지 말라"고 했다고 한다. 어느 가정이나 비슷한 상황인 듯하다. 그런데 그 어머니는 화장품을 왜 어릴 적부터 사용하면 안 되는지 알고 있었을까? 길거리에서 아무렇지 않게 담배를 피우는 어른들이 즐비하고, 심지어 내 아버지가 애연가라면 금연교육을 아무리 해도 의미가 없다. 청소년의 화장에 대한 문제도 마찬가지다. 이 시대를 살아가는 모든 여성들이 화장품을 제대로 사용하고, 올바른 교육이 이루어졌을 때 좋은 결과를 얻을 수 있을 것이다.

2008년 코넬대학의 여학생들이 '유방암과 에스트로겐의 관련성(Breast cancer & The estrogen connection)'이라는 제목으로 3개의 동영상을 유튜브에 올렸다. 플라스틱, 화장품, 하수로 버려지는 물. 그들은 이것들이 내분비장애 및 유방암을 일으킬 수 있으므로 해당 성분이 들어간 제품을 사용하지 말아야 한다고 주장했다. 특히 화장품 파트에서는 파라벤(paraben), 태반 추출물(placental extracts), 벤조페논(benzophenone)이 여성호르몬과 관련되어 있으므로 이러한 성분이 함유된 화장품은 사용을 중지해야 한다고 했다. 파라벤과 유방암의 관련성은 많이 언급했으므로 잘 알고 있을 것이고, 태반 추출물은 '안전할까?'보다 '주름과 탄력에 얼마나 효과가 있을까?'라는 궁금증이 더 생기는 성분이며, 벤조페논은 자외선 차단 성분이다. 3분짜리 이 동영상을 보면서 '우리 청소년들이나 대학생들도 화장품에 대한 건전한 고민을 할 수 있는 여건만 마련해준다면 그들보다 훨씬 더 설득력 있고 행동력 있는 무언가를 도출할 수 있을 텐데' 하는 안타까움이 들었다.

교육은 이미 벌어진 일을 뒤늦게 수습하는 것보다 일어나기 전에 여러 상황을 이야기해주고 자신만의 올바른 기준을 마련할 수 있도록 도와주는 것이 효과적이다. 인터넷을 통해 부모세대보다 훨씬 더 많은 정보를 보고 듣는 요즘 세대에게는 무조건 안 된다는 말이 통하지 않는다. 화장품에 대해 궁금해하기 시작하는 초등학교 시절부터 화장품에 대해 제대로 가르치고, 아름답고 건강한 피부를 위해 어떻게 행동해야 하는지 알려주어야 한다. 또한 이러한 교육을 업계가 나서서 함께 진행할 때 비로소 미래의 충성스런 잠재고객을 만들 수 있을 것이다.

CHAPTER 04

엄마 몸은 빨간불, 다음세대가 위험하다

암보다 무서운 내분비계 장애물질을 아십니까?
엄마의 몸속 화학물질, 아이에게 물려준다
한국의 여성 불임률이 높은 진짜 이유
임신부가 반드시 피해야 할 4가지 화장품
임신부를 위한 화장품 & 피부관리
물티슈 논란과 화장품의 선택기준

암보다 무서운
내분비계 장애물질을
아십니까?

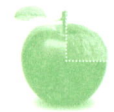

전성분 표시제가 시행된 지 1년쯤 지난 후 식약청과 소비자시민모임이 공동으로 설문조사를 진행했다. 그 결과 "내분비장애 의심물질이 함유된 화장품을 사용하겠는가?"라는 질문에 10~20대는 33~47%만이 사용하지 않겠다고 응답했고, 30대 이상은 63%만이 사용하지 않겠다고 응답했다. 설문에 응한 많은 여성 소비자들이 아직까지 화장품 안전성에 대한 인식이 부족한 상태라는 결과에 무척 놀랐다. 그런데 응답한 여성들이 과연 '내분비장애 의심물질'이라는 용어에 대해 제대로 알고 있었을까 하는 의문이 들었다.

『대한민국 화장품의 비밀』에서 필자는 발암 의심성분, 환경호르몬 의심성분, 알레르기 유발 의심성분 등 위험성분을 총 3가지로 분류하여 20가지를 선정했다. 출간 이후 가장 많은 관심을 받았던 부분이고, 아직도 여러 곳에서 회자되고 있지만, 당시에는 집필을 포기하고 싶을 정도로 극심한 스트레스에 시달려야 했다. 또한 혼자서 대표적인 위험성분을 결정하는 것이 얼마나 위험하고 어려운 일인지 알게 되었다. 수많은 자료를 보면서 쓰고 지우고를 반복한 끝에 최종 20가지를 선정했지만, 아직도 아쉬움이 남는다. 그런데 설문결과를 보고 난 후 문득 20가지 위험성분에 대한 강의를 할 때 청중들의 반응이 떠올랐다. 발암 의심성분에 대한 이야기를 할 때는 심각하게 들으면서 반응했지만, 내분비장애 의심성분에 대해 이야기할 때는 그저 멀뚱멀뚱 쳐다보기만 했던 것이다. 그래서 다음 강의 때 설문결과를 이야기해주며, "내분비계 장애물질이 무엇인지 아는 분?" 하고 물어봤다. 그랬더니 아무도 손을 들지 않았다. 쑥스러워하지 말고 그냥 아는 대로 말해보라고 했더니, 그제야 작은 목소리로 "갑상선이요", "암과 관련된 거요"라는 대답만 겨우 나올 뿐이었다. 다른 강의 때도 똑같이 질문을 해보았지만 역시 마찬가지였다. 5번의 강의를 하고 난 후에야 비로소 한 분에게서 "호르몬과 관련된 거요" 하는 대답을 들을 수 있었다. 물론 설문지에 부가적으로 용어설명을 하고, 조사원이 세부설명을 하면서 설문을 진행했으리라고 생각한다. 하지만 분명한 것은 '내분비장애'라는 단어에 대해 정확히 알고 있는 사람이 많지 않다는 것이었다. 필자 역시 강의 때마다 용어설명을 제대로 하지 않고 무심히 흘려보냈던 것에 대한 미안함이 드는 순간이었다.

우리가 흔히 알고 있는 환경호르몬의 정식 명칭은 내분비계 장애물질(EDCs: Endocrine Distrupting Chemicals) 또는 교란물질이다. 생물체 내의 정상적인 내분비계 기능을 방해하거나 기본적인 생리조절 및 조정을 방해하는 화학물질로서 우리나라에서는 67종을 지정, 관리하고 있다. 중금속의 체내 오염이 심각한 이유는 소변 등을 통해 배출되는 것이 아니라 장기간에 걸쳐 몸속에 축적되기 때문이다. 내분비계 장애물질도 쉽게 분해되지 않고 환경이나 생물체 내에 수년간에 걸쳐 축적되어 사람을 비롯한 생물체의 지방 및 조직에 농축되는 성질을 가지고 있다. 대표적인 내분비계 장애물질은 다이옥신, 비스페놀 A, DTT, 프탈레이트로 알려져 있으며, 미국 환경보호국(Environmental Protection Agency)은 화장품에서 사용되는 톨루엔(Toluene), 아세톤(Acetone), 프탈레이트 4종(Pthalate-BBP, DBP, DEHP, DMP)을 대표적인 내분비계 장애물질로 지정하고 있다.

1950년 버링턴과 린드만 박사는 「흰 레그혼의 2차 성징과 DDT의 영향(Effect of DDT on testes and secondary sex characters of white Leghorn cockerels)」을 통해 처음으로 인공합성 화학물질이 호르몬의 작용을 저해할 수 있다는 연구결과를 발표했다. 세계대전 이후 다양한 분야에서 화학물질이 사용되었기 때문에 이전에는 이 같은 연구가 진행되지 않았다. 그러다 야생동물에 대한 사례가 늘어나는 것을 보고 생태계에도 어느 정도 영향을 줄 것이라 판단해 현재는 많은 연구가 진행되고 있다. 하지만 아직까지 인간에 대해서는 완벽한 과학적 검증이 이루어지지 않고 있으며, 미국, 유럽, 일본을 주축으로 이에 대한 연구가 진행되고 있다. 우리나라도 2011년까지 환경부, 농림부, 해양수산부, 농촌진흥청, 식품의약품안전청 등 5개 부, 청 합동 5개년 계획으로 '내분비계 장애물질의 생물체 및 인체 영향 규명'에 331억 원을 투자했고, 각 부, 청은 관련 분야에서 세부사업을 진행하고 있다.

2006년 9월 SBS스페셜에서 내분비계 장애물질로 인한 각종 사례를 소개했던 적이 있다. 방송 후 각계의 반응은 뜨거웠다. 방송의 내용을 요약하면 이렇다. 내분비계 장애물질로 인해 남자아이에게 요도하열

(hypospadias: 요도 끝 부분이 음경 끝 부분에서 열리지 않고 음경 중간 부분에서 열리는 증상. 심각한 경우 음낭이 둘로 갈라져 요도가 여성처럼 극도로 짧아질 수 있다)이 나타났다. 미국의 경우 70년대에는 신생아 1만 명당 20명이 발병했으며, 90년대에는 총 35만 명이 넘는 것으로 집계되었다. 우리나라도 요도하열 증상이 1984~1994년 사이 2배 가까이 증가했다고 한다. 한편, 여자아이는 성조숙증 증상이 나타난다. 푸에르토리코의 경우 성조숙증 환자 70%에서 2세 미만 여아의 가슴이 봉긋 올라오는 증상이 나타났다고 한다. 우리나라의 여중고생을 조사한 결과 30% 정도가 자궁내막증을 앓고 있었으며, 대부분 생리통이 심한 경우가 많았다. 생리통의 원인은 배란기에 자궁내벽이 지나치게 두꺼워지기 때문인데, 이는 자궁을 두껍게 하는 호르몬인 에스트로겐이 지나치게 많이 분비되어 생기는 증상이다. 방송에서는 불임의 원인 중 30%가 자궁내막증이라고 설명했다.

암은 많은 연구에 의해 그 기전이나 치료법 등을 찾아가고 있다. 암에 대한 국민의 자각 역시 높아져서 이제 걸리면 사망하는 무서운 질병이 아니라 치료와 관리만 잘하면 생존률이 높은 병으로 인식하게 되었다. 그런데 내분비계 장애물질로 인한 질환에 대해서는 잘 알려져 있지 않고, 그에 대한 연구도 시작된 지 얼마 되지 않았다. 그 이유는 내분비계 장애를 일으키는 화학물질들이 일반적으로 사용된 지 얼마 되지 않았기 때문이다. 또한 모든 질병이 초기에는 다 그랬겠지만, 내분비계 장애에 대한 기전이나 영향이 인간에게 어떠한 결과를 미치는지에 대한 과학적 검증도 확실하게 이루어지지 않았다. 하시민 생태계에서 내분비계 장애물질로 인한 이상 징후를 쉽게 발견할 수 있기 때문에 조심하는 것이 올바른 태도일 것이다. 아직 과학적인 검증이 완벽하게 이루어지지 않았기 때문에 알리는 것이 오히려 불안감과 공포심을 유발하는 것이라는 접근은 매우 위험한 발상이 아닐 수 없다.

　화장품 이야기를 하면서 이렇게 무시무시한 질병 이야기를 길게 하는 이유는 화장품에 사용되는 일부 성분에도 내분비계 장애물질로 의심받는 것들이 있기 때문이다. 화장품은 의약품처럼 일시적이거나 단기간 사용하는 것이 아니다. 가공식품처럼 일부 성분이 인체에 유해하다고 생각한다면 조금 귀찮기는 해도 집에서 조리해 먹으면 된다. 하지만 화장품은 대체가 불가능하다. 즉 일시적이 아니라 평생 사용하는 제품이고, 단품이 아니라 10여 개가 넘는 다품목을 사용하는 제품이며, 대체하기 위해 쉽게 홈메이드로 만들 수 있는 제품이 아니다. 화장품 안전성을 이야기할 때마다 혹자는 "그럼 쓰지 마라"고 극단적으로 말하기도 하고, "그럼 만들어 써라"라고 말하기도 한다. 하지만 이것이 최선책이 될 수 없다는 것은 누구나 알고 있다.

엄마의 몸속 화학물질, 아이에게 물려준다

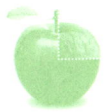

우리나라 국민을 보고 '의지의 한국인'이라고도 하고, 월드컵 응원전을 보며 '열정의 나라'라고 칭송하기도 한다. 때로는 '빨리 빨리'를 외치는 우리에게 여유가 없다고도 하고, 냄비근성을 가졌다고 꾸짖기도 한다. 어느 민족이 좋은 점만 가지고 있겠는가마는, 필자는 이 모든 특징들이 오늘날의 한국을 만들었다고 생각하기에 부끄럽지만은 않다. 누군가 필자에게 한국이 어떤 나라인지 한마디로 답하라고 한다면 주저 없이 '모성애가 강한 나라'라고 말할 것이다. 한국은 어머니의 뱃속에서부터 사람으로 인정받고 태어나자마자 1살이 되는 나라이고(나이가 들면 굳이 미국나이는 몇 살이라며 한 살이라도 내리려고 안간힘을 쓰지만), 전쟁 후 폐허가 되었지만 지독한 어머니들의 교육열에 힘입어 빠른 속도로 경제성장을 이루어낸 나라다. 물론 자식에 대한 무조건적인 희생으로 가정생활에만 충실했던 어머니들로 인해 다음세대, 그 다음세대의 여성들이 사회에 진출하기 힘든 장벽이 생기기도 했다. 하지만 이 또한 모두가 극복하기 위해 노력 중이므로 문제될 것이 없다고 생각한다. 태아교육도 유별나서 먹는 음식도 좋은 것을 넘어 보기에도 예쁜 것을 찾는 어머니들 덕분에 한국은 더욱 더 풍부한 인적자원을 확보해나가고 있다(최근 연구에 따르면, 어머니의 태교가 유전자 형성에 영향을 미친다고 하니 우리 어머니들의 유별남이 괜한 짓은 아니었던 것 같다).

2004년 신생아의 제대혈에서는 암 유발, 신경계장애물질 등과 같은 600여 가지의 화학물질이 검출되었다. 해마다 원인불명의 질병이 등장하고 있으며, 기형아 출산이 늘고 있다. 하지만 원인을 알 수 없어 딱히 치료할 방법을 못 찾고 있다. 그런데 어린아이들의 몸에서 어떻게 화학물질들이 검출된 것일까? 이 아이들만 유난히 화학물질 노출빈도가 높았던 것일까? 2014년 3월에 방영된 SBS스페셜 '독성가족 인체화학물질보고서'에 따르면, 태어난 지 10개월 된 아이의 유기염소계 농약(DDT) 체내 함유량이 엄마보다 많았다. 또한 두 명의 아이를 출산한 여성이 한 명의 아이를 출산한 여성보다 체내 함유량이 적었고, 출산을 안 한 여성은 가장 많은 체내 함유량을 보였다. 이는 출산이라는 과정을 통해 엄마의 몸속 화학물질들이 아이에게 전달된다는 것을 의미한다. 즉 엄마의 몸속에 화학물질이 많이 잔존해 있다면 출산을 통해 엄마는 몸속 독성물질을 배출하는 것이고, 반대로 아이는 독성물질 폭탄을 맞게 되는 것이다. 갓 태어난 아이들의 몸속에 수백 가지의 화학물질들이 왜 검출되었는지 이해가 가는 대목이다.

우리는 아름다워지기 위해 화장품을 사용한다. 화장품이 모든 피부문제를 해결해주지는 못하지만, 조금 늦추거나 완화시킬 수는 있다. 화장품 안에 들어 있는 일부 기능성 성분 덕분이다. 하지만 화장품 안에는 안전성 문제로 논란이 되고 있는 발암, 내분비계 장애 의심성분들이 버젓이 들어 있다. 많은 소비자들이 성분의 명칭들이 어려워서, 글씨가 너무 작아서, 먹는 것이 아니므로 큰 위험이 따를 것 같지 않아서 등의 이유로 전성분을 확인하지 않는다. 하지만 가임기 여성이라면 그동안 확인하지 않았던 성분들이 축적되어 훗날 내 아이에게 치명적인 영향을 미칠 수 있음을 기억해야 한다. 설령 그 가능성이 단 0.00001%일지라도 두려운 일이 아닐 수 없다. 여성들은 화장품 전문가가 되어야 한다. 잘 어울리는 컬러가 무엇인지에만 신경 쓰는 메이크업 전문가가 되라는 말이 아니다. 화장품은 자신의 건강뿐만 아니라 소중한 가족과 아이의 건강에도 큰 영향을 미칠 수 있다. 그런 점에서 여성들은 가정의 건강을 책임질 엄마이자 아내로서 반드시 화장품 전문가가 되어야 할 의무가 있다.

한국의 여성 불임률이
높은 진짜 이유

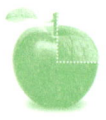

2014년 1월 국민건강보험공단의 최근 5년(2008~2012년)간 진료비 지급 자료 분석 결과를 보면, 가임기 부부 7쌍 중 1쌍이 불임이라고 한다. 성별로 보면, 남성이 여성에 비해 연평균 4.7배 증가했고, 스트레스, 환경호르몬, 음주, 흡연 등 후천적인 원인이 큰 것으로 나타났다. 물론 여기에는 불임에 대한 사회적 인식의 변화도 한몫했을 듯하다. 과거에는 부부에게 아이가 생기지 않으면 여성의 문제로 보는 시각이 컸고, 불임치료 역시 남성보다는 여성이 적극적으로 임했다. 하지만 최근에는 남녀 양쪽의 문제로 인식하고 남성 진료가 점차 늘고 있는 추세다.

특히, 35~44세 남성 불임환자의 증가율이 16.2%로 가장 높았는데, 최근 결혼시기가 늦어지는 추세를 생각한다면 심각한 문제가 아닐 수 없다. 관련 뉴스가 보도된 다음날 언론뿐만 아니라 남성들 사이에서도 이 소식은 화젯거리가 되었다.

그렇다면 현재 남성의 불임률이 여성보다 높을까? 그건 아니다. 2012년 건강보험 진료환자 수 기준으로 보면, 여성 불임환자가 남성 불임환자보다 4배나 높게 나타났다. 2003년 여성 34%, 남성 13.4%로 여성이 2.5배 더 높았던 결과와 비교한다면 여성의 불임률은 급격하게 증가한 것이다. 더군다나 2003년 당시 영국의 경우에는 남성과 여성의 불임률이 같았고, 미국의 경우에도 2006년 기준 여성 12%, 남성 17%로 남성의 불임률이 더 높았다. 도대체 11년 동안 우리나라 여성들에게 무슨 일이 일어난 것일까? 왜 우리나라에서만 여성의 불임률이 남성에 비해 지나치게 높은지 생각해봐야 할 문제가 아닐 수 없다.

우리나라 여성의 불임률이 증가한 원인으로 늦은 결혼, 사회 진출, 스트레스, 환경호르몬 등을 꼽는다. 하지만 미국이나 유럽은 여성의 사회 진출이 우리나라보다 훨씬 빨랐으며, 늦은 결혼도 전 세계적인 추세이므로 우리나라만의 특징이라고 보기 어렵다. 스트레스가 만병의 근원이라고는 하지만, 이 역시 우리나라 여성들이 스트레스에 더 취약하다고 이야기할 수는 없고 스트레스는 남성도 느끼는 부분이기에 이유가 되지 않는다.

불임의 원인은 매우 다양할 수 있기 때문에 어느 한 가지라고 단정할 수 없다. 하지만 여러 가지 가능성을 생각해볼 때 필자는 환경호르몬, 즉 내분비계 장애물질에 대한 노출을 의심하지 않을 수 없다. 여성이 남성에 비해 환경호르몬에 노출될 횟수가 높은 환경이 무엇이 있겠는가? 같은 집에서 살고, 같은 환경에서 일하고, 같은 음식을 먹는데 말이다. 여성이 남성에 비해 유달리 노출이 많이 된 것이라면 화장품과 주방세제 정도가 아니겠는가.

당신의 자궁은 환경호르몬에 노출되었다

남성은 3개월마다 새로운 정자를 생산해낸다. 그러기에 음주와 흡연을 즐기는 아빠라 할지라도 최소 3개월 전부터 건강한 몸을 만들기 위해 노력한다면 충분히 건강한 아이를 낳을 수 있다. 하지만 여성은 다르다. 난자는 출생 이전에 만들어지기 때문이다. 여성이 가진 난자는 엄마의 뱃속에 있던 태아 때 40만 개 정도 만들어지고, 월경을 통해 배란과 쇠퇴를 거듭하면서 점차 노화한다. 그래서 건강한 아이를 낳기 위해서는 엄마가 조금이라도 젊을 때 출산하는 것이 좋다.

만약 지금 임신한 상태이고 태아가 남자아이라면 상관없지만, 여자아이라면 그 아이가 평생 지닐 난자가 이미 뱃속에서 만들어지고 있는 것이다. 화장품에 왜 환경호르몬 의심성분이 들어가면 안 되는지 그 답이 바로 여기에 있다. 여성이 환경호르몬에 반복적으로 노출될수록 자신의 몸뿐만 아니라 자신의 몸을 빌려 태어날 미래의 아이에게까지 영향을 줄 수 있기 때문이다. 심지어 그 아이가 여자아이라면 그 아이에게서 태어날 아이까지 적어도 3대에 영향을 미친다. 쉽게 말해, 여성들의 자궁은 환경호르몬 및 다양한 화학 독성물질에 노출되어 있는 것이다. 샤나 스완 박사는 임신 중인 엄마의 소변을 채취하여 출산 이후 아이들의 이상 여부를 확인 결과, 프탈레이트와 같은 내분비계 장애물질에 노출된 엄마일수록 아이의 생식기 길이가 짧았다고 보고했다. 또한 콜롬비아 대학 연구팀에 따르면, 미국에서 300명의 임산부 소변을 검사한 결과 부틸벤질 프탈레이트와 디-N-부틸 프탈레이트 농도가 높았던 임산부의 자녀는 5~11세 사이에 천식 증상이 나타났고, 엄마의 자궁에 있는 동안 고농도의 프탈레이트에 노출된 아이는 그렇지 않은 아이보다 천식 유발율이 78%로 매우 높았다고 한다. 연구팀은 화학성분이 태아의 기도를 민감하게 만들었고, 그로 인해 어린 시절에 천식이 유발되었으리라고 추측했다.

물론 모든 연구에는 여러 가지 변수가 작용하기 마련이다. 또한 무수히 많은 변수를 파악했다 하더라도 통제하기란 매우 어려운 일이다. 그런 점에서 이 모든 연구결과가 100% 환경호르몬 물질 또는 프탈레이트 때문이라고 할 수는 없을 것이다. 하지만 최근 무수히 많은 연구자들이 환경호르몬의 위험성이 생각했던 것 이상으로 광범위하고 깊게 퍼져 있다는 사실을 관련 연구를 통해 보고하고 있다.

임산부들에게 염색약, 비타민A, 향수 및 방향 제품 등을 멀리하고, 파라벤 함유 화장품을 피하라고 한다. 그렇다면 이러한 제품이나 성분이 왜 임산부들에게 위험한 것일까? 그리고 이것이 과연 임산부들에게만 위험한 것일까? 평생 독신으로 살겠다면, 그리고 이것저것 스트레스 안 받고 아무거나 맘껏 쓰면서 한평생 살다 가겠다면 굳이 필자의 말을 들을 필요가 없다. 하지만 당신의 몸이 생명을 잉태할 몸이라면 임산부가 되어서뿐만 아니라 그전부터 주의해야 한다. 태아의 몸에 해로운 제품과 성분은 여성의 몸에도 해롭다는 사실을 꼭 기억하기 바란다.

임산부가 반드시 피해야 할 4가지 화장품

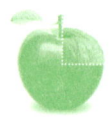

초등학교 때까지는 어머니가 입혀주는 대로 옷을 입었고, 중고등학교 시절에는 교복을 입다 보니 필자는 친구들보다 옷에 대한 관심이 별로 없다. 보통 대학에 들어가면 꾸미는 데 눈을 뜬다는데, 호기심이 많아 새로운 일에 도전하는 것을 좋아하다 보니 예쁘게 꾸미거나 외모를 가꾸는 데 신경 쓸 시간이 별로 없었다. 헤어스타일도 미용실에 가서 전문 헤어디자이너에게 알아서 해달라고 한다. 그러다 보니 항상 염색을 하게 되고 스타일도 자주 변한다. 그렇게 10여 년 넘게 지내왔지만, 불편하거나 엉망이었던 적은 없었기에 한 번도 바꿔야 한다는 생각을 하지 못했다. 그러다 올해 2월쯤 미용실에 가서 여느 때와 같이 염색과 스타일링을 했는데, 그해 6월쯤 임신한 사실을 알게 되었다. 그로부터 한 달 뒤 거울 속에 비친 필자의 모습을 보고 경악을 금치 못했다.

보통 화장품이라고 하면 스킨케어나 메이크업 제품만을 떠올린다. 하지만 샴푸나 린스와 같은 모발 제품부터 염색약까지 화장품의 범주는 다양하다. 이 중 가장 위험한 제품군을 택하라면 단연 염색약이다. 필자 역시 염색약이 얼마나 치명적인지 알면서도 10여 년이 넘도록 염색을 해왔다. 그러다 임신을 한 후 새로 나온 모발과 염색된 모발이 두드러지게 다른 것을 보고서야 눈치 챈 것이다. 알면서 어쩔 수 없이 한 것이 아니라 습관처럼 늘 해오던 것이었기에 의심조차 하지 않았던 내 자신을 발견하고 어이없음에 할 말을 잃고 말았다. 아무리 화장품을 간소하게 쓰라고 말해도 얼마 못 가서 다시 예전처럼 많은 화장품을 바르는 여성들의 심리를 충분히 공감하는 순간이었다. 그렇다면 파라벤, 비타민A(레티놀) 함유 제품 외에 임산부들이 반드시 피해야 할 제품은 무엇이 있는지 알아보자.

1_염색 제품

염색 제품에는 알레르기를 유발할 수 있으니 사전 테스트 후에 사용하라는 문구가 여지없이 등장한다. 염색 제품의 성분을 알고 나면 이 문구가 애교에 지나지 않음을 알 수 있다. 브랜드별로 차이가 있을 수 있지만, 염색 제품에 주로 사용되는 염료 중 다음 3가지는 주의 깊게 봐야 할 성분이다. P-페닐렌디아민(파라페닐렌디아민, CI 76060)은 암 유발과 피부, 눈, 폐에 자극을 줄 수 있는 성분이다. 염료 또는 비듬샴푸에 사용되기도 하는 레조시놀은 허용한도가 0.1%로 제한된 성분으로 내분비계 장애와 피부, 눈, 폐에 자극을 줄 수 있다. 마지막으로 톨루엔-2,5-디아민 설페이트(황산 톨루엔-2,5-디아민)는 심각한 피부염증과 일레르기를 유발한다. 이러한 성분들은 40분 정도 염색을 한 후 씻어내더라도 피부에 약 0.2% 정도는 흡수된다고 알려져 있으며, DNA를 변형시켜 돌연변이를 유발할 가능성이 있다는 보고가 있다.

2_ 합성 계면활성제로 이루어진 세정 제품

클렌징 제품과 샴푸 같은 세정 제품은 기본적으로 물과 기름을 깨끗하게 제거해야 하므로 주성분이 계면활성제로 이루어져 있다. 합성 계면활성제는 피부세포막을 손상시켜 피부건조, 습진, 발진을 유발하고, 다른 위험성분까지 흡수되도록 돕는 역할을 하므로 사용을 줄이는 것이 좋다. 또한 화장품은 아니지만, 주방세제나 세탁세제를 다룰 경우에는 반드시 장갑을 착용하는 것이 좋다. 1983년 일본에서 세제가 태아에게 미치는 영향에 관한 실험을 진행했는데, 임신한 쥐에게 지속적으로 합성세제를 바른 결과 고농도에 노출될수록 출산율은 3분의 1로 떨어졌고, 새끼도 저체중으로 태어났다는 보고가 있다. 조심해서 나쁠 것은 없다.

3_ 향수 및 방향 제품

향수는 어떠한 성분으로 만들어졌는지 소비자들이 정확히 알 수 없다. 각 브랜드가 가진 고유의 향은 회사의 재산이나 다름없기 때문이다. 분명한 것은 향수 및 방향 제품은 제품의 특성상 향이 멀리까지 전달되어야 하므로 휘발성 성분이 많이 사용되며, 이 중 일부에는 프탈레이트 계열 성분이 있다는 것이다. 프탈레이트는 대표적인 환경호르몬 유발 물질이다. 인공향료에 의해 천식 및 기관지염 환자가 증가하고 있다는 보고도 있으므로, 내 아이가 건강하게 호흡하기 원한다면 당분간은 멀리하는 것이 좋을 듯하다.

4_ 네일케어 제품

　직업의 특성상 어쩔 수 없이 발라야 하는 경우라면 반드시 환기가 잘 되는 곳에서 사용하기 바란다(네일케어 제품의 성분에 대해서는 후에 자세히 설명하겠다). 그렇지 않다면 임신 사실을 알게 된 순간부터 아이가 3세가 될 때까지 집에 있는 모든 네일 제품은 치웠으면 한다. 네일폴리시를 바른 손으로 요리를 하는 것은 사랑하는 가족들에게 매일 페인트를 소량씩 먹이고 있는 것이나 다름없다.

임산부를 위한
화장품 & 피부관리

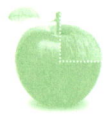

『대한민국 화장품의 비밀』이 출간된 후 약대에서 천연물로 박사과정을 하다 보니 함께 화장품을 만들자는 제의를 심심찮게 받게 된다. 그때마다 흔들림 없이 '아직은 때가 아니다'라는 생각이 들었다. 화장품에 대한 관심만으로 제품을 만들 수는 없었다. 그리고 무사히 학위를 마치고 3개월 정도 휴식기를 가진 후 제일 먼저 시작한 일이 그동안 꿈꿔왔던 화장품 개발이었다. 어떤 제품을 만들까 고민하던 중 임산부 화장품이 눈에 들어왔다. 기본적으로 임산부들에게는 순한 제품을 권하므로 필자가 생각하는 화장품과 크게 다르지 않을 것 같았기 때문이다. 시장조사를 해보니 생각했던 것보다 임산부 화장품의 종류가 다양했다. 어떤 제품군부터 시작할까 고민하다 모든 회사들이 공통적으로 출시하고 있던 튼살크림부터 조사했다. 우리나라에서 유통 중인 국내외 브랜드뿐만 아니라 해외에서만 유통되고 있는 브랜드까지 조사대상에 포함시켰다. 각 브랜드 제품의 성분을 조사하다 보니 별다른 특이성도 없으면서 가격만 비싼 일부 국내 브랜드들에게 참 화가 많이 났다. 임산부 피부의 특성과 튼살에 대해 공부한 후 1차 레시피를 만들어 화장품 개발회의를 진행했다. 그리고 하늘에서 어떤 메시지를 주기 위해 그랬는지 모르겠지만, 회의를 진행한 다음날 몸이 이상하다는 것을 느껴 병원에 갔다가 임신 사실을 알게 되었다. 필자는 대중강의에서도 어떤 화장품을 사용하는지 절대로 알려주지 않는 원칙을 가지고 있다. 필자에게 맞는 제품이 다른 사람에게도 맞다고 할 수 없기 때문이다. 하지만 필자가 직접 사용하기 위해 조사하고, 실제로 사용하고 있는 임산부 화장품을 지극히 사적인 감정으로 공개하려 한다. 막상 임신을 하고 보니 이것저것 신경 쓸 것도 많고, 체력이나 감정선이 엉망이라 모든 것이 귀찮다는 것을 격하게 공감했기 때문이다. 성분을 바탕으로 결정하기는 했지만, 수많은 제품 중에서 해당 제품을 선택한 기준은 지극히 사적인 감정이라는 것을 다시 한 번 강조하며, 이것이 임산부 화장품의 정답이 아님을 거듭 밝힌다. 또한 수많은 화장품들이 매년 쏟아지고 있으므로 3년, 혹은 5년 후에는 다른 제품을 추천할지도 모른다는 것을 미리 알려둔다.

먼저 임산부 피부의 특징에 대해 알 필요가 있다. 임신을 하게 되면 호르몬의 변화가 생기는데, 에스트론은 100배, 에스트라디올은 1,000배, 프로게스테론 10~20배 정도 증가한다. 호르몬의 변화로 인해 감정기복이 심해지고, 피부에도 다양한 변화가 일어난다. 그 대표적인 것이 튼살이다. 튼살은 개인마다 차이가 있지만, 보통 임신 4개월부터 점차 나타나기 시작한다. 처음에는 붉은색이었다가 점차 하얀색으로 변하며, 주로 복부, 유방, 허벅지 등에 발생한다. 또한 복부에는 임신선이 나타나고, 얼굴에는 기미 같은 색소침착이 일어나기도 한다. 호르몬 불균형으로 인해 여드름이 날 수 있고, 임신 전에 여드름이 많았던 임산부는 홍조가 나타나기도 한다. 그리고 태아에게 전달되는 혈액량이 많아지면서 피부건조가 심해진다. 이러한 피부변화는 출산 후에 서서히 없어지는 것으로 알려져 있으나, 임신 중에 잘못 관리하면 빠지지 않는 뱃살처럼 영원히 남으므로 조심할 필요가 있다. 임산부들은 화장품을 선택할 때 기본적으로 안전한 성분으로 이루어졌는지 확인하는 것은 물론 인공향료 제품은 되도록 피해야 한다. 특히 복부에 바르는 제품은 아이와 가장 가깝게 연결된 부위에 사용하는 만큼 무조건 성능보다 자연친화적인 안전한 제품을 선택해야 한다. 그렇다면 제품별로 살펴보자.

1_튼살크림

튼살크림을 사용해도 튼살이 없어지지 않았다는 주변 이야기를 들은 적이 있을 것이다. 튼살크림은 철저히 예방을 위한 제품일 뿐 개선이나 치료를 위한 제품이 아니다. 튼살이 생기기 전부터 사용하거나 튼살이 붉은색이었을 때 열심히 튼살크림으로 마사지를 하면 하얀색으로 변할 확률이 줄어들지만, 이미 하얀색으로 변했다면 없애기 힘들다. 일부 회사에서는 튼살크림의 임상실험 효과를 내세워 광고하기도 하는데, 그것이 튼살크림 때문인지 마사지 때문인지는 분명하게 알 수 없다. 좋은 튼살크림을 선택하는 것보다 마사지를 잘하는 것이 훨씬 더 효과적이므로 열심히 마사지하기 바란다. 튼살크림은 주로 복부에 바르기 때문에 파라벤, PEG, 인공향료, 인공색소 등 20가지 피해야 될 성분이 들어가지 않은 제품을 추천한다. 튼살크림의 성분을 조사한 결과 대부분 수분 함유 성분, 토코페롤 같은 재생성분, 그리고 주름성분이 사용되었다. 그런데 재생과 주름성분이 튼살에 얼마나 효과가 있을지 모르겠지만, 비싼 가격을 생각해보면 필자는 조금 회의적이다. 차라리 저자극성의 수분 제품을 구입해 여러 번 덧바르면서 열심히 마사지하는 것이 더 효율적인 듯하다. 에센셜 오일을 튼살크림으로 대체하는 것도 좋다. 조금 부지런한 임산부라면 아몬드 오일에 쉐어버터를 첨가하거나 올리브 오일을 사용하는 것도 좋은 방법이다. 저자극성의 수분 제품에 레몬에센셜 오일을 한 방울 떨어뜨려 사용하면 레몬의 신선한 향을 느끼며 기분전환을 할 수 있으므로 참고하기 바란다. 튼살크림에 대한 시장조사를 해보니 국내에서 유통되는 제품의 가격이 성분에 비해 터무니없이 비싼 경우가 많았다. 제품 개발을 염두해두고 있던 시점에 임산부 화장품 컨퍼런스에 참여하여 강의를 들었던 적이 있는데, 국내 임산부 화장품으로 인지도가 높은 A사의 관계자가 참석했기에 물어보았다.

"A사에서 출시한 임산부 화장품의 성분을 보니 대부분 저자극성의 수분 제품이던데요, 제가 볼 때는 임산부 화장품과 베이비 제품의 차이를 전혀 느끼지 못했습니다. 그런데 가격은 임산부 화장품이 베이비 제품보다 2~3배 정도 비싸더라고요. 혹시 제가 발견하지 못한 특별한 성분이라도 있습니까?"

"네 맞습니다. 임산부 화장품과 베이비 화장품은 비슷한 성분으로 만들어졌습니다. 하지만 베이비 화장품의 경우에는 용량이 크고 저렴해야 많이 팔리는 반면, 임산부 화장품은 가격이 저렴하면 싸구려 성분을 쓴 것이라고 생각해서인지 판매가 잘 되지 않는다는 사실을 알았습니다. 그래서 저희도 어쩔 수 없이 임산부 화장품은 비싸게 판매하고 있습니다."

제품회사 관계자가 너무나 솔직하게 말해주었기에 임산부라면 누구나 한 번쯤은 들어봤을 법한 이 브랜드는 밝히지 않으려 한다. 튼살크림과 같은 임산부 화장품은 기능성보다 안전성이 우선이기에 사용되는 화장품 성분이 비교적 평범하다. 자신의 브랜드만 사용하는 각종 추출물이라고 해도 새롭게 개발한 것이라기보다는 안 쓰던 성분을 사용하는 수준이다. 어떤 회사도 위험을 감수해가며 임산부에게서 뛰어난 효능이나 효과를 얻으려 하지 않는다. 그러니 적어도 임산부 화장품에서는 비싼 가격의 제품이 더 좋다는 오해는 하지 않기 바란다.

2_수분 제품

피부건조, 색소침착, 여드름, 홍조……. 피부에 발생할 수 있는 문제란 문제는 전부 임산부에게 찾아오는 듯하다. 하지만 이 역시 개인적인 차이가 있으며, 이러한 증상들이 한꺼번에 나타나는 것도 아니다. 그러니 임산부를 위한 기능성 화장품에 혹할 필요가 전혀 없다. 필자는 두 달 동안 정말 남부럽지 않은 입덧을 하면서 로션 하나조차 제대로 바를 수 없었다. 하지만 심한 건성피부는 중성에 가까워질 만큼 유수분량이 늘어났다. 이는 몸소 경험한 것이다. 임신 중에 생긴 피부문제를 해결하기 위해 자극 성분이 든 화장품을 많이 바르는 것은 좋지 않다. 오히려 안 바르는 편이 낫다. 피부건강을 위해서도, 태아를 위해서도 훨씬 좋다. 그래도 두 달 정도는 기다려야 유수분량에 변화가 생기므로 그 기간 동안 느긋하게 기다릴 수 없다면 저자극성의 수분 제품을 바를 것을 권한다. 수많은 저자극성 수분 제품이 있으므로 이미 잘 선택해서 사용하는 이들도 있을 것이다. 만약 선택하기 어렵다면 가격 대비 성능이 좋고, 성분도 무난한 피지

오겔 로션과 크림을 추천한다. 필자 역시 임신 후에는 화장대뿐만 아니라 서재와 거실에도 놔두고 사용하고 있다. 부담 없이 사용할 수 있고, 무엇보다 기교를 부리지 않은 것 같아 오랫동안 쓰고 있다. 초창기에는 아토피 피부를 위해 추천하기도 했는데, 아토피 피부도 수분 공급이 우선이기에 일반 피부에 사용해도 상관없다. 작년부터 인터넷을 통해 가짜 제품이 돌아다닌다는 이야기가 심심찮게 들리고 있으므로 정식 수입업체에서 구매하기 바란다.

3_클렌징 제품

얼굴이 건조하다고 느껴지면 몸은 더 심한 건조증을 느낄 수 있다. 그렇다고 해서 클렌징 제품을 사용하지 않고 물세안만 할 수는 없는 노릇이다. 그럴 때는 수분 제품을 선택한 기준과 같이 최소 성분으로 만들어진 저자극성의 클렌징 제품을 찾아 사용한다. 이왕이면 얼굴과 몸에 함께 사용가능한 제품이 좋다. 개인적으로는 닥터브로너스 매직숍 클렌징 제품을 추천한다. 클렌징 효과도 비교적 만족스럽고, 무엇보다 세안 후 피부 당김이 적다. 단점이라면 향이 조금 강할 수 있다. 향에 민감한 임산부는 거북하지 않은 향을 선택하는 것이 좋다.

4_피부관리

혹자는 임산부가 무슨 피부관리냐고 할 수도 있을 것이다. 하지만 임신으로 인한 외모의 변화가 산후우울증으로 이어질 수 있으므로 시간이 된다면 틈틈이 관리하는 것도 나쁘지 않다. 임산부 주변에는 훌륭한 피부관리 재료들이 많이 있다. 바로 과일이다. 유기농 과일만 먹는 임산부는 극히 드물 테니, 대부분은 안전을 위해 껍질을 제거한 후 섭취할 것이다. 이때 껍질을 버리지 말고 천연팩으로 사용하면 좋다. 대부분의 과일은 과육보다 껍질에 더 많은 성분이 들어 있다. 껍질을 제거하기 전에 식초물에 담가 농약 같은 기타 성분을 제거하여 사용한다.

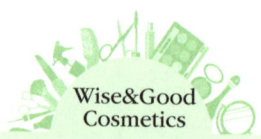

과일껍질로 천연팩 만들기

1. 사과껍질: 사과의 말릭산은 각질 제거와 수분 공급 효과에 탁월한 AHA 성분 중 하나다(자세한 내용은 홈메이드 화장품 편을 참조하기 바란다).
2. 귤껍질: 신 과일은 대부분 비타민C가 많아 피부미백에 효과가 좋다. 귤껍질은 '진피'라고도 하는데, 약재로 사용된다. 피부미백뿐만 아니라 아토피 같은 피부건선에도 도움이 되므로 피부건조가 심하다면 반신욕탕에 진피를 우려 사용하거나 샤워 전에 진피 우린 물로 피부를 적셔주는 것도 좋다.
3. 바나나껍질: 정확히 말해 바나나껍질 안쪽의 부드러운 부분이다. 이것을 긁어내어 꿀과 섞어 팩을 하면 피부에 고보습 고영양이 공급되어 촉촉한 피부를 만들 수 있다.
4. 수박껍질: 역시 수박의 하얀 껍질 부분을 말한다. 피부진정 효과뿐만 아니라 수분과 미백 효과도 있다. 수박에는 주름개선 기능성 성분으로 알려진 아데노신이 함유되어 있으므로 버리지 말고 팩으로 사용할 것을 권한다.

물티슈 논란과
화장품의 선택기준

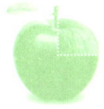

2014년 「시사저널」은 임산부와 아이들에게 독성 성분으로 작용할 수 있는 세트리모늄 브로마이드(Cetrimonium Bromide)가 물티슈에서 검출되었다고 보도했다. 물티슈는 그전까지 공산품으로 분류되어 전성분 표기를 할 필요가 없었다가 화장품으로 분류된 후 얼마 되지 않아 이러한 사태가 발생한 것이다. 사건이 보도된 후 물티슈를 많이 사용하는 엄마들은 세트리모늄 브로마이드가 들어간 물티슈에 대해 엄청난 분노를 느꼈다. 문제가 심각해지자 제품에 세트리모늄 브로마이드를 사용한 기업 중 한곳에서 "세트리모늄 브로마이드는 화장품 성분으로 허가받은 안전한 성분이며, EWG 위험등급에서도 전혀 문제가 되지 않은 성분"이라는 공식 입장을 밝혔고, 구매한 소비자가 원할 경우 진부 환불 처리를 해주겠다고 했다. 양쪽의 입장이 너무 다르다 보니 필자 역시 당시 물티슈와 관련해 여기저기서 많은 질문을 받았다.

세트리모늄 브로마이드는 세정, 소독, 살균 등을 목적으로 하는 계면활성제의 한 종류이며, 클렌징 제품과 샴푸 등에 주로 사용되는 화장품 성분이 맞다. 그리고 EWG(Environmental Working Group: 미국 환경 연구단체)에 의하면 약간의 알레르기를 유발할 수 있으나 비교적 위험성이 크지 않은 성분이라는 것도 맞다.

하지만 임신한 쥐 배아실험에서 음식 또는 정맥주사로 이 성분을 주입했을 때 위독한 독성이 발견되었다는 연구결과가 있다. 물론 엄청난 양을 투입했을 경우이며, 아직까지는 동물실험만 진행된 단계다. 그래서 미국 CIR 전문위원회에서는 세트리모늄 브로마이드 성분을 씻어내는 제품에 사용하는 것은 안전하며, 스킨케어 제품처럼 바르는 제품일 경우 0.25%까지 안전하다고 밝힌 바 있다. 여기까지는 세트리모늄 브로마이드에 대한 연구결과를 바탕으로 한 사실이다.

이를 바탕으로 한 필자의 생각은 다음과 같다. 필자 역시 물티슈의 전 성분을 주의 깊게 본 적이 없어서 세트리모늄 브로마이드가 얼마나 많이 사용되고 있는지 잘 알지 못했다. 그래서 조사해보았더니 컨디셔너, 쉐이빙 폼, 모발 엉킴 방지 제품, 무스 등과 같은 헤어 제품과 세안제에 주로 사용되었고, 드물게는 일부 보습제에도 사용되고 있었다. 0.25% 미만이라면 바르는 제품이라도 무방해 보였다. 따라서 물티슈에 0.25% 미만으로 함유되었다면 임산부가 사용하는 데 큰 문제가 있을 것 같지는 않다. 물론 아직 동물실험만 진행되었기에 완전히 안심할 수는 없지만, 그렇다고 크게 염려할 만한 것도 아닌 듯하다.

그러나 아이에게는 사용하지 않았으면 한다. 어린아이가 있는 엄마들은 물티슈를 손에 달고 사는 경우가 많다. 하지만 어린아이들은 빠는 습성이 있어서 설령 안전한 함유량이라 하더라도 얼마나 흡입하는지 알 수 없기 때문이다. 화장품 성분은 저마다 특징이 있다. 독성지수가 같은 5라고 하더라도 씻어내는 제품, 바르는 제품, 코로 흡입되는 제품 등 사용용도에 따라 독성에 노출되는 정도가 다르다.

간혹 위험한 화장품 성분의 기준이 무엇인지 물어보는 이들이 있다. 기준은 간단하다. 연구결과가 많을 것, 그리고 화장품에 자주 사용되는 것. 이 두 가지에 해당하면서 위험하다는 결과가 나왔다면 주의하라고 경고한다. 우리나라도 화장품 성분에 대한 독성연구가 활발히 이루어지면 좋겠지만, 막대한 연구비가 들고 장기 프로젝트이기 때문에 선뜻 시작하기 어려운 듯하다. EWG가 화장품 성분에 대한 자료를 가장 방대하게 보유하고 있으므로 화장품 성분에 대한 자료를 볼 때마다 참고하게 되지만, EWG의 결과가 100% 정답이라고 할 수는 없다. 다만 가장 많은 데이터를 구축하고 있기에 참고만 할 뿐이다.

같은 성분이라도 사용하는 사람이 누구인지, 얼마나 노출되는지, 흡입인지 흡수인지, 씻어내는 것인지 바르는 것인지 등 여러 가지 변수에 따라 위험정도는 달라질 수밖에 없다.

CHAPTER
05

화장품 속에 숨어 있는 발암물질들

1,4-다이옥산
포름알데하이드
프탈레이트
화장품 허용한도의 한계

1,4-다이옥산

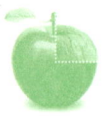

1,4-다이옥산(1,4-dioxane)은 $C_4H_8O_2$로 벤젠링에서 1,4번 위치에 탄소대신 산소가 붙은 화합물이다. 랫(Rat : 몸집이 큰, 우리가 흔히 아는 쥐)과 마이스(mice : 실험용 생쥐)를 이용한 실험에서 1,4-다이옥산이 함유된 물을 마셨을 때 간과 코에 암이 발생했으며, 장기간 흡입했거나 피부 접촉이 있었을 때 신장 손상이 나타났다. 1998년 캘리포니아 주 법률에서는 1,4-다이옥산을 발암물질로 규정하여 관리하고 있으며, 세계보건기구(WHO) 역시 독성물질로 규정하여 50ppb(50㎍/1L) 이하의 검출을 권고하고 있다. 1,4-다이옥산은 화장품을 만들 때 직접적으로 사용할 수 없는 금지 성분이지만, 불순물의 형태로 미량 존재할 가능성이 있기 때문에 식약처에서는 100ppm(100mg/1L) 이하의 검출은 허용하고 있다.

실제로 사용한 성분이 아닌데 어떻게 부산물로 존재할 수 있을까? 우리가 보는 전성분에는 나와 있지 않지만, 화장품에 들어간 일부 화학성분들끼리 반응하여 부산물을 만들어낼 수 있기 때문이다. 이때 직접적으로 사용된 성분이 아니기에 최종 화장품 속에는 존재하지만, 전성분에는 존재하지 않는다. 전성분을 확인하는 것도 힘든데 표기되어 있지 않은 부산물까지 신경 써야 하느냐고 불평할지 모르겠지만, 발암 가능 물질이기 때문에 반드시 살펴야 한다. 특히 아이들이 사용하는 화장품을 구매하는 어머니라면 필수적으로 알아두어야 한다.

1,4-다이옥산은 보통 클렌징 제품이나 샴푸 같은 음이온 계면활성제가 주성분인 세정제에서 검출될 가능성이 크다. 그래서 수많은 제품들 중에서 목욕 제품에 대한 조사가 많이 이루어지고 있으며, 실제로 2009년에 어린이 목욕 제품을 대대적으로 조사한 적이 있다. 또한 기초스킨케어 제품에 사용되는 비이온 계면활성제에서도 소량 검출될 수 있다. 1,4-다이옥산은 화장품을 제조할 때 에폭시레이션 과정에서 부산물의 형태로 생기는 경우가 많다. 에폭시레이션을 하면 자극이 완화되고, 유화 기능이 증대되며, 보습력과 사용감이 향상되기 때문에 기능상의 이유로 꼭 필요한 과정이라고 말한다. 폴리에칠렌(Polyethylene), 폴리에칠렌 글라이콜(PEG, polyethylene glycol), 폴리옥시에칠렌(polyoxyethylene)이 함유된 제품의 부산물로 발생하며, 특히 소디움 라우레스 설페이트(SLES, sodium laureth sulfate), 암모늄 라우레스 설페이트(ALES, ammonium laureth sulfate)에서 상대적으로 다량 검출된다고 알려져 있다.

대한화장품협회의 『1,4-다이옥산 바로알기』를 보면 1,4-다이옥산을 부산물로 만들어낼 가능성이 있는 원료들을 사용하는 이유에 대해 "기능적인 부분에서 우수하기 때문에 사용을 중지하고 범용화되지 않은 새로운 원료를 사용할 경우 품질 대비 가격이 높아 경제성이 적다"고 설명하면서, 각국의 1,4-다이옥산 규제사항을 제시하고 있다.

에폭시레이션을 하는 이유가 화장품의 사용감을 좋게 하기 위한 것이고, 다른 원료를 사용하는 것보다 경제적 이익을 더 높이기 위해서라면 그것은 소비자의 이익이 아니라 기업의 이익을 위해서 아닌가. 물론 사용감을 중시하는 소비자도 있을 것이고, 상대적으로 저렴한 제품을 선호하는 소비자도 있을 것이다. 제품에 꼭 이러한 기능을 사용해야겠다면 부산물이기에, 그리고 허용기준 이하이기 때문에 괜찮다고 이야기할 것이 아니라 최종 제품에서 검출된 1,4-다이옥산의 양을 구체적으로 표기하여 소비자 스스로 선택하게 할 수 있도록 하는 것이 좋지 않겠는가.

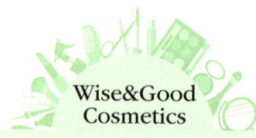

2007년 FDA는 일반 마켓의 많은 제품에서 1,4-다이옥산이 검출되었다고 설명했다. 특히 화장품을 많이 사용하는 여성과 어린아이의 경우 위험할 수 있으므로 제품 구입 시 폴리에칠렌(Polyethylene), 폴리에칠렌 글라이콜(PEG, polyethylene glycol), 폴리옥시에칠렌(polyoxyethylene), 소디움 라우레스 설페이트(SLES, sodium laureth sulfate), 암모늄 라우레스 설페이트(ALES, ammonium laureth sulfate) 성분 또는 성분명에서 '-oxy-', '-oxynol-'가 표기된 것을 확인한 후 구입하라고 권고했다.

포름알데하이드

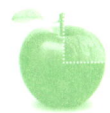

2009년 6월 어느 날 아침, 갑자기 라디오 방송국과 신문사에서 전화가 오기 시작했다. 내용인즉, 소비자시민모임에서 시중에 유통되는 마스크와 팩 16개를 조사한 결과 12개의 제품에서 포름알데하이드(Formaldehyde)가 최고 51ppm(51mg/1L)까지 검출되었는데, 이에 대해 어떻게 생각하느냐는 것이었다.

포름알데하이드는 CH_2O로 이루어진 자극성 있는 냄새를 가진 무색 기체다. 독성이 매우 강해 아주 미량 노출이 되어도 천식이나 피부염을 일으킬 수 있는 1급 발암물질이다. 포름알데하이드는 소각로, 담배연기, 배기가스, 소독제, 접착제, 단열재, 새 카펫 등 우리의 일상 속 다양한 곳에서 발생하고 있으며, 이로 인해 우리는 조금씩 포름알데하이드의 영향을 받고 있다. 1982년 쉥케 보고서는 "공기 중 농도 30ppm의 포름알데하이드에 1분간 노출되면 기억력 상실, 정신집중 곤란 등의 증상이 나타나며,

100ppm 이상 흡입될 경우 인체에 치명적인 영향을 미친다"고 밝혔다.

식품의약품안전청고시 제2008-57호 '화장품 원료지정에 관한 규정'을 보면 포름알데하이드는 직접적인 사용이 금지되어 있으며, 제조공정상 발생할 수 있는 부분에 대해 허용기준치 2,000ppm(0.2%)를 초과할 수 없다고 명시되어 있다. 이를 근거로 해당 업체들은 소비자시민모임에서 진행한 실험결과는 현행 화장품법상 문제될 것이 없으며, 해당 기업의 제품 역시 문제가 없다고 입장표명을 했다.

그렇다면 지금부터 이러한 사실을 근거로 시민단체와 해당 업체의 주장을 자세히 들어보자(언론사 또는 자체 보도자료를 통해 입장을 밝힌 회사의 입장을 발췌한 것이므로 모든 화장품 업계의 의견이라기보다 해당 업체의 의견이라고 하는 것이 더 정확할 듯하다).

- 화장품 업체: 화장품법에 명시된 내용에 위배되는 사항이 없으므로 문제될 것이 전혀 없다. 포름알데하이드는 일부 과일이나 물고기에서도 자연적으로 최고 60ppm 정도 존재한다. 분석오차 1~5ppm을 감안한다면 최대치 51ppm은 우리 주변에서 충분히 노출될 수 있는 양이라고 할 수 있다. 이러한 발표로 인해 소비자가 안전성에 대한 두려움을 갖게 되었고, 이는 화장품산업에 악영향을 미치는 결과를 낳았다. 또한 현행 2,000ppm 이하라는 허용한도는 미국이나 EU 같은 주변 선진국의 규정과 동일한 것이며, 여러 가지 안전성 시험 후에 나온 기준이기에 염려할 사항이 아니다.

- 소비자시민모임: 화장품법을 위반한 사항은 아니다. 하지만 포름알데하이드의 독성과 위험성을 감안하고, 인체에 미칠 위해성을 생각한다면 화장

품에 허용해서는 안 되는 성분이다. 실제로 일본의 경우에는 포름알데하이드를 허용하지 않고 있으며, EU는 500ppm 이상일 경우 제품에 표기해 소비자에게 알리도록 하고 있다. 우리도 허용하지 않거나, 허용한다면 함유량 표기와 알레르기 유발 경고 문구를 표시해야 한다.

이제 사실과 양쪽의 주장을 모두 들었다. 여러분은 어느 쪽에 손을 들어주겠는가? 양쪽의 주장에 사실과 다른 내용은 없다. 모두 맞는 말이다. 그런데 조금만 다르게 생각하면 화장품 업체의 이야기는 틀린 말이 될 수도 있다.

포름알데하이드는 아주 소량만 있어도 보존제의 효능을 충실하게 해주는 성분이다. 즉 효능 면으로만 따진다면 최소 투입으로 최대 효과를 내는 훌륭한 성분이다. 하지만 독성이 강해 극소량이라도 흡입하거나 피부에 접촉했을 경우 위험한 발암성분이다. 물론 우리는 주변에서 매우 극소량이긴 하지만 수많은 경로로 포름알데하이드에 노출된다. 또한 직접적으로 포름알데하이드를 사용하지 않더라도 주변에 포름알데하이드를 유발하는 성분들이 많다. 이런 정황들을 보면 화장품에 들어간 정도의 미량은 일상생활 속에서도 충분히 노출되었을 양이다. 하지만 문제는 우리가 일상생활에서도 노출되는 마당에 왜 굳이 1급 발암물질이 들어간 화장품까지 사용해야 하느냐는 것이다. 제조과정에서 어쩔 수 없이 발생한다는 것은 말이 되지 않는다. 일본이나 스웨덴에서는 화장품 내 포름알데하이드 허용을 금지하고 있다. 그렇다면 제조과정에서도 충분히 관리가 가능하다는 말이 아닌가.

우리나라는 생활 속 노출 가능성이 있는 유해물질에 대한 관리가 체계화되어 있지 못하다. 정부는 2020년까지 선진국 수준의 화학물질 관리체계를 도입해 카드뮴, 비소 등 1급 발암물질 배출량을 30% 이상 줄인다는 계획을 뒤늦게 발표한 바 있다. 우리나라가 미국이나 EU에 비해 포름알데하이드의 노출량이 많은지 적은지는 정확한 데이터가 없기 때문에 단언할 수 없다. 하지만 미국이나 EU와 화장품의 허용기준이 동일하다 해도 우리나라가 생활 속 유해물질 관리가 미흡하다면 동일한 허용기준이 무슨 의미가 있겠는가.

지금 우리가 이야기하는 것은 할 수 없는 일에 대해 기적을 이루어내라는 것이 아니다. 할 수 있는 일에 대해 최대한의 노력을 해보자는 것이다. 불안감을 조성한다고 생각할 것이 아니라 우리 모두 건강하게 살기 위한 일종의 예방접종이라고 생각했으면 좋겠다. 그리고 그러한 불안감은 모든 정보가 공개된 후 제품을 선택하는 소비자의 몫이다.

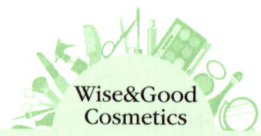

Wise&Good Cosmetics

화장품 구입 전에 다음 성분이 있는지 확인해보자. 우리가 피해야 할 포름알데하이드 유발 가능 성분이다.

- 디엠디엠 하이단토인(DMDM hydantoin)
- 디아졸리디닐우레아(Diazolidinyl urea)
- 이미다졸리디닐우레아(Imidazolidinyl urea)
- 쿼터늄-15(Quaternium-15)

프탈레이트

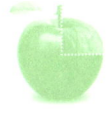

프탈레이트(Phthalates)는 플라스틱, 생활용품, 포장재료, 화장품 등을 만들 때 사용하는 화학성분으로 한 해 사용량이 수백만 톤에 달한다. 기본 구조에 붙는 작용기에 따라 기능이 달라지는데, 여러 작용기가 붙은 것을 통칭하여 프탈레이트라고 부른다. 프탈레이트는 호르몬 교란, 발암물질로 알려져 있다. 태아에게 위험할 수 있으므로 임산부 또는 수유부 여성은 특히 조심해야 하는 성분이다. 프탈레이트에 대한 연구결과에 따르면 생식능력 손상을 일으킬 수 있으며, 자궁내막증과 다낭성 난소증후군의 원인이 될 수 있다고 한다. 2005년 「환경건강전망 연구(Environmental Health Perspectives)」에 실린 '프탈레이트 노출과 유방암 위험(Exposure to Phthalates and Breast Cancer Risk in Northern Mexico)'에 따르면, 여성들은 많은 화장품의 사용으로 인해 남성보다 프탈레이트에 더 많이 노출되어 있으며, 이는 유방암의 위험을 증가시킬 수 있다고 한다. 특히 디에칠 프탈레이트(DEP : diethyl phthalate)와 디부틸 프탈레이트(DBP, dibutyl phthalateP : 현재 국내 화장품에서는 배합 금지 성분이다)는 화장품과 퍼스널 케어 제품에 많이 사용되기 때문에 여성뿐만 아니라 영유아도 조심해야 한다. 2000년대부터 국가별 프탈레이트 노출 정도 및 독성 모니터링이 활발히 진행되고 있다.

프탈레이트는 화장품 중에서도 향수, 네일폴리시, 네일 강화제, 속눈썹 접착제, 헤어스프레이, 헤어컨디셔너, 데오도란트 등에 사용된다. 프탈레이트는 그 종류가 다양하지만, 현재 우리나라에서는 디부틸 프탈레이트(DBP, dibutyl phthalate), 디에틸헥실 프탈레이트(DEHP, diethyhexyl phthalate), 부틸벤질 프탈레이트(BBP, butylbenzyl phthalate)가 화장품 배합 금지 성분이다. 단, 의도적인 사용이 아니라 제조공정상 최종 제품에서 100ppm(100mg/1L) 이하로 검출되는 것은 허용하고 있다.

2010년 1월 한국소비자원은 시중에 유통되는 네일폴리시 15종(수입 7종, 국산 8종)을 검사한 결과 수입 1종과 국산 1종에서 디부틸 프탈레이트가 검출되었다고 보고했다. 이후 해당 두 제품은 자진 수거 절차를 진행했다. 디부틸 프탈레이트는 생식독성이 있는 물질로 기형아 출산, 태아 사망, 생식불능의 원인이 될 수 있어 배합 금지된 성분인데, 각각의 제품에서 8.7ppm과 115.1ppm이 검출된 것이다. 자체 수거가 제대로 이루어졌는지 궁금해서, 사적인 자리에서 네일업계 종사자에게 물어봤더니 "생산된 모든 제품은 소각했으나 이미 유통된 제품을 다시 회수하는 것은 네일 제품의 특성상 쉽지 않을 것"이라고 했다. 또한 "디부틸 프탈레이트가 검출된 사실을 모르는 소매상 및 소비자들은 구매하여 사용했을지 모른다"고 조심스럽게 말해주었다. 두 달 정도 지났을까? 'MBC불만제로'에서 같은 실험을 한 결과 16개 제품 중 4개의 제품에서 디부틸 프탈레이트가 검출되었다는 방송을 또 접하고 나니, 화장품 업체가 문제인지 소비자가 문제인지 아니면 관리 감독하는 식약처가 문제인지 한숨만 나왔다.

　프탈레이트는 대표적인 내분비계 장애물질이다. 작용기가 무엇이 붙느냐에 따라 기능도 달라지고 독성도 약간씩 차이가 난다. 앞에서 언급한 배합 금지 성분은 이미 독성과 위험수위에 대한 결과가 분명하므로 어떠한 경로로든 화장품에 잔존해서는 안 된다. 프탈레이트는 편리성과 기능성으로 다양한 산업에서 사용되고 있다. 그렇다 보니 화장품에 사용되는 용기, 포장재, 부자재에서 프탈레이트가 용출되어 묻어나오는 것은 어쩔 수 없을지 모른다. 하지만 EU나 미국도 100ppm 이하는 인체에 해가 되지 않는 양이라고 했다는 업체의 말은 소비자에게 그 어떤 위로도, 안심도 되지 않는다. 프탈레이트의 인체 위해성은 1930년대부터 검증되었다. 과학적인 계산만으로 위해 여부를 평가할 수 없다. 여러 번 강조했듯이 이 같은 내분비계 장애물질에 어린 여자아이가 지속적으로 노출되었을 때 그 피해는 단순히 한 아이에서 끝나는 것이 아니다. 그러므로 조심 또 조심해야 한다.

　아는 기자 한 분이 각종 고발성 프로그램이 유행처럼 늘어나다 보니 소비자들이 새롭게 알게 된 정보를 듣고 조심하는 것이 아니라 "또야?" 하고 한숨을 쉬며 사건을 회피해버리거나 비슷한 주제의 내용이 나와도 더 이상 주의 깊게 보지 않아 참 안타깝다는 이야기를 한 적이 있다. 그 말을 들으며 필자 역시 가슴이 답답했다. 과거 맑은 물과 공기가 있는 곳에서 자랐던 우리 부모세대와 현재를 살아가고 있는 우리세대, 그리고 엄마의 뱃속에서부터 각종 위험성분에 노출되어 살아가게 될 다음세대, 이 셋은 분명 다른 기준으로 평가받아야 할 것이다. 현재를 살아가고 있는 우리는 다음세대를 위해 더 깐깐한 기준을 만들어야 할 중요한 책임과 의무를 가졌다는 사실을 잊지 않았으면 좋겠다.

화장품 성분
허용한도의 한계

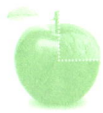

 자동차의 배기가스가 몸에 해롭다 하여 자신이 지나갈 때마다 모든 자동차를 멈추라고 할 수는 없다. 간접흡연이 나쁘다 하여 길거리에서 담배 피우는 사람들을 볼 때마다 찾아가 담배를 빼앗아 부러뜨릴 수는 없다. 하지만 적어도 우리가 사용하는 화장품만큼은 가려서 사용할 수 있고, 안전한 성분으로만 된 화장품을 만들어달라고 요구할 수 있다.

 흔히 허용한도 기준에 맞추었기에 안전하다는 말은 아무런 의미가 없다. 피부자극 또는 알레르기 성분은 전성분 표시제 이전에는 따로 기재되어 있어서 쉽게 확인할 수 있었지만, 전성분 표시제가 시행되면서 자극이 되는 성분이 어떤 것인지 알기 쉽지 않다. 업계와 식약처는 국제적 기준에 따라 허용한도를 맞추었기 때문에 안전하다고 말한다. 하지만 필자는 이 '국제적 기준'이란 것이 참 거슬린다.

 이해를 돕기 위해 식품을 예로 들어보자. 식품에는 1일 허용한계치(ADI,

acceptable daily intake)라는 것이 있다. ADI는 해당 성분을 실험동물이 매일 일정량 섭취해도 안전한 양을 구하고, 동물과 사람이 다르기에 나올 수 있는 다양한 변수를 고려해 100~1,000분의 1로 희석한 후 사람의 체중에 대입해 얻은 수치다. 그래서 식품첨가물에 관한 논란이 제기될 때마다 설령 허용한계치를 조금 넘었다 해도 일부에서는 사람이 평생 먹어도 괜찮다고 말하는 것이다. 하지만 1일 허용한계치는 소비자의 안전을 위해 만든 것이 아니라 철저하게 기업과 행정의 편리를 위해 만들어낸 수치라 할 수 있다. 예를 들면, 소시지와 햄에서 붉은 색을 내거나 방부제 역할로 많이 사용되는 아질산염은 과다 섭취할 경우 발암물질인 니트로소아민을 생성하기 때문에 1일 허용한계치가 설정되어 있다. 그런데 우리가 주목해야 할 성분이 아질산염인가, 니트로소아민인가? 둘 다 아니다. 우리가 주목해야 할 것은 발암물질이다. 아질산염을 1일 섭취 허용량의 10배를 섭취했다고 해서 암이 발생하는 것은 아니다. 하지만 우리는 암이 발생할 수 있는 무수한 일상적 원인에 노출되어 있기 때문에 아질산염의 섭취량이 암 발생률을 높이는 계기가 될 수도 있다.

화장품의 허용한도도 마찬가지다. 파라벤의 허용한도 기준이 단독 0.4%로 정해져 있더라도, 우리나라 여성들이 다른 나라에 비해 파라벤이 함유된 퍼스널케어(기초스킨케어 제품, 색조 제품, 샴푸, 린스 등) 제품을 3~5배 정도 더 많이 사용한다면 이야기는 달라진다. 더군다나 이 기준은 성인을 대상으로 한 것이다. 성인에 비해 몸집이 작은 아이들에게 성인과 같은 기준을 적용하는 것이 과연 옳은가. 그리고 내분비계 장애물질이 임산부에게 노출될 경우 태어날 아이까지도 위험하다는 사실 또한 고민해야 할 문제다. 모든 허용기준을 몸무게, 나이, 성별에 따라 다르게 적용할 수는 없다. '허용치'라는 개념은 인간이 만든 불완전한 기준이다. 일상생활을 하면서 발생할 수 있는 단일 성분에 대한 허용 가능 함량이 아니라 단일 품목에 국한된 허용 가능 함량이기에 노출빈도와 양에 따라 개개인의 위해 가능성은 확연히 달라질 수 있다. 즉 허용한계라는 것은 과학적인 근거라기보다 인간의 불안감을 잠재우기 위한 얄팍한 숫자놀이에 불과하다. 특히나 우리나라는 화장품 사용에 너무나 관대하다. '국제적 기준과 같으므로 안심하라'는 이야기는 도대체 누구를 위한 안심을 의미하는 것인지 모르겠다.

허용한도는 필요하다. 그렇지 않다면 우리는 더 위험한 화장품을 만날 수도 있기 때문이다. 그러나 허용한도가 우리의 안전을 100% 지켜주지는 못한다. 물 맑고 공기 좋은 시골에서 전원생활을 하며 화학물질에 노출되지 않는 한 말이다. 우리는 화장품뿐만 아니라 편리를 위해 만들어진 다양한 가공품과 공해로 가득 찬 환경 속에 살고 있다. 이러한 환경에서는 발암성분과 내분비 교란성분의 허용한계량 또는 허용한도라는 기준은 아무런 의미가 없다.

CHAPTER
06

대한민국 화장품의 진실 혹은 거짓

화장품에도 플라시보 효과가 있다?
테스터 제품에 박테리아가 있다?
사용 기간이 18개월인데 180개월을 쓴다?
여드름 화장품이 있다?
줄기세포 화장품이 있다?
아토피는 화장품으로 개선할 수 있다?
셀룰라이트를 화장품으로 없앨 수 있다?
기사를 가장한 광고가 있다?
엄마의 아름다운 손톱이 아이를 위험하게 만든다?
탈크가 들어 있지 않으면 안전하다?
블라인드 테스트로 좋은 화장품을 선택할 수 있다?
3초 보습법은 반드시 필요하다?
마스크팩으로 주름을 없앤다?
각종 식물 추출물에 기준이 있다?
연예인이 추천하는 화장품은 100% 믿을 수 있다?
화장품에도 내성과 명현현상이 있다?
바디클렌징 제품을 반드시 사용해야 한다?
가슴크림, 힙업크림 효과 있다?
피부과 화장품에는 뭔가 특별한 것이 있다?
전성분에 없어도 화학방부제가 들어갈 수 있다?

화장품에도
플라시보 효과가 있다?

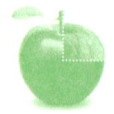

플라시보 효과(Placebo effects)란 '위약 효과'라고도 하는데, 약효가 전혀 없는 가짜 약을 환자에게 진짜 약이라고 말하고 복용하도록 했을 때 가짜 약임에도 불구하고 환자의 병세가 호전되는 효과를 말한다. '만족스럽게 하다(I will please)'를 뜻하는 말로써, 2차 세계대전 중 부상당한 군인들에게 투여할 진통제가 없자 식염수를 진통제라고 속이고 투여했더니 통증이 감소하는 현상에서 유래한 용어다. 그래서 신약을 개발했을 때 임상 테스트에서 플라시보를 이용한 검사를 진행하는 경우가 많다. 즉 가짜 약을 투여했을 때와 신약을 투여했을 때 신약의 약효 유효성이 있는지 여부를 확인하는 것이다. 플라시보 효과를 과학적으로 완벽히 설명할 수는 없지만, 학자들은 환자가 약을 먹기 전에 이미 뇌를 통해 약을 먹으면 효과가 있을 것이라는 신호를 보내고, 그 신호를 통해 몸은 치료를 위한 시스템을 가동하기 때문에 가짜 약임에도 효과가 나타날 수 있는 것이라고 한다.

　이러한 플라시보 효과는 화장품에서 더욱 잘 나타난다. 오랫동안 안티에이징 제품 개발자로 활동한 마크 에이 로빈스(Mark A. Robbins)는 링클크림의 플라시보 효과에 대한 연구에서 유명하다고 알려진 링클 크림을 똑같이 사용하더라도 주름개선 효과는 제품의 효능에 대한 믿음이 강한 소비자가 의심 많은 소비자보다 더 좋게 나타났다고 설명했다. 이는 화장품을 사용할 때 화장품 자체에 대한 효과도 중요하지만, 효과가 있을 것이라는 강한 믿음이 작용한다면 더 좋은 피부개선을 이룰 수 있음을 보여주는 대표적인 플라시보 효과라고 할 수 있다. 제목이 정확히 기억나지 않지만, 국내 한 대학원생의 논문에서도 비슷한 결과를 본 적이 있다. 똑같은 제품을 똑같은 용기에 담은 후 하나는 해외 유명 브랜드에서 만든 주름크림이라고 소개하고, 또 다른 하나는 국내 중저가 브랜드에서 만든 주름크림이라고 소개한 후 제품을 사용하도록 한 결과 제품 만족도 조사에서 유명 브랜드라고 소개한 제품을 바른 실험집단의 만족도가 더 높았으며, 피부 측정 결과에서도 국내 중저가 브랜드라고 소개한 제품보다 더 뛰어난 효과가 나타났다.

　물론 발표된 모든 실험이 플라시보 효과가 있다고 결론이 나지는 않았다. 2007년 화장품 과학 국제 학술지(International Journal of Cosmetic Science)에 기재된 논문 「화장품 용기와 플라시보 효과에 대한 객관적인 평가(Objective evaluation of the placebo effect in cosmetic treatments)」에서는 동일한 안티에이징 크림을 하나는 매력적인 용기에 담고, 다른 하나는 평범한 용기에 담아 임상 실험자에게 사용하도록 한 결과 효능에 큰 차이가 없었고, 화장품 용기로 인한 플라시보 효과는 없다는 결론을 내렸다. 그런데 재미있는 사실은 평범한 용기에 담긴 크림을 사용했던 그룹이 매력적인 용기에 담긴 크림을 사용했던 그룹보다 화장품을 훨씬 더 많이 사용했다는 것이다. 평범한 용기에 담긴 제품을 쓰는 것이 자신들에게 무언가 불리하다고 판단하고 사용량을 늘렸던 듯하다. 확실한 플라시보 효과는 아니지만, 일정기간 동안 사용한 양에 크게 차이가 났음에도 불구하고 임상 결과에서는 별 차이가 없었다면 플라시보가 전혀 없었다고 볼 수는 없지 않을까 싶다.

화장품을 사용하면서 플라시보를 만드는 것도, 노시보(진짜 약을 주더라도 환자가 그 약이 효능이 없다고 믿으면 실제로 효과가 없는 현상)를 만드는 것도 마음먹기에 따라 달라진다. 오늘부터 화장품을 바를 때 이렇게 주문을 외워보자.

"오늘 나는 전 세계 단 하나밖에 없는 재생크림을 바른다. 이 화장품을 바르면 더 아름다워질 것이다. 한 달 후에 사람들은 10년은 어려진 내 피부를 보고 깜짝 놀라겠지?"

화장품의 가격보다, 브랜드의 인지도보다, 수많은 유효성분보다 더 확실한 효과를 얻을 수 있는 방법은 나의 뇌를 조종하는 마음가짐을 갖는 것이다. 기억하라. 마음이 아름다움을 만든다.

테스터 제품에
박테리아가 있다?

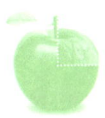

대부분의 화장품 매장에는 화장품을 구매하기 전에 사용해볼 수 있는 테스터(tester) 제품이 비치되어 있다. 로션, 크림과 같은 기초 스킨케어 제품은 테스터 제품을 통해 발림성, 향, 흡수력 등을 비교해볼 수 있고, 메이크업 제품은 해당 부위에 직접 사용해보고 자신에게 맞는 컬러인지 확인해볼 수 있다. 테스터 제품은 구매를 결정하는 중요한 요인이 되기도 하고, 여성들에게는 킬링타임용으로 이용되기도 한다. 그런데 해마다 심심찮게 테스터 제품의 안전성에 대한 문제가 불거짐에도 불구하고 그러한 환경은 몇 년 전과 달라진 것이 별로 없다.

2010년 「LA타임즈」는 뷰티카운터(beauty counter)의 테스터 제품에서 대장균, 포도상구균, 연쇄상구균 박테리아가 발견되었다고 보도했다. 기사에 따르면 엘리자베스 브룩스(Elizabeth Brooks) 박사가 20개 회사의 파운데이션, 립스틱, 아이섀도우 등 메이크업 테스터 제품을 수거하여 확인한 결과 대장균, 포도상구균, 연쇄상구균이 발견되었는데, 이 박테리아는 직접적으로 누군가를 죽일 만큼 위험한 것은 아니지만 피부 트러블과 같은 피부질환을 2배 정도 증가시킬 수 있고, 이 중 대장균(E.coli : 사람이나 동물의 대장에 기생하는 비병원성 정상 상재균이지만 감염경로가 주로 대변에 의해 감염되기에 위생관리가 철저하지 못한 손을 통해 감염되는 경우가 대부분이다)은 배설물만큼 위생적이지 못한 환경에서 나오는 것이었다고 한다.

『내 몸 사용설명서』의 저자 메멧 오즈(Mehmet C. Oz) 박사는 메이크업 테스터 제품을 '각종 균들의 배양접시'라고 표현하며, 특히 '토요일은 100% 더럽혀진 상태이므로 테스터 제품의 사용을 피해야 한다'고 구체적으로 명시했다. 유명 피부과 전문의인 오바지(Zein Obagi) 박사도 테스터 제품과 메이크업 도구로 인해 헤르페스(집합성의 작은 수포를 특징으로 하는 급성 염증성 피부질환)나 결막염이 유발될 수 있다고 경고했다.

2013년에는 국내 유명 드럭스토어에서 제조일자가 3년 4개월이나 지난 제품을 테스터로 사용한 것이 알려져 소비자들의 분노를 산 적이 있다. 이후 업체는 테스터에 개봉일자와 유통기한을 자체적으로 표시하겠다고 발표했지만, 테스터 제품의 관리 소홀이 여실히 드러난 부분이라 씁쓸하지 않을 수 없었다.

그렇다면 테스터 제품은 소비자들의 선택에 도움을 주기 위한 화장품 회사의 배려인가, 아니면 더 많은 매출을 올리기 위한 단순 마케팅 도구인가? 시작은 전자가 목적이었을지 모르지만, 현재는 후자가 목적으로 자리 잡은 상황이 아닐까 싶다.

사람들은 각자의 피부색과 입술색이 있다. 특히 동양인은 그 색이 더 다양하다. 레드컬러라고 해서 우리가 생각하는 단순한 빨강색이 아니라

색의 조합에 따라 수십 개의 레드로 나눌 수 있다. 광고 속 모델이 바른 립스틱은 그 모델의 피부톤과 입술색이 함께 어울어졌기에 빛이 나는 것이지 모든 사람에게 어울리는 색은 아니다. 그렇다고 해서 매번 직접 구입해서 자신과 어울리는 색을 가려낼 수도 없는 노릇이다. 그런 점에서 볼 때 테스터 제품은 소비자에게 아주 요긴한 물건이다. 그러나 소비자들의 필요에 의해 제공되는 '공짜'(왜 공짜로 제공되는 것에 대해 소비자들은 법적으로 아무런 권리도 내세우지 못하는지 이해할 수 없다)라고 해도 해당 회사의 상품이라면 소비자가 제품에 대한 정보를 얻는 것 외에 그 어떤 피해도 발생하지 않도록 조치를 취하는 것이 기업의 도리이고 양심일 것이다. 우리나라 화장품 매장에서는 파운데이션용 분첩을 며칠에 한 번씩 교체하는가? 매장 내에 브러쉬 전용 세척제가 있는가? 매일 아침 또는 저녁에 립스틱, 펜슬 상단을 알코올 코튼으로 닦는가?

언젠가부터 영화관, 음식점, 패스트푸드점 화장실에는 핸드드라이기 주변에 화장실점검표가 붙어 있다. 2~4시간마다 누가 화장실 청소를 했고, 누가 점검을 했는지 실명으로 기록되어 있는 것을 보면 화장실을 들어가 보지 않아도 관리가 잘되어 있다는 느낌을 받게 된다. 테스터 제품 비치대에 각 도구들이 언제 교체되었는지, 이번 주 관리자는 누구인지 등을 기록해놓은 점검표가 붙어 있다면 그것을 이용하는 소비자의 마음은 어떨까?

테스터 제품을 언제 개봉하여 비치해둔 것인지 라벨링을 의무화해야 한다. 그리고 고객들이 깨끗한 손으로 모든 도구를 만질 수 있도록 손세정제를 비치해야 한다. 또한 브러쉬에 먼지가 쌓이거나 이물질이 묻지 않도록 케이스를 만들어야 한다. 기초 스킨케어 제품의 테스터는 모든 용기를 에어리스화하거나 튜브화해야 하며, 마스카라, 틴트, 립글로스와 같은 액상제형은 일회용 팁 사용을 의무화해야 한다. 무엇보다 올바른 테스터 제품 사용설명서를 비치해야 한다. 고객감동은 사소한 것조차 놓치지 않는 것에서부터 출발한다.

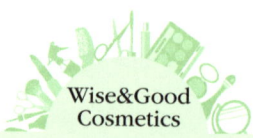

테스터 제품 사용 팁

1. 테스터 제품 중 가장 위험한 것은 액상타입이다. 특히 마스카라와 립글로스, 틴트 제품은 절대 직접 사용하지 마라.
2. 얼굴에 여드름이 있거나 입술에 상처가 있다면 어떤 테스터 제품도 사용하지 마라.
3. 파운데이션용 분첩이 깨끗한지 반드시 확인하라. 깨끗하더라도 심하게 낡았다면 사용하지 마라.
4. 에어리스 펌프가 아닌 스킨케어 제품은 알코올 솜으로 입구를 닦은 후 사용하고 얼굴보다는 손등을 이용하라.

개봉 후 사용기간이 18개월인데 180개월을 쓴다?

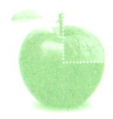

가공식품이 증가하면서 유통기한은 구입 시 중요한 체크리스트가 되었다. 식품의 유통기한은 식품이 부패하기 시작하는 시점이 아니라 소비자가 안전하게 먹을 수 있도록 제품을 판매할 수 있는 기한을 뜻한다. 즉 유통기한이 지났다고 해서 식품의 부패가 진행된 것은 아니기 때문에 제품에 따라 3~7일 정도는 먹어도 안전하다고 한다.

유통기한이라는 제도가 소비자들에게 불안감을 심어주고, 그로 인해 많은 음식물 쓰레기를 유발한다고 주장하는 사람들도 있다. 하지만 필자는 편리함을 안전하게 누리기 위해서 반드시 감수해야 하는 불편이라고 생각한다. 식품의 경우에는 유통기한이 짧고 변질된 내용물을 육안으로 확인할 수 있기 때문에 무더운 여름이 아니고서는 큰 사고가 발생하지 않는다. 하지만 화장품은 버젓이 제조일자, 유통기한, 개봉 후 사용기간이 있음에도 불구하고 소비자들의 외면을 받는 경우가 많다. 화장품의 특성상 내용물의 상태를 확인하기 어렵거나 맑은 액상 형태보다 점도가 있는 형태 또는 고형화된 제품이 많아 식별이 불가능하기 때문이다. 화장품의 유통기한은 개봉 전일 경우 30~36개월 정도로 알려져 있다. 그런데 식품처럼 개봉해서 바로 섭취하는 것이 아니기 때문에 유통기한만큼 개봉 후 사용기간이 매우 중요하다. 화장품은 한 번 개봉해서 바로 다 쓰는 일회용품이 아니다. 또한 장기간 사용하면서 제품의 유형에 따라 이물질이 혼입될 가능성도 크다. 따라서 유통기한보다 개봉 후 사용기간이 더 중요하다. 특히 색조 화장품의 경우에는 세안 후에 바르는 것이 아니라 먼지나 이물질 등이 얼굴에 붙어 있는 상태에서 덧바르는 방식을 취하기 때문에 더욱 주의가 필요하다.

영국 「데일리메일」의 2010년 2월 25일자 기사에 따르면, 실제 소비자들이 화장품을 사용하는 기간과 EU에서 권고한 화장품 사용기간이 확연한 차이를 보였는데, 그 정도가 아래 표와 같이 매우 심각했다.

	개봉 후 사용기간 PAO(period after opening)	실제 소비자들의 사용기간
마스카라	4~6개월	12개월
아이브로우 펜슬	18개월	96개월
아이섀도우	18~24개월	180개월
립스틱, 립글로스	12~24개월	120개월
아이, 립라이너	18개월	12개월
향수	36개월	96개월

조사에 사용된 색조 화장품과 향수는 보통 소진될 때까지 사용하는 경향이 있어 오염된 화장품을 사용할 확률이 높다. 마스카라 또는 액상 아

이라이너의 경우에는 개봉 후 사용기간이 가장 짧은 4~6개월이다. 액상이 굳었다고 해서 화장수 또는 로션을 혼합해 사용하면 절대 안 된다. 간혹 기사나 인터넷 글을 보면 굳은 마스카라를 활용하는 방법에 대해 잘못 소개하곤 하는데, 다른 용액을 주입하여 사용하면 결막염이나 충혈, 안구 상처, 그 밖의 안질환이 발생할 수 있다. 액상이 굳었거나 개봉 후 사용기간이 지났다면 지체 없이 버려야 한다. 한편, 색조 화장품의 사용기간은 개봉 후 18개월이다. 하지만 소비자들이 실제로 사용하는 기간은 아이섀도우의 경우에는 무려 180개월(15년), 립스틱과 립글로스는 120개월(10년)인 것으로 나타났다. 오래된 립스틱은 입술을 건조하고 민감하게 만들 뿐만 아니라 물집을 유발할 수 있다. 또한 오염된 브러쉬는 수포진, 백선, 농가진 등의 질환을 일으킬 수 있다. 아이섀도우와 립스틱은 유행에 민감하고 패션에 맞추어 사용하는 경향이 많다. 그래서 1년에 몇 번 바르지 않더라도 다양한 컬러를 구비해두어야 원하는 메이크업 연출이 가능하다는 이유로, 혹은 고체 형태로 되어 있어서 변질을 확인하기 어렵기 때문에 소진되지 않는 한 버리지 않는다. 또한 여성의 68%는 화장품의 사용기한과 상관없이 화장품을 다 쓸 때까지 사용한다고 응답했으며, 72%는 메이크업 스펀지 또는 브러쉬를 단 한 번도 세척해서 사용해본 적이 없다고 응답했다.

  이러한 결과가 비단 영국 소비자들만의 특이한 행태라고 생각하지 않는다. 화장품에는 중요한 숫자 3가지가 있다. 제조일자, 유효기한, 개봉 후 사용기간이다. 다행히 지금은 개봉 후 사용기간 표기가 의무화되어 있다. 하지만 제도적으로 만들어놔도 내가 언제 개봉했는지 모른다면 개봉 후 사용기간은 아무런 의미가 없다. 제품을 구입한 후에는 제조일자를 반드시 확인하고, 제품용기에 표기되어 있다면 투명테이프를 붙여 지워지지 않도록 하며, 외부상자 또는 비닐캡에 쓰여 있다면 네임펜이나 견출지를 이용해 용기 하단에 표기해두는 것이 좋다. 보통 화장품을 구입하더라도 바로 사용하지 않는 경우가 많기 때문에 개봉일시보다는 화장품을 개봉하는 날 식약처나 대한화장품협회가 권고한 개봉 후 사용기한을 계산하여 최종 사용날짜를 기입해두는 것이 좋다(예를 들어 2010년 4월 6일 제조된 마스카라를 구입하여 5월 8일 개봉하여 사용했다면 마스카라에 '2010.04.06/2010.11.07'이라는 숫자를 라벨링화해서 붙여 놓고 '2010년 4월 6일에 구입한 마스카라지만 2010년 5월 8일에 개봉했기 때문에 2010년 11월 7일까지 쓸 수 있는 것'이라는 생각을 마스카라를 볼 때마다 상기해야 한다).

아름다워지기 위해 구입한 화장품이 오히려 독으로 변하기 전에 지금 당장 화장대에 놓인 화장품에 나만의 바코드를 만들고, 박테리아 화장품으로 의심되는 제품은 과감히 버리기 바란다.

여드름 화장품이 있다?

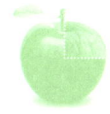

기능성 화장품에 대한 강의를 할 때마다 물어보는 질문이 있다.
"기능성 화장품에 어떤 제품들이 들어가나요?"
그때마다 반드시 나오는 대답이 여드름 화장품이다. 눈치 빠른 이들은 알겠지만 여드름 화장품은 기능성 화장품이 아니다. 기능성 화장품에 대해서는 추후 자세히 이야기하겠지만, 기능성 화장품은 주름개선, 미백, 자외선 차단, 태닝 제품만 해당된다. 그럼에도 여드름 화장품이 기능성 화장품으로 언급되는 이유는 누구나 한 번쯤 겪는 피부문제이기 때문일 것이다. 여드름은 색조 화장품으로 가릴 수도 없고 티도 많이 난다. 누구에게나 청춘의 심벌이 아니라 불청객이다.
많은 사람들이 여드름 화장품을 기능성 화장품이라고 착각하는 데에는 의학적 표현을 빙자한 과장광고도 한몫한다. 2013년 식약처는 허위 과장광고를 보고 소비자가 오인하여 피해가 발생하지 않도록 '화장품 표시

·광고 실증제'를 도입했다. 일부 업계 관계자들은 이러한 제도가 시장을 구속하고 위축하게 만드는 행동이라고 비난하기도 한다. 하지만 필자는 소비자의 입장으로서, 그리고 교육을 하는 사람으로서 소비자를 위해 정말 필요한 제도라고 생각하며 박수를 쳐주고 싶다. 그동안 소비자들은 애매모호한 화장품 관련 정의를 앞세워 무책임하게 허위 과장광고를 일삼는 일부 회사들에게 아무 이유 없이 당해야만 했다. 이제 화장품 표시·광고 실증제로 인해 '여드름 화장품'이라는 표현을 쓰는 화장품은 없어지게 되었다.

 2014년 3월 1일 개정된 화장품 표시·광고의 표현범위(부록 참조)를 보면 '여드름', '여드름을 개선한다', '여드름을 예방한다', '여드름균을 억제한다', '뾰루지를 개선한다', '여드름의 흔적을 제거한다'라는 표현을 금지하고 있다. 즉 여드름 화장품이라는 직접적인 표현을 전혀 할 수 없다. 그런데 이 글을 읽으면서 여드름 화장품이 아직 판매된다고 생각하는 이들도 있을 것이다. 하지만 여드름 화장품이라고 생각한 제품을 자세히 살펴보면 '여드름'이란 단어는 찾아볼 수 없다. 대신 수딩(soothing: 진정), 트러블(truble: 문제), AC(여드름 'acne'에서 따온 말로 보인다), 퓨리파잉(purifying: 정화), 안티박(항박테리아 'antibacteria'에서 앞 단어만 따온 말로 보인다) 등으로 표기되어 있다. 전부 여드름과 연관된 단어지만 직접적으로 '여드름'이라고 쓰지는 않는다. 여드름이라고 표기할 수 있는 제품은 의약외품 또는 의약품만 가능하다. 재미있는 사실은 화장품 표시·광고 실증제 도입 후 기존에 여드름 화장품으로 판매했던 제품군 중에서 상대적으로 쉽게 의약외품 승인을 받을 수 있는 클렌징만 유일하게 여드름 제품으로 나오고 있다는 점이다. 이외에도 '여드름성 피부에 적합'이라는 문구도 찾아볼 수 있는데, 이는 인체 적용 시험자료로 효능과 효과를 입증했을 경우에만 사용할 수 있다. 하지만 그 역시 여드름을 개선한다거나 치료한다는 의미가 아니라 여드름이 더 이상 발생하지 않게 하거나 악화되지 않도록 해준다는 뜻이다.

그렇다면 '여드름'이라는 단어를 왜 화장품에 사용하지 못하도록 '금지 표현'으로 정했을까? 여드름 난 사람들이 바르는 화장품도 있어야 할 것 아니냐고 반문할 수도 있고, 여드름 피부가 사용할 수 있는 화장품은 없어지는 것인가 하고 생각할 수도 있을 것이다.

대답은 간단하다. 여드름은 피부질환이다. 화장품은 경미한 효과만을 내는 제품이지 의약품이 아니기 때문에 여드름을 개선하거나 치료할 수 없다. 피부에 난 여드름이 어떤 원인으로 발생했는지 알지도 못한 채 하나의 화장품만으로 개선할 수는 없는 노릇이다. 특히 한 가지 원인이 아니라 복합적인 원인에 의해서 발생할 수도 있기 때문에 반드시 전문가의 도움이 필요하다. 보통 여드름이 발생하는 원인을 크게 4가지로 본다.

① 피지 분비 증가
② 비정상적으로 증가된 모낭 입구의 과각화와 모공 폐쇄
③ 세균의 증식
④ 염증의 유발

이 중 하나가 원인이 되어 발생할 수도 있고, 복합적으로 작용할 수도 있다. 여드름은 그리 단순한 질환이 아니다. 과거의 여드름 화장품은 피지를 조절하여 피지 분비량을 감소시키는 성분 또는 향균력을 가진 성분을

이용해 염증을 억제하는 역할을 했다. 하지만 여드름을 개선하기 위해서는 원인에 따라 방법이 달라져야 한다. 예를 들어 모공 폐쇄가 원인이었다면 각질 관리를 해야 할 것이고, 세균 증식으로 인한 염증이 계속해서 유발된다면 항염, 항균작용을 위한 관리가 필요할 것이다. 하나의 화장품이 이 모든 것을 해결해줄 수는 없다. 물론 여드름 화장품을 클렌징부터 로션까지 세트로 사서 사용하면 되지 않겠냐고 생각할 수도 있다. 하지만 대부분의 여드름 화장품에는 피지조절 성분이 함유되어 있어서 장기간 지속적으로 사용하면 피부가 건조해져 피부노화가 촉진될 수 있으므로 주의해야 한다.

필자가 여드름 치료 전문가는 아니지만 여드름을 겪었던 경험자이자 화장품 전문가로서 여드름을 개선할 수 있는 방법을 소개한다.

첫째, 여드름이 갑자기 심해졌다면 피부과 전문의에게 정확한 진단을 받아 치료하기 바란다. 병원에서는 단시간에 쉽게 여드름을 개선할 수 있으며, 무엇보다 흉터에 대한 걱정을 덜 수 있다. 개인적인 소견이지만, 여드름 치료를 위해 먹는 약은 화농이 심한 경우를 제외하고는 복용하지 않는 것이 좋다. 먹는 여드름약은 대부분 피지조절제인데, 약으로 인해 전신이 매우 건조해짐을 느낄 수 있다. 특히 가임기 여성의 경우에는 기형아 출산의 위험이 있으므로 약을 먹는다면 최소 6개월 내에 임신하는 것을 피해야 한다. 따라서 시간이 조금 더 걸리더라도 먹는 약보다는 피부치료만으로 개선하는 방법을 권하고 싶다.

둘째, 여드름이 고민이라면 먹거리에 신경을 써야 한다. 음식물과 여드름과의 상관관계에 대해서는 아직도 논란이 많다. 하지만 WHO의 보고서에 따르면 임상대상자 중 85% 이상이 견과류와 초콜릿으로 인해 여드름 증세가 심화되었고, 42~57% 정도는 케이크, 과자, 기름진 음식, 구운 음식, 계란 등으로 인해 상태가 악화되었다. 여드름이 심하지 않지만 자주 유발된다면 기본적인 식생활을 개선하는 것만으로도 좋은 효과를 볼 수 있다. 특히 물을 하루에 2L 이상 마시는 것이 좋다. 또한 비타민B_2와 비타민B_6는 피지조절 능력과 항염 효과가 있으므로 B_2가 많은 닭고기, 생선, 요구르트, 녹색채소, 콩류와 B_6가 많은 현미, 간, 바나나, 건포도 등을 섭취하는 것이 큰 도움이 된다.

셋째, 여드름은 기미보다 쉽게 개선될 수 있는 질환임에도 불구하고, 악순환의 결정체이기 때문에 쉽게 낫지 않는다. 일반적으로 여드름이 발생하면 스트레스를 받아 손으로 자주 만지는 경우가 많다. 그런데 스트레스를 받게 되면 부신자극 호르몬이 증가하고 코티솔의 분비가 촉진되어 피지선이 자극을 받아 여드름이 더 악화된다. 또한 손으로 자주 만지면 염증 번식을 돕는 결과를 낳는다. 따라서 여드름이 발생하면 신경 쓰지 말고 여유로운 자세를 가지는 것이 무엇보다 중요하다.

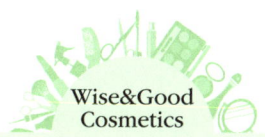

여드름에 관한 질문들('화해' 사용자)

1. 스킨만 써도 기름이 끼고 어떤 제품을 써도 여드름이 가라앉지 않아요.

토너(스킨)만 써도 기름이 낀다면 각질 관리가 제대로 되고 있는지 확인해보기 바란다. 얼굴에 난 여드름이 붉은 상태이거나 하얀 고름이 들어간 것처럼 보인다면 각질 관리를 할 때 되도록 피부에 자극을 주지 말고, 파우더워시 제품을 이용해 각질 상태에 따라 주 2~3회 정도 마사지해주는 것이 좋다. 피지 과다로 인해 발생한 여드름은 피지 분비 조절을 돕는 화장품을 사용하면 일시적인 효과를 볼 수 있지만 여드름을 없애는 것은 매우 어렵다. 화장품으로 관리를 하고자 한다면 각질 제품(스크럽처럼 문지르는 제품을 사용해서는 절대 안 된다)을 먼저 사용할 것을 권한다.

2. 여드름은 압출기나 피부과 시술로 꼭 짜내야만 하나요?

여드름은 크게 비염증성과 염증성으로 나눌 수 있다. 비염증성은 면포, 즉 우리가 흔히 알고 있는 좁쌀 여드름으로 화이트헤드(폐쇄면포)와 블랙헤드(개방면포)가 있다. 블랙헤드는 말 그대로 개방된 면포이기에 면봉을 이용해 가볍게 눌러준 후 진정시켜주면 된다(단, 절대 블랙헤드를 뿌리 뽑겠다는 마음으로 과한 힘을 주면 안 된다). 화이트헤드는 약국에서 파는 주사기 바늘을 이용해 아주 살짝 건드린 후 면봉을 이용해 눌러주면 통증 없이 제거할 수 있다. 압출기 뒤의 뾰족한 부분이나 바늘을 이용하면 감염과 피부 손상이 있을 수 있으므로 반드시 일회용 주사바늘을 이용해야 한다. 찌를 때도 피부를 건드렸는지 느낌이 들지 않을 정도로 아주 살짝만 건드려도 되므로 무리하게 힘을 주지 않는다.

문제는 염증성이다. 염증성에는 구진(빨갛게 화난 여드름), 농포(고름처럼 농이 고인 여드름), 결절과 낭종(단단한 덩어리가 느껴지는 여드름)이 있다. 구진은 절대로 짜면 안 되고, 화장솜을 이용해 해당 부위를 진정시킨 후 수분을 충분히 공급해주는 것이 좋다. 결절과 낭종은 무조건 피부과 치료를 받아야 한다.

농종은 하얗게 고름이 보이는 것으로 누구나 짜고 싶은 충동이 느껴지게 마련이다. 요즘은 압출기를 많이 이용하는데, 피부와 수직으로 놓고 압출하지 않으면 오히려 색소침착이나 흉터가 생길 수 있으므로 여드름 압출을 많이 해본 타인이 짜주는 것이 좋다. 이때 소독과 위생관리를 잘해주지 않으면 염증이 더 심해질 수 있다는 점을 명심해야 한다. 농포와 면포는 짜고 나면 호전되는 경우가 있다. 단, 잘 짜야 한다. 만약 자신이 없다거나 여드름이 전혀 없다가 갑자기 발생한 것이라면 피부과에 가서 다른 시술을 권하더라도 받지 말고 오직 여드름 압출만 해달라고 하자. 그리고 집에서 피부 진정과 자외선 차단에 신경 쓰면서 관리하면 충분히 좋아질 수 있다.

3. 여드름 흉터를 완화시켜준다고 광고하는 화장품, 정말 효과가 있는 건가요?

색소침착은 미백 제품을 사용하거나 각질제거로 완화될 수 있다. 하지만 멍게 또는 귤껍질이라고 부르는 여드름 흉터 피부는 화장품으로 해결할 수 있는 영역이 아니다. 기본적으로 피부재생을 해줘야 하는데, 바르는 화장품으로 피부를 재생한다는 것은 불가능한 일이다. 여드름은 다른 피부질환에 비해 간단한 레이저 시술이나 필링, 박피 등으로 100%는 아니더라도 예전의 피부로 돌아갈 수 있다. 무자비하게 손으로 뜯거나 짜지 않는다면 말이다. 여드름이 왜 생겼는지 원인도 모르는 상태에서 여드름에 좋다는 말만 듣고 화장품을 바꾸는 것은 결코 좋은 방법이 아니다.

4. 여드름 피부에는 아무것도 바르지 않는 것이 좋다고 해서 아무것도 바르지 않아요.
여드름 피부도 피부다. 그렇기 때문에 유수분 밸런스, 자외선 차단은 기본적으로 해주어야 한다. 여드름을 없애기 위해서 이것저것 여드름 화장품을 바르는 것은 좋지 않지만, 피부에 필요한 것은 공급해주어야 한다. 여드름 피부에 적합한 세안제(항균, 항염), 수분 제품, 자외선 차단제 정도는 반드시 사용하고, 피부가 민감한 경우가 아니라면 각질 제품도 사용하기를 권한다.

줄기세포 화장품이 있다?

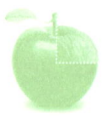

해마다 각 방송사에서 경쟁하듯 동안대회를 개최한다. 실제 나이는 40대 인데 20대와 같은 외모를 유지하고 있는 출연자들을 보고 있으면 어디 가서 2~3살은 어려 보인다는 말을 듣고 좋아하던 자신이 한없이 부끄럽게 느껴진다. 하지만 속으로는 '어떻게 하면 저렇게 탱탱한 피부를 유지할 수 있지?' 하고 생각하면서도, 겉으로는 "분명 보톡스나 필러 같은 시술을 받았을 거야. 잘 보면 티 난다니까. 나도 저 정도 시술 받으면 한 10살은 어려 보일걸" 하는 것은 여자라면 당연한 반응일지 모른다.

모든 동식물은 노화과정을 거치다가 결국 죽게 된다. 영화 '벤자민 버튼의 시간은 거꾸로 간다'와 같은 일은 현실에서 일어나지 않는다. 죽는 날까지 세월에 순응하는 아름다움을 보여주었던 오드리 햅번보다 50대에도 탱탱한 몸매와 피부를 자랑하는 마돈나를 내심 부러워하는 것이 인간의 본심일지 모른다. 그리고 젊어 보이고자 하는 인간의 욕망이 화장품 산업을 더욱 더 발전시켰을지 모른다. 아시아 시장에서는 아직까지 미백 제품이 많은 인기를 끌고 있지만, 세계적인 화장품 시장의 화두는 단연 안티에이징이다. 국내에서는 아데노신과 레티놀이 독보적인 안티에이징 성분으로 자리매김했지만, 아직도 많은 업체에서 신원료를 찾기 위해 동분서주하고 있다. 이 중 많은 화장품 개발자들이 주목하고 있는 성분이 줄기세포다.

이름만 들어도 최첨단 과학의 결과물처럼 느껴지는 이 줄기세포에 대해 여러분은 얼마나 알고 있는가? 네이버 백과사전은 줄기세포에 대해 '여러 종류의 신체 조직으로 분화할 수 있는 능력을 가진 세포, 즉 미분화세포'라고 정의하고 있다. 미분화 상태에서 적절한 조건을 맞춰주면 다양한 조직 세포로 분화할 수 있어서 손상된 조직을 재생하는 치료에 응용하기 위한 연구가 진행 중이다.

줄기세포는 새로운 세포를 생성하여 상처나 염증 등이 일어났을 때 탁월한 재생력을 발휘해 쉽게 치료할 수 있다. 어린아이가 넘어지면 상처가 빨리 아물지만 노인이 넘어지면 상처가 잘 아물지 못하는 이치와 같다. 줄기세포는 의약품 시장에서 치료가 힘들었던 다양한 질병에 대한 새로운 치료법으로 활용되고 있지만, 아직 논란의 중심에 서 있다. 이러한 줄기세포를 화장품에 응용한다니 벤자민 버튼이 되는 세상이 곧 올 것 같기도 하다.

분자생물학과 유전학 분야에서 영향력이 높은 「네이처 리뷰 몰레큘러 셀룰러 바이올로지(Nature Reviews Molecular Cell Biology)」에 2007년 샤플리스(Sharpless, N.F) 교수와 데피뇨(DePinho, R.A) 교수가 줄기세포와 관련한 연구 결과를 발표했는데, 자연적인 노화상태에서는 줄기세포 수의 증가와 자기 재생능력이 일어나지 않았지만 자외선 등에 의해 지속적인 손상이 있을 경우 피부 줄기세포 수가 지속적으로 감소했다고 한다. 줄기세포가 화장품 산업에 도입된다면 처지고 꺼진 피부를 탱탱한 젊은 시절의 피부로 되돌릴 수 있을 것이라는 결론에 이를 수 있다. 하지만 화장품 시장에서는 몇 년 전과 별반 달라진 것 없이 줄기세포에 대한 논란만 거듭되고 있다. 그 이유는 무엇일까?

1_명칭에 대한 혼란

'붕어빵에 붕어가 없고, 빈대떡에 빈대가 없다'는 우스갯소리처럼 줄기세포 화장품에는 줄기세포가 없다. 정확히 말하면, 줄기세포를 직접적으로 화장품에 넣을 수 없다. 그럼에도 불구하고 많은 업체들이 줄기세포임을 내세워 제품을 판매한다. 줄기세포 성장인자, 줄기세포 활성화제, 줄기세포 배양액, 식물성 줄기세포, 즉 줄기세포 화장품은 이 4가지 중 하나에 해당되는 경우라고 생각하면 된다.

줄기세포 화장품(명칭으로만 이해한다면)으로 가장 유사한 것은 줄기세포 배양액 화장품이다. 줄기세포 배양액은 단백질을 이용한 것인데, 결론부터 말하자면 화장품은 안전한 줄기세포 배양액을 확보하기 힘들다. 즉 단백질은 피부 흡수가 잘 되지 않기 때문에 침투를 원활히 하기 위한 추가 작업이 필요하다. 또한 유통과 보관을 위해서는 항생제가 반드시 필요한데, 항생제는 화장품에 사용할 수 없는 원료다. 또한 바이러스 및 독성 검사도 매번 실시해야 한다. 때문에 화장품 시장에서는 안전성이 검증된 줄기세포 배양액을 확보하기 힘들다. 상황이 이렇다 보니 '줄기세포 성장인자'나 '활성화제'라는 용어를 덧붙여 제품으로 출시하는 경우가 많다. 하지만 줄기세포 화장품의 효능이 줄기세포로 인한 것인지 다른 원료로 인한 것인지 확실하지 않고, 줄기세포라는 특징적인 효능을 대변해주지도 못하는 것이 현실이다. 문제는 동물성 단백질에 대한 우려를 기회 삼아 '식물성 줄기세포'라는 새로운 개념을 등장시켜 호객행위를 하고 있다는 점이다. 생물시간에 조금만 공부를 했다면 줄기세포라는 의미 자체가 식물에는 해당사항이 없음을 알 수 있을 것이다. 결국 식물의 생장점 세포를 이용한다는 것인데, 이는 줄기세포라는 콘셉트에 식물의 안전성이라는 이미지를 덧입힌 트릭에 불과하다.

2_안전성 확인 여부

줄기세포는 미량이라도 큰 효능이 있기 때문에 굳이 화장품의 주성분이 아니더라도 효과를 얻을 수 있다. 하지만 줄기세포 배양액을 이용하려면 항생제를 사용해야 하고, 모든 제품을 대상으로 바이러스와 세균 검사를 실시해야 한다. 앞에서도 말했듯이 항생제는 화장품에 사용해서는 안 되는 원료이고, 매번 세균 검사를 실시한다는 것도 비용적인 부분이나 운영적인 면에서 현실적으로 힘든 일이다.

3_효능의 검증 여부

오랫동안 화장품 관련 줄기세포 연구를 한 교수님께 줄기세포에 대해 물었더니, "시중 제품의 대부분은 피부줄기세포를 연구해서 만든 것이 아닙니다. 지방줄기세포 배양액이나 제대혈 배양액을 이용해 효능 검증을 한 것인데, 이것을 피부줄기세포의 효능이라고 말하기는 힘들어요. 피부줄기세포는 상대적으로 양이 매우 적고 분리가 힘들기 때문에 비교적 간단한 지방이나 골수줄기세포를 많이 이용합니다"라고 말씀하셨다.

줄기세포 화장품이 거스를 수 없는 시대적 흐름이라는 것을 부정하지는 않는다. 하지만 현재 우리나라 화장품 시장이 큰 성장을 하고 있음에도 불구하고 불신할 수밖에 없다. 이유는 화장품을 둘러싼 용어 정리가 명확하게 되어 있지 않기 때문이다. 한방 화장품, 천연 화장품, 유기농 화장품 등은 마케팅의 핵심용어로 자리잡았다. 하지만 많은 소비자들이 이름만 보고 제품을 구매하는 동안 정부, 학교, 업계 그 어떤 곳에서도 용어에 대한 의미를 제대로 정립하기 위해 노력하지 않았다. 그 결과 애꿎은 소비자들만 속는 줄 모르고 제품을 구매했다. 다행히 2010년부터 업계를 중심으로 체계를 잡아가고 있지만(왜 이 중요한 문제를 화장품협회가 먼저 시행하도록 가만히 두었는지 이해되지 않지만) 아직도 기준 없고 허울 좋은 각종 특성화 화장품들이 이름 덕분에 아주 쉽게 팔려나가고 있다.

줄기세포 화장품에 대한 명확한 정의가 필요하다. 줄기세포가 들어가는 것이 현실적으로 불가능한 일이라면, 줄기세포의 기능과 유사한 기능을 갖고 있는 것을 줄기세포 화장품이라고 할 것인지, 아니면 명확하게 줄기세포 유사 화장품이라고 할 것인지 정리가 필요한 시점이다. 줄기세포 화장품이 시장에서 활발히 유통되기 전에 기준을 만들어야 업계도 그에 맞춰 제품을 개발할 것이다. 해외에서는 어떤 기준으로 줄기세포 화장품을 유통하고 있는지 지켜만 보다가 따라 하는 식은 곤란하다.

소비자들은 줄기세포와 관련된 상품이 비싼 값어치를 한다고 알고 있다. 피부줄기세포와 관련된 성분을 함유하고 있기 때문에 보관과 유통이 까다로워 단가가 올라가는 것이라면 기꺼이 비싼 값을 지불하고 사용할 용의가 있다. 하지만 이름만 줄기세포 화장품일 뿐 실제로는 줄기세포와 아무런 관련 없는 제품들을 비싼 가격에 판매하거나, 최근에는 이를 역이용해 저가의 줄기세포 화장품이라고 광고하며 판매하는 것은 차후 자리 잡을 줄기세포 화장품 시장에 오물만 퍼붓는 것이나 다름없다.

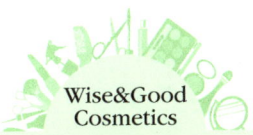

안티에이징 제품을 찾는다면 굳이 미완성의 줄기세포 화장품을 권하고 싶지 않다. 하지만 꼭 줄기세포 화장품을 사용해야겠다면 메이저 브랜드의 제품을 권한다. 줄기세포 화장품이라고 내세운 이상 회사는 극대화된 효과를 내기 위해 안티에이징과 관련된 다른 성분들이 다량 함유된 제품을 내놓을 확률이 높기 때문이다. 즉 줄기세포로 인한 것이 아니더라도 다른 성분들로 인해 안티에이징 효과를 볼 수 있다는 말이다.

아토피는 화장품으로 개선할 수 있다?

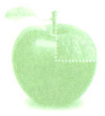

아토피 피부염은 혈청 내 면역글로불린 E(IgE)가 증가되어 발생하는 질환으로 '만성 재발성 피부염'이라고도 하는데, 그 기전은 아직 밝혀지지 않았다. 해마다 아토피 인구는 늘어가고, 아토피 피부염의 특성상 면역력이 약한 수많은 어린아이들이 고통을 받고 있다.

아토피(atopy)는 어원에서도 알 수 있듯이 '기묘한, 이상한, 낯섦'을 의미한다. 아토피 피부염의 70~80%는 가족력에서 발견된다. 만약 가족력이 없는데 아토피가 발생했다면 예후가 더 나쁜 것으로 알려져 있다. 환경적인 요인으로는 우유, 계란, 땅콩 등에 의한 음식, 화학세제, 향료, 자외선, 표피의 장벽 손상 등이 있다. 하지만 수많은 원인들만 있을 뿐 정작 어떤 기전으로 인해 아토피가 발생하는지에 대해서는 밝혀지지 않아 근본적인 해결이 불가피한 상황이다. 그렇다 보니 다양한 민간요법들이 마치 치료법처럼 등장하는 경우가 많다. 하지만 무턱대고 민간요법을 사용하는 것은 위험하다.

현재까지 아토피는 현상만 정확히 알고 있는 수준이다. 그래서 의약학을 전공한 사람들끼리 우스갯소리로 10대(代)가 평생 놀고먹을 수 있을 만큼 돈을 벌려면 아토피와 탈모에 대한 기전 연구를 하라는 말이 있다.

아토피는 보통 나이가 들면서 60~70%는 완치되거나 호전이 가능하다. 하지만 성인이 되어서 잠잠하던 아토피가 재발하는 경우도 있으므로 안심할 수만은 없다. 필자가 가르치던 학생 중에도 취업할 때 즈음 갑자기 손을 중심으로 아토피가 재발해 면접에서 연거푸 떨어져 가슴앓이를 했다.

아토피의 주요 증상은 심한 가려움이다. 가려워 긁을 경우 피부염증이 발생하고, 또 그 염증이 악화되는 악순환의 연속이다. 때문에 아토피의 경우에는 피부 가려움을 완화하기 위한 적정 보습을 제공하는 것이 매우 중요하다.

2009년 KBS 소비자고발팀으로부터 아토피 화장품에 대한 자문요청을 받은 적이 있다. 시중에 판매되고 있는 아토피 화장품 중 9개 제품과 아토피 피부염을 앓고 있는 아이들이 많이 사용한다고 알려진 일반 보습제 4개 제품의 전성분을 확인하여 비교하는 일이었다. 참고로 외국의 경우에는 아토피 피부염 환자들이 사용하는 제품을 의약외품으로 구분하여 판매하고 있지만, 우리나라는 아토피 피부염 환자들을 위한 화장품이 (규정상 화장품의 본래의 역할과 맞지 않기 때문에) 존재하지 않는다. 그래서 보통 '아토피'라고 표기하지 않고, 건조피부 혹은 민감피부에 좋은 '아토○○, 아토○, ○○아토'라고 표기하여 판매한다. 어쨌든 소비자들이 아토피 화장품으로 알고 사용하는 9개 제품의 전성분을 확인했는데, 결과는 너무 어이가 없었다. 제품은 크게 3가지로 구분할 수 있었다.

① 일반 보습제와 전혀 다를 바 없는 '자극+보습' 성분으로 이루어진 제품
② '자극 성분+항염 기능이 있다고 알려진 추출물(항염 기능에 대한 연구가 더 이루어져야 할 추출물이 일부 있었지만)'로 이루어진 제품
③ 자극적이지 않으면서 보습 기능에 충실한 제품

9개 브랜드 모두 아토피 피부염을 앓고 있는 아이를 둔 어머니들에게 꽤 알려진 제품들이었다. 그러나 2개의 브랜드를 제외한 나머지는 일반 4개 브랜드의 보습 제품과 비슷했고, 오히려 못한 것도 있었다. 물론 가격은 상대적으로 더 비쌌다.

아토피 피부염 환자를 위한 화장품은 없다. 다만 아토피 피부염 증상 중 가려움증과 피부장벽 손상은 보습 화장품으로 완화할 수 있다. 아토피 피부염을 앓고 있다면, 아토피 화장품이 아니라 좋은 보습제를 찾는 데 심혈을 기울여야 한다. 좋은 보습제를 찾는 기준은 성분이지 브랜드가 아니다. 원인이 정확히 밝혀진 질환이 아니기 때문에 '소 뒷걸음질치다 쥐 잡은 격'으로 우연히 완치되거나 호전되는 경우가 있을 수도 있겠지만, 아토피 피부염은 반드시 전문적인 진료기관에서 치료와 관리를 받아야 한다. 화장품은 치료용이 아니라 홈케어용으로 보습만 해주는 도구임을 잊어서는 안 된다.

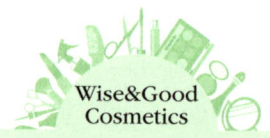

아토피 피부에 도움이 되는 보습제

1. 수많은 성분으로 만들어진 보습제를 피하라. 화장품을 구성하는 성분은 크게 2가지

로 나눌 수 있다. 하나는 화장품의 기능과 관련된 성분이고, 또 하나는 기능과 상관없이 오직 사용감을 높이는 성분이다. 화장품의 기능과 관련된 성분은 몇 가지 안 되지만, 사용감을 높이기 위한 성분은 회사마다 넣기 나름이고 자극 성분이 포함될 확률도 높다. 아토피 피부에는 저자극 화장품을 사용하는 것이 최선이므로, 성분이 단순한 화장품을 선택하는 것이 좋다.

2. 보습에 충실한 성분을 확인하라. 글리세린, 쉐어버터, 세라마이드, 코코넛 오일, 올리브 오일, 카프릴릭/카프릭트리글리세라이드, 베타 글루칸 등은 상대적으로 안전한 보습 성분이므로 믿을 수 있다.

3. 각종 식물성 추출물을 사용하는 경우가 많은데, 식물성 추출물이라고 해서 반드시 저자극이거나 효능 연구결과가 확실한 것은 아니다. 열거된 추출물 중에는 효능에 대한 검증이 미흡한 것도 많기 때문에 각종 추출물들을 열거해놓은 제품에 너무 귀 기울일 필요는 없다.

셀룰라이트를
화장품으로 없앨 수 있다?

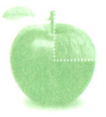

세계보건기구(WHO)는 비만을 21세기 신종 전염병으로 진단했고, 전 세계 다이어트 방법은 2만 6,000여 종이나 된다고 한다. 삼성경제연구소의 「비만의 사회 경제적 위협과 기회」 보고서에 따르면, 한국 여성의 살빼기 노력은 세계 1위이고, 95%가 자신이 뚱뚱하다고 생각하고 있으며, 다이어트 산업 규모만 3조 원 이상이라고 한다. 한편, 조선일보 기사(2009. 7. 1)에 따르면, OECD 30개 회원국 중 한국 여성의 비만률은 3.3%로 최하위 순위라고 한다. 참 대조되는 결과가 아닐 수 없다.

남성들은 잘 모르겠지만, 여성 대중탕 안에서는 상상하기 힘든 모습들이 펼쳐지곤 한다. 사우나실에서 모두 약속이나 한 듯 긴 타월 모양의 분홍색 비닐을 복부에 감고 있기도 하고, 고무로 된 부항을 복부나 옆구리에 붙이고 다니기도 한다. 장갑 모양의 마사지 도구를 이용해 팔이며 다리를 마구 문질러대는 모습도 심심찮게 볼 수 있다. 이 모든 행위의 목적은 살을 빼기 위함이다.

　상황이 이러하니 관련 제품을 화장품으로 만들지 않을 이유가 없다. 화장품 시장에서 여름이면 특별한 광고를 하지 않아도 매출이 보장되는 것이 바로 슬리밍 제품이라고 한다. 여름이 되면 가려져 있던 살들이 공개되면서 적나라하게 바디라인이 드러난다. 때문에 누가 시키든 시키지 않든, 뚱뚱하든 뚱뚱하지 않든, 대부분의 여성들이 몸매관리에 들어간다. 미국의 한 조사기관에 따르면 여성의 90% 이상이 슬리밍 제품을 사용한다고 하니, 비단 우리나라만의 특별한 현상은 아닌 듯하다.

　그렇다면 슬리밍 제품에 많이 등장하는 셀룰라이트란 무엇일까? 보통 여성의 허벅지, 엉덩이, 복부에 주로 발생하는 '오렌지 껍질 모양'의 피부 변화를 일컫는다. 즉 미세혈액순환이나 림프순환의 장애에 의해 과도한 체액과 지방이 피하 부위에 침투함으로써 지방과 결합조직이 치밀하게 변화한 것이다. 남성에 비해 여성은 피부 바깥층이 매우 얇다. 피부의 지붕 역할을 하는 층이 매우 얇다 보니 지방을 제대로 감싸지 못하고 튀어나와 울퉁불퉁하게 보이는 것이다. 전문가들은 충분한 수분을 섭취하고, 금주, 금연, 규칙적인 운동, 규칙적인 식사, 스트레스를 피하는 것이 도움이 된다고 말하지만, 이 모든 것을 지키기란 현실적으로 매우 어려운 일이 아닐 수 없다. 그러니 손쉽게 셀룰라이트를 없앨 수 있는 관련 제품을 선택하는 것이다.

　2010년 5월 비오템은 '세이프 레이저' 제품을 광고하면서 '유전적 요인까지 방어한다', '지방의 연소를 돕는다' 등의 과장된 문구를 사용하여 과대광고로 적발되었고, 3개월 광고 정지 처분을 받았다. 이 소식을 접하면서 필자는 두 가지 생각이 들었다. 하나는 슬리밍 제품의 과대광고가 어제오늘 일이 아닌데 재수 없게 비오템만 걸린 것 아닌가. 또 하나는 '유전적 요인까지 방어한다'는 문구는 과대광고가 아니라 허위광고에 가깝다. 그렇다면 광고 정지 처분이 아니라 제품 판매 중지 처분을 내려야 하는 것 아닌가. 한 홈쇼핑에서 2개월 만에 13만 5,000개가 팔려 상반기 매출 2위의 영예를 획득한 바디 슬리밍 제품, 굳이 여름시즌이 아니더라도 브랜드별로 사계절 내내 판매하기 위해 요즘은 로션, 크림, 패치 타입의 다양한 제품들이 나오는 시장상황, 그리고 그러한 제품을 쓰고 효과가 없었다는 수많은 후기, 그럼에도 불구하고 시장은 계속해서 성장하는 이유……, 필자는 왜 이러한 현상이 일어나는지 궁금했다. 그래서 슬리밍 제품에 대한 외국의 시각은 어떠한지 알아보다가 재미있는 기사를 발견했다.

하버드 의과대학의 몰 워너 교수(Dr. Molly Wanner)가 2008년까지 존재하는 모든 셀룰라이트 치료 또는 관리를 위한 제품을 리뷰한 결과 어떠한 효능도 발견하지 못했다는 것이다. 많은 전문가들이 셀룰라이트 관리 제품은 일시적으로 효과가 있는 것처럼 보일 뿐 곧 원상태로 회복된다고 말한다. 즉 지속적으로 사용하거나 운동 및 식이요법을 병행하지 않는 한 광고처럼 개선되거나 관리할 수 없다는 것이다. 실제로 소비자시민모임에 의하면, 화장품 관련 소비자 피해와 불만 사례 1만 3,738건 중 60%에 해당하는 사례가 광고 및 표시에 관한 것이었다. 이에 식약처는 '셀룰라이트', '셀룰라이트 개선', '셀룰라이트 제거', '붓기 제거', '튼살 제거 또는 완화', '다이어트에 효과적', '날씬하게 한다'라는 등의 표현을 2014년 3월부터 금지 표현으로 규정한다고 발표했다. 효능이 검증되지 않은 문구는 쓸 수 없다는 것이 주요 내용이다. 그럼에도 불구하고 업체들은 여전히 '하의실종 종결자'라는 다이어트의 마침표를 마치 셀룰라이트 크림 하나가 해결해줄 것처럼 자극적인 표현으로 광고하고 있다. 요즘에는 남성들의 뱃살관리를 위한 제품까지 출시되고 있으니 이 시장은 점점 더 확대될 듯 보인다.

필자는 인터넷에서 가장 많이 판매되는 국내 5개, 수입 5개 셀룰라이트 관련 제품을 직접 조사해보았다. 그 결과, 10개의 제품 모두에서 공통으로 카페인 또는 커피추출물이 발견되었다(커피의 주성분인 카페인은 지방을 분해하는 효과가 있다). 광고 전면에 내세운 성분은 카페인이 아니었지만 상세설명의 주요성분 소개에는 카페인 또는 커피가 반드시 표기되어 있었다. 각종 희귀성분을 내세워 광고하는 여타 화장품들과 별 차이가 없었던 것이다. 이러한 제품은 크게 3가지 유형으로 나눌 수 있었다.

첫 번째, 발랐을 때 온도가 갑자기 떨어지거나 올라가는 것을 이용하여 효과를 얻는 제품이다. '쿨'이라는 용어를 사용하는 대부분의 제품들은 갑작스러운 온도 변화를 이용한 것이었다. 우리 몸은 체온이 떨어지면 항상성을 유지하기 위해 열이 난다. 하지만 일시적인 온도 변화로 인해 셀룰라이트가 타거나 녹아서 완전히 제거되는 것은 아니다. 대부분의 제품에는 '멘톨'이라는 성분이 들어 있어 피부에 발랐을 때 파스를 붙인 것과 같은 시원한 느낌을 주었지만, 효능에 대한 입증은 미비하다. 멘톨은 음식점 카운터에 많이 비치되어 있는 박하와 같은 성분이다. 박하사탕을 먹었을 때 입안이 개운해지고 시원함을 느끼는 것과 같은 이치다. 온도가 변하면 순간적으로 피부가 수축되어 탄력이 생기고, 그로 인해 셀룰라이트가 줄어든 것처럼 보이지만 그저 일시적인 느낌일 뿐이다.

두 번째, 도구를 사용해 마사지를 함으로써 효과를 얻는 제품이다. 이는 마사지 효과, 즉 혈액순환 개선으로 인한 일시적인 반응이다. 홈쇼핑에서 많이 판매되는 제품들을 보면 도구를 사용하거나 젤 또는 크림을 바르는 형태가 많다. 판매자는 제품을 바르고 문질러주는 동작을 하라고 설명한다. 하지만 이는 제품에 의한 효과라기보다는 마사지로 인해 혈액순환이 이루어져 일시적으로 좋아진 것처럼 보이는 것뿐이다. 장기적으로 관리했을 때 도움이 될 수 있다고 단정할 수 없다. 또한 누구나 집에 있는 평범한 오일로 그 정도 마사지를 하면 피부탄력이 생기면서 살이 빠진 듯 보일 수 있다.

세 번째, 카페인(caffeine), 아미노필린(aminophylline), 테오필린(theophylline), 크산틴(xanthines)이 함유된 식물추출물을 사용해 지방분해를 자극하거나 지방의 생합성을 늦추는 역할을 한다고 설명하는 제품이다. 그러나 셀룰라이트에 직접적인 효과가 있다는 연구결과를 찾기 힘들었고, 제시한 임상결과 중에서도 과학적으로 납득하기 어려운 부분이 많았다. 아직까지는 효능에 대해 100% 신뢰할 수 없었고, 연관성에 대한 부분을 하나씩 풀어가는 중인 것으로 보인다.

화장품 업계 종사자의 말에 따르면, 슬리밍 제품은 10년 주기로 움직인다고 한다. 10년 전에 제품을 접해보고 실망했더라도 10년 후에 똑같은 제품을 만나면 아무런 의심 없이 재구매한다는 것이다. 많은 소비자들이 효과를 보고자 하는 마음만 있을 뿐 제품의 효능이 어떤지, 다른 제품과 어떤 성분의 차이가 있는지, 임상이 제대로 이루어졌는지, 연구결과가 공신력 있는 저널에 소개될 정도의 임팩트를 가지고 있는지에 대해서는 전혀 관심이 없는 듯하다.

아직 연구단계이거나 연구조차 되지 않은 성분과 기술을 가지고 확실한 효능이 있는 듯 광고하면서, '다른 사람들은 모두 사용하는데, 너는 뭐

하고 있니?'라는 식으로 구매를 부추기는 것은 곤란하다. 쉽게 멋진 몸매를 만드는 방법이 있다면 6시 이후에 금식하고, 술과 담배는 금하고, 일주일에 5번 이상 헬스장에 가면서 몸매관리를 하는 사람들이 왜 있겠는가? 그 누가 그런 힘든 방법을 택하겠는가?

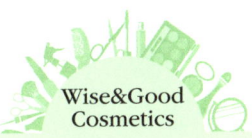

유 명모델 타이라 뱅크스가 애용하는 돈 안 들이고 몸매 관리하는 방법에 대해 알려주겠다. 요즘은 믹스커피 대신 원두커피를 좋아하는 사람들이 많아서 집에서 원두를 내려 먹는 경우가 많은데, 이때 커피를 내리고 원두필터지에 남은 커피가루를 잘 건조시켜 보관했다가 샤워할 때 사용해보자. 허벅지, 엉덩이, 팔뚝, 배 등에 물에 약간 녹인 커피가루를 묻히고 3분 정도 마사지한 후 깨끗하게 씻어내면 끝이다. 커피의 주성분인 카페인은 고가의 셀룰라이트 관련 제품에 필수성분으로 사용된다. 타이라 뱅크스는 이 방법으로 피부가 매끄러워졌고, 마사지로 인해 혈액순환까지 원활해져 피부 탄력을 느낄 수 있었다고 한다. 단, 커피가루는 입자가 고와야 피부에 자극을 주지 않는다. 입자가 두껍다면 빻아서 사용하고, 민감성 피부는 오일과 함께 사용하는 것이 좋다.

기사를 가장한 광고가 있다?

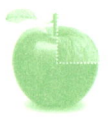

어릴 적에는 아침만 되면 집집마다 대문 앞에 조간신문이 놓여 있었다. 가정마다 하나 이상의 신문을 필수적으로 구독했고, 필자도 신문을 보고 숙제를 했던 기억이 난다. 특히 방학 때가 되면 밀린 일기에 빠진 날씨를 신문에서 찾아 기록했던 기억이 있다. 그런데 요즘은 아침에 집집마다 놓인 신문을 보기 힘들어졌다. 굳이 신문을 구독하지 않아도 각종 포털사이트를 통해 국내외 수많은 언론사 기사들을 한눈에 볼 수 있기 때문이다. 때로는 자극적인 제목의 연예인 가십거리 기사나 헐벗은 여성들의 사진이 배너광고로 뜨는 언론사 때문에 짜증날 때도 있지만, 우리가 놓치는 많은 정보를 얻기 위해 발로 뛰고, 몇날며칠을 고생해가며 한 줄 한 줄 써 내려간 기사들이 있기에 기자, 그리고 언론인이라는 직업을 존경의 눈으로 바라보게 된다. 그러므로 기사는 객관적이고 사실적이며 공익적인 정보를 제공해야 한다고 생각한다.

한번은 패션지 기자와 인터뷰를 한 적이 있다. 기자는 자신도 화장품에 관심이 많다면서, 협찬으로 들어오는 샘플이나 정품이 너무 많아서 다 쓰지 못할 정도라고 했다. 그것이 어찌나 부럽던지 당장이라도 누가 시켜만 준다면 기자가 되고 싶은 심정이었다. 그러다 며칠 전에 본 기사가 생각나서 기자에게 물어보았다.

"얼마 전 미용실에서 잡지를 봤는데, 요즘 미용 관련 기사들은 너무 광고성 기사인 것 같아요. 협찬 때문에 어쩔 수 없는 건가요?"

"그렇죠. 예전에는 자료를 주면 기자들이 대충 써서 냈는데, 요즘은 업체가 기사까지 다 작성해서 보내줘요. 그러면 그 기사에 기자 이름만 넣어서 나가죠. 보면 대충 다 알아요."

"아니, 기자 이름은 왜 써요? 그러면 독자가 오해하잖아요."

"그걸 바라는 거죠. 기자 이름으로 나가야 광고가 아니고 기사 같으니까 그렇게 자연스럽게 연출하는 거죠."

당시에는 참으로 어처구니없다고 생각하며 지나쳤는데, 우연히 검색을 하다가 너무나 황당한 기사를 보게 되었다. 2012년 11월 20일과 21일에 3개 언론사에서 미스트 관련 기사가 나왔는데, 조사 하나 다르지 않고 똑같은 내용이었다. 그런데 너무나 재미있는 사실은 그 기사에 기자들의 이름이 버젓이 적혀 있었던 것이다. 당연히 신문사가 다르므로 기자 이름도 모두 달랐다. 미스트를 올바르게 사용하는 방법에 관한 기사였으나 전부 한 업체의 미스트 사진이 첨부되어 있었다. 미스트에 관심이 많은 소비자라면 그 제품을 분명 찾아봤을 것이다. 한 명의 기자가 세 언론사에서 다른 이름으로 근무하고 있는 것이 아니라면, 분명 이 기사는 화장품 업체에서 제공한 내용을 그대로 기사화한 것이 분명했다.

2012년에 대한의사협회는 '광고성 기사 VS 기사성 광고'에 대한 심포지엄을 개최했다. 최근 광고성 기사 중에 비과학적인 내용이 많고, 의학전문기자가 작성하지 않았거나 기자의 실명이 없는 기사, 똑같은 내용의 광고 성격의 기사가 여러 매체에 동시에 게재되는 경우가 늘고 있어 심각한 문제라는 것이다. 같은 해 서울 중앙지법에서는 '기사형 광고'를 전달받아 게재하면서 광고임을 표시하지 않아 독자들에게 재산상의 피해를 입힌 경우 '보도기사'를 게재한 언론기관도 동일한 책임이 있다고 판결한 바 있다. 관련 사건의 경위는 이렇다. 몇몇 인터넷신문사들이 1년도 안 된 가전 인터넷쇼핑몰로부터 '다년간 온라인 최저가 쇼핑몰'이라는 내용을 제공받아 기사를 작성했는데, 해당 쇼핑몰이 사기업체로 드러나면서 피해자들이 언론사들을 상대로 소송을 했던 것이다. 이후 언론사가 항소를 했는지 여부는 알 수 없었으나 기사성 광고에 대한 심각성은 분명하게 입증된 것이다.

'기자가 꿈'이라고 외치던 한 선배가 무려 10년을 공부해 언론사에 취직했다. 월급은 생각보다 박봉이었지만 선배는 무척 행복해 보였다. 필자는 그 선배에게 물었다. "행복해? 기자가 뭐가 좋아?" 선배는 자신이 열심히 취재한 글을 누군가 읽는 것이 좋다고 했다. 특히 한 줄 한 줄 써내려간 글의 마지막 부분에 자신의 이름이 나오는 것이 좋단다. 기사는 열심히 발로 뛴 기자의 땀의 결과다. 기사에 달린 기자의 이름은 독자에게는 보증서와 같은 것이다. 그 귀하고 중요한 이름을 기사로 가장한 광고 따위에 올리지 않기 바란다.

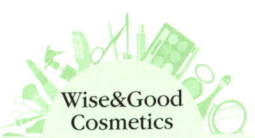

광고성 기사를 구분할 수 있는 방법은 의외로 간단하다(이 글로 인해 기사성 광고가 진화할 수도 있겠지만). 광고성 기사에는 반드시 제품 사진이 함께 나오는데, 여러 브랜드의 제품이 아니라 한 브랜드의 제품만 나온다. 비교적 양심적인 언론사는 '도움: ○○○○'라고 업체명을 쓰기도 하지만, 대부분의 경우에는 제품 하나를 전면에 크게 배치하여 제품명이 드러나도록 하거나 사진 하단에 대놓고 제품명을 기재한다. 이때는 기자의 이름이 있다 하더라도 기사가 아니라 광고임을 잊지 마라!

엄마의 아름다운 손톱이 아이를 위험하게 만든다?

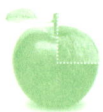

영화 '써니'를 보면 주인공이 어릴 적 친구와 전화통화를 하면서 "미래에는 전화통화도 걸어 다니면서 하고, 컴퓨터도 들고 다닐 거야"라고 말하자, 친구가 "왜 물도 사서 마신다고 하지?"라면서 소설을 쓴다고 핀잔주는 장면이 나온다.

그때는 정말 돈을 주고 물을 사먹는 것이 당연한 일이 될지 몰랐다. 게다가 물의 가격도 천차만별이라 프리미엄 전략까지 내세워 판매하고 있지 않은가. 상상조차 못한 일들이 무수히 일어나는 세상에 살고 있는 듯하다. 그중 하나가 네일폴리시(Nail polish: 흔히 우리가 '매니큐어'라고 부르는 용어는 손톱을 치장하는 것이고, 제품을 지칭할 때는 '네일폴리시'라고 하는 것이 옳다)를 바르기 위해 돈을 지불하는 행위다.

여름철 샌들이나 슬리퍼 밖으로 밋밋한 발톱을 드러내고 다니는 여성은 많지 않다. 아무리 잘 다듬어진 발톱이라도 지저분한 이미지를 풍기기 때문이다. 여름철 휴양지에서 여성들은 마치 패션의 완성이 네일케어와 패티큐어인양 다양한 컬러와 아트를 뽐낸다. 한 남성 아이돌은 네일케어의 매력에 빠져 네일 관련 서적을 출간하기도 했다. 이것이 상상조차 못했던 지금의 현실이다.

네일폴리시는 자동차 제조 시 도색하는 공정에서 아이디어를 얻어 개발되었다고 한다. 요즘은 아트(art)와 결합하여 하나의 예술작품으로 인정받고 있다. 특히 한국의 네일아트는 세계적인 수준이라고 하니 한편으로는 자랑스럽기도 하다. 필자 역시 몇 년 전까지만 해도 네일숍에서 2주에 한 번씩 관리를 받았고, 집에도 30여 가지가 넘는 네일폴리시와 각종 도구들을 구비해 놓았다. 그런데 네일 관리를 받고 나면 약간의 구토 증상과 함께 두통과 어지럼증이 생기는 횟수가 빈번해졌다. 그러다 우연히 본 기사에서 화장품 중 독성성분이 가장 많이 들어 있는 제품류가 염색약과 네일폴리시라는 것을 보고 성분표를 찾아보기 시작했다.

네일폴리시에서 많이 사용하고 있는 디부틸 프탈레이트(dibutyl phthalate), 포름알데하이드(formaldehyde), 톨루엔(toluene)이라는 성분과 네일 리무버의 대표적인 성분인 아세톤(acetone)에 안전성 문제가 있었다. 이 중 대부분이 호흡기 흡입으로 독성을 가중시키는 성질을 가진 휘발성 제품이다. 그래서 미국에서는 한때 거대 네일업체인 OPI를 상대로 안전성 캠페인이 진행되기도 했다. 유럽에서는 2003년부터 디부틸 프탈레이트와 포름알데하이드 사용을 금지했고, 미국의 경우에는 많은 기업들이 자체적으로 이 3가지 성분을 사용하지 않는 추세지만, 여전히 허용되고 있다. 우리나라의 경우 포름알데하이드(배합 금지로 지정되었으나 제조 공정과정에서 포함될 가능성이 있어 2,000ppm의 허용한도치를 두고 있다)와 디부틸 프탈레이트(2006년 배합 금지 성분으로 지정)는 현재 배합 금지 성분으로 분류되어 있고, 톨루엔은 손발톱용 제품에만 허용하고 있다. 미국에서는 포름알데하이드가 배합 금지 성분이 아니기 때문에 2012년 수입된 미국 제품(오리지널 네일엔비 내추럴 네일스트랭스너 맥시멈스트랭스 포뮬라, 네일엔비오리지널, 네일엔비메인터넌스, OPI 엔비 드라이앤 브리틀, OPI 소프트&띤 네일엔비, OPI 매트 네일엔비)에서 포름알데하이드가 함유된 제품이 적발되어 식약처의 행정처분을 받은 적도 있다.

톨루엔은 C_7H_8의 산화방지제 또는 용제로 사용되는 성분으로 1급 발암물질이다. 잘 알려진 벤젠(benzene)에 메틸(CH_3)이 붙은 것으로 벤젠과 유사하나 벤젠에 비해 휘발성, 가연성, 독성이 적은 것으로 알려져 있다. 하지만 톨루엔은 간 손상과 피부, 호흡기관에 자극을 줄 수 있으며, 저농도라도 장기간 노출되면 건강에 위협을 줄 수 있다. 미국 비영리환경단체인 EWG의 자료에 의하면 톨루엔은 발암성, 피부 자극성, 신경독성, 알레르기 등의 위험 가능성이 있어, 자체적으로 가장 위험한 성분을 뜻하는 '해저드(hazard) 10등급'을 받은 성분이기도 하다.

네일폴리시와 함께 가장 많이 사용되는 제품이 네일폴리시 리무버(nail polish remover)이다. 우리에게는 네일 리무버보다 아세톤이라는 용어가 더 친숙할지도 모르겠다. 아세톤은 냄새가 매우 강하며 무엇이든 잘 지운다. 하지만 이것이 아세톤에 대한 전부가 아니다.

아세톤은 C_3H_6O로 디메틸케톤(dimethylketone), 프로판온(propanone)이라고도 하며, 무색의 독특한 향이 나는 액체로 네일폴리시 리무버의 용제로 많이 사용된다. 물에도 잘 녹고 다른 유기 용매와도 잘 섞이며 물에 씻기지 않는 오일, 왁스, 페인트 등도 잘 지울 수 있다. 손톱이 갈라지거나 손가락 부위에 피부 붉어짐 현상 같은 자극을 줄 수 있으며, 흡입하면 폐에 자극을 주고, 많은 양을 흡일할 경우 환각증상이 나타날 수 있다. 2007년 메디슨의 아세톤 리뷰 논문을 보면 흡입 시 환각, 구토, 어지럼증, 두통 등이 일어날 수 있다고 한다.

네일폴리시 리무버로 사용되는 아세톤은 휘발성이 강해 호흡기로의 흡입이 불가피하고 인화성 물질이기 때문에 사용상 주의가 필요하다. 아세톤은 네일폴리시를 지우는 용도로는 탁월한 효과를 발휘한다. 하지만 안전성의 문제 때문에 미국이나 유럽 등에서는 아세톤을 사용하지 않은 리무버 제품을 생산하고 있다. 아직까지 국내에는 많이 소개되지 않아 조금 안타까울 뿐이다.

더 큰 문제는 공업용 아세톤의 사용이다. 아세톤은 크게 공업용, 재생용, 화장품 및 시약용으로 나눌 수 있는데, 네일 제품은 화장품군에 속하므로 화장품 및 시약용 아세톤만 사용할 수 있다. 그런데 일부 네일숍에서는 아트용으로 사용된 부착물들을 제거하기 위해 공업용 아세톤을 사용하고 있다. 물론 단가적인 이유도 포함되어 있다는 관계자의 이야기를 들었다. 하지만 공업용 아세톤에 포함된 불순물이 우리의 몸에 어떤 영향을 미칠지에 대해서는 생각하지 못한 듯하다. 공업용 아세톤은 1급 독성 물질이다. 화장품 및 시약용 아세톤을 사용했을 때보다 손톱이 하얗게 일어나거나 건조증, 붉어짐 등 자극 정도가 매우 심하다. 이유 불문하고 인체에 사용하는 용도가 아니기에 그 자체로 문제가 될 수 있다.

한번은 필자의 어머니가 조카의 발톱에 네일폴리시를 발라준 것을 보고 노발대발 화를 낸 적이 있다. 앞서 설명했지만, 네일 제품은 빨리 건조되는 휘발성을 갖고 있다. 휘발성이기 때문에 피부 접촉으로 인한 위험보다 코로 흡입되는 문제가 더욱 심각하다. 만약 아이들에게 네일 제품을 발라준다면 더 치명적일 수밖에 없다. 휘발의 특징은 공기만큼 가볍다는 뜻이고, 이는 실내에 모든 성분이 잔존하고 있음을 의미한다.

네일 관리를 꼭 하고 싶다면 베란다 같은 공간에서 내부와의 공기를 차단하고 창문으로 환기를 시킨 후 혼자 들어가 바르거나 네일 전문 숍을 이용하는 것이 좋다. 네일숍을 이용한다면 문을 열고 들어갔을 때 네일 제품 냄새가 거의 나지 않을 정도로 환기가 잘 되는 곳을 찾는 것이 좋다.

아이 앞에서 담배를 피우는 아빠가 있다면 엄마로서 그 모습을 그냥 지켜만 보겠는가? 잘못된 엄마의 손톱 관리로 인해 아이가 담배만큼 위험한 성분에 노출될 수 있다는 사실을 명심하기 바란다.

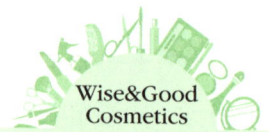

Wise&Good Cosmetics

네일폴리시와 리무버의 전성분을 반드시 확인하라. 상대적으로 조금 비싸지만 자극성분이 들어가지 않은 제품들이 점차 늘어나는 추세다. 아세톤 성분이 전혀 들어가지 않은 오일 타입의 리무버도 출시되었다. 아세톤이 들어간 리무버만큼 빨리 지워지지는 않지만 화장솜을 잠깐 올려둔 후 지우면 깨끗하게 지워진다. 조금 더 주의하고 조금 더 투자하면 안전하게 아름다워질 수 있다.

탤크가 들어 있지 않으면 안전하다?

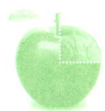

2009년 4월 모든 언론을 떠들썩하게 만들었던 화장품 탤크 사건. 정확히 말하면 '화장품 석면 사건'이라고 해야 하지 않을까 싶다. 지금은 기억하지 못하는 사람들이 많지만, 당시만 해도 사건의 문제성이 심각했다. 탤크를 사용한 일부 화장품에서 대표적인 1급 발암물질인 석면이 검출된 것이다. 그렇다면 문제의 핵심이 탤크였을까? 그렇지 않다. 자연상의 탤크에는 석면이 미량 포함되어 있다. 그래서 탤크는 용도에 따라 석면과 불순물을 제거하는 과정을 거친 후 사용하도록 되어 있다. 그런데 정제과정을 제대로 거치지 않은 일부 중국산 탤크 제품에서 석면과 불순물이 검출된 것이다. 석면은 호흡기로 흡입되었을 때 위험성이 높고, 중금속처럼 체내에 힌번 들어가면 배출이 힘들다. 그런 탤크가 화장품 중에서도 파우더 타입으로 만들어졌으니 문제가 심각했다. 하지만 이 사건은 탤크라는 원료 자체의 문제라기보다는 원료에 포함된 불순물을 제대로 처리하지 못해 발생했다는 점이 문제의 핵심이다. 즉 그것을 제대로 관리 감독하지 못한 업체에 책임이 있는 것이다. 그런데 이 사건 이후 재미있는 광고 문구가 등장했다.

"우리 회사는 전 제품에 탤크를 사용하지 않습니다. 안심하고 쓰세요."

화장품에 탤크가 들어가고 안 들어가고는 안전성 문제와 아무런 관련이 없다. 다시 한 번 강조하지만, 사건은 불순물 미처리와 관리 소홀의 문제 때문에 발생했다. 이 사건이 일어난 지 1년쯤 지났을까. 그동안 화장품 성분으로 사용 금지 중이었던 검정색소 카본블랙(Carbon black)을 허용한다는 기사를 접하게 되었다.

카본블랙은 그동안 불순물 함유 가능성이 높아 화장품 배합 금지 성분으로 분류되어 흑색산화철 등이 대체 성분으로 사용되었다. 카본블랙의 불순물은 벤조피렌, 디벤즈안트라센, 다환방향족 탄화수소 등 1급 발암물질이다. 그런데 불순물 처리 및 시험법이 개발되면서 미국, 일본, 유럽처럼 안전 기준 규격을 마련한다면 국제경쟁력 제고를 위해서라도 허용하는 것이 옳다고 판단하여 배합 금지 성분에서 허용 성분으로 소속이 바뀌게 된 것이다. 업계에서는 검정색을 내는 색소 중에서 카본블랙의 발색력이 가장 좋고, 외국에서도 허용된 성분이기 때문에 허용 성분으로 지정하는 것이 당연하다는 반응이다. 관리 감독을 책임지는 식약처(당시 식약청) 역시 과학의 발전으로 시험법이 개선되었고, 불순물만 잘 관리한다면 문제의 소지가 없기에 카본블랙뿐만 아니라 그동안 불순물로 문제가 되었던 일부 성분 역시 허용할 것이라는 입장을 밝혔다.

한편, 일부 학자들은 카본블랙의 위험성을 불순물만의 문제로 볼 수 없다고 주장한다. 카본블랙은 호흡기 염증을 일으킬 수 있고, 심장이 약한 사람의 경우 혈관 내벽이 좁아져 심혈관 질환, 염증, 독성 반응을 유발할 수 있다. 업계나 식약처의 설명처럼 불순물 시험법이 발전하여 과거에 찾아내지 못했던 불순물까지 걸러낼 수 있게 되었지만, 이 역시도 사람이 하는 일이다. 약간의 위험성이 있는 정도가 아니라 1급 발암물질이 함유될지도 모른다면 굳이 또렷한 눈매를 표현하겠다는 이유만으로 카본블랙을 허용할 필요가 있을까 싶다.

  우리는 불순물 처리를 제대로 하지 못해 큰일을 겪은 적이 있다. 그리고 그로 인한 피해는 고스란히 소비자가 떠안았다. 그런데 또다시 불안감을 안고 살아가야 할까? 당신이라면 또렷하고 큰 눈을 만들기 위해 카본블랙이 함유된 검은색 아이라이너와 마스카라를 사용할 것인가, 성능은 조금 떨어지지만 불순물의 위험을 100% 차단한 아이라이너와 마스카라를 사용할 것인가? 다른 제품에 비해 유난히 또렷한 눈매를 만들어준다고 광고하는 마스카라와 아이라이너가 있다면 카본블랙이 들어 있는지 반드시 확인해보기 바란다. 선택과 책임은 언제나 소비자의 몫이다.

블라인드 테스트로
좋은 화장품을
선택할 수 있다?

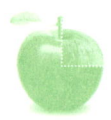

블라인드 테스트 하면 코카콜라와 펩시콜라를 빼놓을 수 없다. 1975년 펩시콜라는 음료시장에서 독보적 1위를 차지하던 코카콜라를 이기기 위해 '펩시 챌린지'라는 프로모션을 진행했다. 일명 블라인드 테스트다. 코카콜라와 펩시콜라의 상표를 가리고 시음했을 때 소비자가 어떤 제품을 선택할지 여부가 핵심이었다. 결과는 놀라웠다. 상표를 보여주었을 때는 대다수가 코카콜라를 선택했지만, 상표를 가렸을 때는 펩시콜라가 더 맛있다는 대답이 많았던 것이다. 이는 눈을 가리면 미각과 관련된 뇌 부위가 활성화되고, 눈을 가리지 않으면 기억과 관련된 뇌 부위가 활성화되기 때문이라고 한다. 펩시의 블라인드 테스트는 브랜드 인지도가 상품의 선택에 얼마나 큰 영향을 미치는지 알려주는 대표적인 사례가 되었다. 이것이 브랜드의 힘이다.

저가 화장품이 등장했을 때 소비자들은 궁금하지 않을 수 없었다. '저렇게 저렴한 제품이 과연 제대로 만들어진 것일까?' 하지만 처음의 우려와 달리 저렴한 네일폴리시만 구입하던 소비자들이 점차 메이크업 제품까지 구입하게 되었다. 그리고 요즘에는 기초스킨케어 제품 중에서도 히트 상품이 등장할 만큼 확실하게 자리매김했다. 저가 화장품 시장이 확대되면서 이제는 대놓고 저가 화장품과 고가 화장품을 비교하기도 한다. 고가 화장품의 가격 거품에 대한 방송을 할 때마다 저가 화장품과 고가 화장품을 비교하는 블라인드 테스트를 하는 것이다. 재미있는 것은 피부의 효능에 대한 평가 결과에는 큰 차이가 없는데, 만족도는 항상 저가 화장품이 높다는 사실이다.

이러한 사실은 각종 뷰티 케이블 방송에서도 어김없이 드러난다. 하나의 제품군을 정하고 방송사 나름의 기준으로 선별한 5~8가지의 브랜드 제품을 준비한 후 그 자리에서 방청석 패널들을 대상으로 블라인드 테스트를 실시한다. 블라인드 테스트 결과에서 1위로 선정된 제품은 며칠 지나지 않아 해당 매장에서 '품절'이라는 기염을 토해낸다. 이제 뷰티 케이블 프로그램은 화장품 회사의 매출에 막대한 영향을 끼치는 존재가 되었다. 그래서 블라인드 테스트에서 1위를 한 회사들은 방송이 끝남과 동시에 각 매장에 관련 광고전단을 내려 보내기 바쁘다.

화장품 브랜드가 워낙 많다 보니 현실적으로 모든 제품을 다 사용하고 나서 비교해 선택할 수 없다. 소비자의 입장에서 보면 블라인드 테스트의 결과는 신뢰성 100%의 믿음을 준다. 그런데 과연 블라인드 테스트로 좋은 화장품을 선택할 수 있을까? 메이크업 제품은 어느 정도 가능할 수도 있겠지만, 기초스킨케어 제품은 힘들다. 이유는 간단하다.

방송사마다 조금씩 차이가 있겠지만, 아이크림 제품 5가지의 상표를 가린 후 블라인드 테스트를 실시한다고 가정해보자. 당신에게 5가지 제품을 발라보고 나서 제일 좋은 제품을 선택해 보라고 한다. 당신은 어떤 기준으로 5가지 제품의 우위를 가릴 것인가? 현장에서 할 수 있는 테스트는 사용감밖에 없다. 사용감이 좋다는 것은 발랐을 때의 느낌과 향이 좋다는 뜻이다. 발림성을 좋게 하기 위해서는 각종 폴리머나 유화제 등을 사용할 수 있고, 향을 좋게 하기 위해서는 당연히 인공향료를 사용할 수밖에 없다. 발림성과 향기는 아이크림의 효능과는 전혀 상관없는 항목이고, 제품을 선택하는 주요 기준이 되어서도 안 된다. 하지만 현장에서 바로 평가해야 하는 블라인드 테스트의 한계성 때문에 다른 방법을 찾기는 힘들다. 더군다나 블라인드 테스트를 하는 대다수가 20대라면 더욱 더 설득력이 떨어진다. 20대는 수분크림만 잘 발라도 주름과 미백에서 즉각적인 효과가 나타난다. 결국 블라인드 테스트라고 하더라도 아이크림 자체의 효능이나 성분과는 상관없이 사용감 위주로 만든 겉만 화려한 제품이 좋은 점수를 받을 수밖에 없다.

　기초스킨케어 제품의 특성상 블라인드 테스트 결과에 한계가 있을 수밖에 없다고 생각하던 중 수입 브랜드 화장품 매장에서 근무하는 지인을 만났다. 대화 중에 우연히 블라인드 테스트를 하는 방송 프로그램에 관한 이야기가 나왔는데, 자기네 브랜드도 얼마 전 블라인드 테스트에서 2위를 차지해 매출이 엄청 올랐다고 했다(브랜드를 공개할 수 없으므로 메이크업 제품이라는 것만 밝혀둔다). 그러면서 이렇게 덧붙였다.

　"그런데 교수님, 그날 순위권에 든 브랜드의 매니저들과 이야기하는데 그러더라고요. 자기네 브랜드가 왜 순위권에 들었는지 모르겠다고요. 이번 시즌 제품이 이제까지 나온 제품들 중에서 발림성이나 컬러감이 제일 떨어져서 어떻게 판매하나 걱정하고 있었는데, 그 방송 덕분에 살았다고요. 그건 저희도 마찬가지였어요. 방송 나오기 전까지 이전 제품보다 안 좋다고 말하는 고객들도 많았고, 판매자들도 그렇게 생각하고 있었거든요. 그런데 어떤 기준으로 2위를 했는지 모르겠어요."

해당 제품이 그날 선정된 5개 제품 중에서 상대적으로 더 좋아서 운 좋게 그런 결과가 나왔을 수도 있다. 하지만 블라인드 테스트는 오픈된 공간에서 동시에 이루어지기 때문에 먼저 발라본 사람이 '와, 3번 좋다'라고 말하면 다음 사람도 자연스럽게 3번이 좋다고 느낄 수 있다. 현장의 분위기를 누군가 주도하지는 않았는지, 객관성을 잃지 않고 평가할 수 있는 분위기였는지 등에 따라 결과는 달라질 수 있다. 물론 이런 것들을 모두 통제하기란 매우 어려운 일이다.

블라인드 테스트를 진행하는 프로그램에도 문제가 있다. 한번은 CC크림에 대한 블라인드 테스트 방송을 본 적이 있었는데, 처음에는 CC크림의 효능에 대해 다각도로 실험하고 패널들의 다양한 의견을 들어보기도 해서 '이 방송은 나름 한계를 보완하려고 애쓰는구나' 하고 생각했다. 그런데 갑자기 통과의례처럼 방청객으로 초대된 여성들에게 직접 테스트해보라며 제품을 나눠주기 시작했다. 그 후 화면에 나타난 장면은(편집을 그렇게 해서 그럴지도 모르겠지만) 약속이나 한 듯 모두 향을 맡더니 '향이 좋다', '향이 별로다'라면서 향 때문에 A제품이 싫고, B제품이 좋다는 식으로 평가했다. 제품을 손등에 펴 바른 후 커버력이나 수분감 등의 성능에 대해 평가하는 모습은 찾아볼 수 없었다. 방청객이 테스트하기 전에 패널과 사회자 역시 향에 대한 언급을 했으니 비단 방청객만의 문제는 아닌 듯하다. 이는 소비자들에게 제품을 선택할 때 향이 중요한 기준이라는 것을 무의식적으로 각인시킨 것이나 다름없다. 향은 화장품의 기능과 전혀 관련 없는 부차적인 것이며, 절대 제품 선택의 기준이 되어서는 안 된다.

화장품을 10년 넘게 써온 30대 이상은 발림성이 좋고 향이 좋은 제품을 선택하여 지속적으로 발랐지만 피부 수분감이 좋아지거나 피부가 환해지지 않았는데, 사용감이 좋지 않아서 안 쓰려다가 버리기 아까워서 계속 썼더니 수분감이나 피부톤이 좋아진 경험이 한번쯤 있을 것이다. 그렇다면 왜 저가 제품이 고가 제품보다 유달리 사용감이 좋을까? 그 비밀은 성분에 숨겨져 있다. 앞으로는 피부를 위한 성분인지, 화장품 자체를 위한 성분인지 반드시 확인해보기 바란다. 블라인드 테스트의 한계를 보완하지 않는 한 그것을 기준으로 좋은 기초스킨케어 제품을 선택하기란 쉽지 않을 것이다.

3초 보습법은
반드시 필요하다?

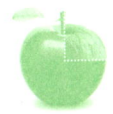

한번은 아침 일찍 라디오방송 인터뷰 일정이 있었다. 녹음방송은 여러 번 해봤지만 라디오부스에서 생방송으로 진행해보는 것은 처음이라 어떻게 마무리하고 나왔는지 모를 정도로 정신이 없었다. 방송을 마치고 인사를 하고 나가려는데, 개그맨 김지선 씨가 다음 방송을 위해 들어오고 있었다. 순간 나도 모르게 "안녕하세요" 하고 인사를 했다. 김지선 씨가 머뭇거리며 인사를 했지만, 그 순간 깨달았다. 필자는 그날 김지선 씨를 처음 봤다는 사실을 말이다. TV에서 자주 보던 연예인이다 보니 얼굴을 보자마자 아는 사람이라고 착각했던 것이다. 너무 창피해서 작가와 피디에게 얼른 인사를 하고 그길로 방송국을 나와버렸다.

요즘은 다양한 매체를 통해 연예인들의 일거수일투족까지 알 수 있다. 그러다 보니 한 번도 본 적 없는 연예인들이 주변사람처럼 친근하게 느껴지고, 여자들은 연예인의 패션이나 미용방법을 알기 위해 고가의 비용을 치르기도 한다. 피부가 유난히 빛나는 연예인처럼 되고 싶은 것이 여자의 마음이다 보니 방송에서 연예인 A씨가 사용하는 뷰티 노하우, B씨가 사용하는 화장품, C씨가 관리받고 있는 병원 등이 소개되면, 다음날 포털사이트는 그 내용으로 도배가 된다. 비록 한 가지 방법에 불과하지만 그것만 따라 한다면 모공 하나 보이지 않는 무결점 피부를 가질 수 있을 것만 같은 확신이 드는 것을 부인할 수 없다. 지금도 인터넷에는 수많은 여자 연예인들의 뷰티 노하우가 올라와 있다. 이 중에는 근거 있는 방법도 있지만 그렇지 않은 것들도 많다. 그중 하나가 3초 보습법이다.

3초 보습법의 내용은 이렇다. 세안 후 3초 안에 보습제를 바르지 않으면 피부 내의 수분이 빠른 시간에 증발되기 때문에 욕실에서 보습을 해야 한다. 토너는 클렌징 마무리 단계이므로 보습단계에 필요하다. 김남주 씨는 수분 증발을 막기 위해 오일보습법을 애용하고, 장미희 씨는 열보습법을 이용한다. 실제로 연예인 두 명이 세안 후 바로 보습하지 않았을 경우 1분 만에 수분량이 15% 감소하는 것을 보여주기도 했다. 이 방송 이후 3초 보습법, 김남주 오일보습법, 장미희 스팀보습법은 실시간 검색에 올랐고, 해당 상품이 불티나게 팔리는 것은 물론 3초 보습법을 이용한 수많은 제품들이 출시되었다.

3초 보습법은 보습의 중요성을 말하고 싶었던 것인 듯하다. 피부관리에 있어서 보습은 매우 중요하다. 필자도 이 부분에는 공감한다. 또한 토너는 세안으로 인해 손상된 피부의 pH를 회복하고 잔여 노폐물을 제거하는 용도이므로 클렌징의 마지막 단계라는 말에도 공감한다. 그러나 그 나머지 부분에 대해서는 몇 가지 짚고 넘어가야 할 필요가 있다.

첫째, 세안 후 아무것도 바르지 않았을 때 1분 만에 수분량이 15%나 감소하는 것을 보여주면서 재빨리 수분 공급을 하지 않으면 안 될 것처럼 설명했지만 이는 사실이 아니다. 방송국에 한 번이라도 가본 사람은 알겠지만 수많은 조명으로 인해 현장은 매우 덥고 건조하다. 추운 겨울에도 스튜디오 방송에 출연하는 연예인들은 민소매의 여름옷을 입고 나오지 않는가. 현장에서 세안 후 방치된 1분과 일반 가정에서의 1분은 다르다. 즉 15%씩이나 감소하지 않을 확률이 매우 높다는 말이다. 물론 수분이 감소한다는 사실은 인정한다. 하지만 10분 후, 30분 후, 1시간 후에도 계속해서 수분이 감소했을까? 그렇지 않다. 세정제를 사용해 세안을 하면 유수분의 감소가 일어날 수밖에 없다. 하지만 시간이 경과하면서 피부는 스스로 적정한 유수분량을 조절하여 피부를 보호한다. 때문에 실험시간이 좀 더 길었다면 시간이 지날수록 무조건 수분이 감소했다고 말할 수는 없었을 것이다. 더군다나 3초 보습을 위해 욕실에서 보습제를 바르라는 것은 욕실 옆에 파우더룸이 있는 집에 살지 않는 한 욕실에 보습제를 놔두고 사용하라는 말인데, 습한 환경인 욕실에 화장품을 놔두라는 것은 화장품을 곰팡이덩어리로 만들어 사용하라는 말이나 마찬가지다.

3초 보습법에 대한 자료를 수집하던 중 김남주 씨가 직접 나와 자신이 오일로 보습한다는 것은 사실이 아니라며 소비자들이 오해하지 않았으면 좋겠다고 입장표명을 한 방송을 찾을 수 있었다. 방송에서 소개한 오일보습법도 김남주 씨만의 특별한 보습법이 아니었던 것이다. 하지만 방송 이후 각종 오일 제품은 불티나게 판매되었고, 지금도 인터넷상에는 3초 보습법과 함께 김남주 오일보습법이 소개되고 있다. 연예인이 소신 있게 사실을 말해도 소비자는 자신이 믿고 싶은 것만 보고 기억하니 안타까울 뿐이다.

둘째, 3초 보습법은 피부타입의 변화 없이 오랫동안 건성피부인 사람들에게만 해당되는 사항이다. 대다수의 사람들은 계절, 환경, 스트레스, 몸의 상태 등에 따라 수시로 피부타입이 변한다. 작년에 건성이었다고 해서 올해도 건성이라고 단정할 수는 없다. 물론 나이가 들수록 수분상태가 나빠져 건성피부가 될 가능성이 높긴 하지만, 어느 누구도 일관된 피부타입을 갖고 있지는 않다. 그렇기 때문에 자신이 어떤 피부타입인지 항상 관심 있게 점검하고, 그에 맞는 화장품을 사용하는 것이 좋다. 그런데 세안 후 3초 안에 보습을 해버리면 자신이 어떤 피부타입인지 알 수 없게 된다.

피부타입을 자가진단할 경우 보통 세안 후에 아무것도 바르지 않은 상태에서 많게는 4시간, 적게는 1시간 정도 방치한 후 피부의 당김 정도에 따라 건성, 중성, 지성을 알아보는 방법이 있다. 어떻게 1시간 또는 4시간이 지났는데도 당기지 않을 수 있느냐고 반문할 수도 있다. 하지만 그 시간 동안 피부를 지켜보지 않아서 모를 뿐이다. 실제로 해보면 시간이 지나면서 오히려 유분이 더 왕성하게 분비되거나 아무런 불편함을 못 느끼는 사람들도 분명 있다. 이러한 자가진단은 매일 하는 것이 아니라 계절별 또는 화장품을 교체하는 시기에만 해보면 된다.

보습은 몇 번을 말해도 과하지 않을 정도로 중요하다. 하지만 자신의 피부가 어떤 타입인지도 모르고 무조건 방송에 나온 방법만 따라 하는 것은 피부에 아무런 도움이 되지 않는다.

마스크팩으로
주름을 없앤다?

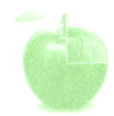

명동의 로드숍이나 면세점에 가보면 외국 관광객들을 위해 묶음 포장된 화장품을 쉽게 볼 수 있다. 물론 모든 제품을 묶음으로 판매하는 것은 아니다. 단 두 가지, 비비크림과 마스크팩이다. 특히 마스크팩은 10개 단위로 묶어 박스 상태로 준비되어 있다. 2013년 한 드럭스토어의 판매결과에 따르면, 외국인 관광객이 헬스&뷰티 분야에서 가장 많이 구매한 제품은 마스크팩이었고, 이는 전체 매출액의 35.2%를 차지하는 수치라고 한다. 필자의 외국인 친구들도 한국에 오면 하나같이 마스크팩을 구매하기에, 한국의 마스크팩이 뭐가 좋냐고 물어본 적이 있다.

"이렇게 저렴한 팩은 한국밖에 없어. 그리고 에센스를 이렇게 듬뿍 넣어 만드는데 효과가 안 좋을 수 있니? 한국에 간다고 하면 다들 마스크팩 꼭 사 오라고 난리야. 한국 마스크팩이 최고야."

외국인에게 '최고'라는 찬사를 받으니 어찌나 기분이 좋던지 필자도 조금은 우쭐한 표정을 지어버렸다. 마스크팩이 대중화되지 않았을 때 팩이라는 것은 스킨케어숍에나 가야 접할 수 있는 것이었다. 겔 타입 마스크, 부위별 마스크(눈가, 팔자, 목) 등도 최근 소개된 것 같지만, 스킨케어숍에서는 이미 10여 년 전쯤부터 사용하고 있던 제품이다. 필자도 겔 타입 마스크가 너무 편리해서 스킨케어숍 사장님께 좀 구입해달라고 부탁했던 경험이 있다. 정확한 금액이 기억나진 않지만, 당시 1매에 5,000원 정도였던 것 같다. 또한 지금은 아이패치(눈가)의 인기가 높지만, 당시에는 그렇지 않았다. 한국에서는 인기가 없어서 중국에 판매하러 간다며 하소연하던 아이패치 판매회사 사장님의 말을 잊을 수 없다. 물론 지금은 명실공이 효자 수출품이 되었으니 기분 좋은 일이다.

마스크팩의 '마스크'와 '팩'은 의미가 같기 때문에 함께 사용하는 것이 적절하지 않다. 굳이 차이점을 찾자면 도포 후 외부 공기를 차단하는 것은 마스크이고, 그렇지 않은 것은 팩이라고 정의할 수 있다. 외국에서는 팩이라고 하면 못 알아듣는 경우가 많으므로 통상적으로 마스크라고 하는 것이 옳다. 아무리 좋은 에센스를 발라도 피부가 촉촉해지는 것을 못 느끼다가 1,000~2,000원짜리 마스크 하나 붙였을 뿐인데, 피부가 촉촉해지는 것처럼 느껴지는 이유는 시트 때문이다. 마스크는 액상 타입의 에센스가 피부에 흡수되는 동안 시트로 감싸주는 원리로 만들어졌다. 즉 피부 내부에 영양분을 공급하면서 수분이 외부로 증발하지 못하도록 막아주기 때문에 피부 제일 바깥에 위치한 각질층이 촉촉해질 수밖에 없다. 마스크를 한 후 색조화장을 하면 유난히 화장이 잘 먹는 이유도 바로 이 때문이다.

시중에 판매되는 대부분의 마스크는 코튼, 셀룰로오스, 마이크로화이버 같은 시트와 에센스 타입의 액상 성분으로 이루어져 있다. 시트는 부자재 개념인데, 종류에 따라 단가 차이가 있으며 개중에는 기본 제품 대비 4배나 비싼 것도 있다. 단가가 비싼 것일수록 피부 자극이 거의 없고, 밀착력과 사용감이 뛰어나다. 마스크 제품에 어떤 시트를 사용했는지 표기할 필요는 없지만, 시트를 강조하는 제품에는 기재되어 있는 경우가 많으므로 참고하면 될 듯하다. 마스크는 크게 시트 타입과 겔 타입으로 나눌 수 있다. 시트 타입의 핵심은 액상 성분이며, 보통 20~25ml 정도의 액상이 들어간다. 겔 타입은 보통 ml가 아닌 g으로 용량을 표시하고 평균적으로 30g 정도 들어간다(물론 에센스 1병을 넣어 다른 제품에 비해 엄청난 액상용량을 자랑하는 마스크도 있다).

마스크도 기초화장품과 유사하게 액상 성분에 함유된 각종 추출물을 선두에 내세워 해당하는 효능을 깨알같이 열거한다. 또한 전성분까지 공개하면서 해당 추출물이 얼마나 많이 들어 있는지 소개하는 센스까지 보여준다. 너무나 당당하게 추출물이 얼마나 함유되었는지 표기해놓는데, 이상한 것은 마스크 용량은 ml(부피단위)로 표시하면서 추출물은 mg(무게단위)으로 한다는 점이다. 용량 단위에 대해서 실제 예를 들어 설명하겠다. MBC '불만제로UP'에서 마스크팩을 취재하면서 성분을 좀 봐 달라고 찾아온 적이 있었다. 인터뷰 중에 작가가 마스크 함량은 23ml인데 달팽이 추출물은 25mg 들어갔다고 표기되어 있다며 많이 들어간 것이냐고 물었다. 전체 용량은 부피단위를 쓰고 달팽이 추출물 용량은 무게단위를 써서 혼란스러웠던 것이다. 용매마다 무게비중이 다르지만, 보통 물의 경우 1ml를 무게로 나타내면 1,000mg이다. 즉 마스크 내용물을 무게로 다시 환산하면 전체 마스크 용량이 23,000mg이고, 이 중 달팽이 추출물이

25mg인 것이다. 즉 달팽이 추출물은 0.1%, 1,000분의 1도 안 들어간 셈이다. 더 재미있는 것은 전성분 표기가 정제수, 글리세린, 달팽이 추출물 순으로 기재되어 있다는 사실이다. 전성분 표시 기준에 따르면 용량 순서로 기재하고, 1% 미만은 순서에 상관없이 나열하도록 되어 있다. 즉 마스크에서 정제수와 글리세린을 제외한 나머지 성분은 전부 1% 미만이라는 의미인 것이다. 결국 그 마스크는 거의 물로 만들었다고 해도 과장이 아니었다. 유효성분의 함량이 미비할 경우 대부분 퍼센트(%)로 표기하지 않고 이런 방식으로 표기하다 보니 소비자들은 순간 헷갈릴 수도 있고, 자세히 보지 않으면 알 수도 없다.

에센스 한 병을 넣었다고 알려진 마스크가 히트상품이 되면서 몇몇 회사들은 액상을 듬뿍 넣은 마스크를 출시하느라 바빴다. 그런데 상식적으로 생각해보자. 에센스 한 병이라면 보통 2~3개월 동안 사용하는 양이다. 이것을 한번에 다 들이붓는다고 해서 피부에 전부 흡수되겠는가? 전부 흡수되지도 못할 양을 가지고, 더군다나 마스크를 꺼낸 후에도 파우치 안에 많이 남아 있는 에센스를 보면서 과연 좋아할 일인지 모르겠다. 에센스 한 병이 들어간 마스크를 에센스 한 병 가격보다 싸게 사서 횡재한 기분일 수도 있겠지만, 그것이 피부를 바꿔주지는 않는다. 또한 마스크에 들어간 에센스의 개별 성분 함량과 동일 브랜드에서 판매되고 있는 에센스의 개별 성분 함량이 같은지도 의구심이 든다.

마스크에 기능성 인증을 해주는 것도 문제다. 주름개선 또는 미백 기능성 화장품으로 인증을 받았다고 해서 1회 사용만으로 그런 효과를 얻을 수 있는 것은 아니다. 겔 타입의 마스크로 유명한 한 마스크 업체에서 다방면의 임상 결과 주름개선과 미백개선 효과가 있었다고 설명했지만, 자세히 보면 8주간 진행한 실험 결과다. 실험의 세부내용을 정확히 알 수는 없지만, 8주 동안 매일 마스크를 사용한 후 진행한 실험이라는 사실을 충분히 유추할 수 있다. 만약 매일 제품을 사용하지 않았다 하더라도 1회만 사용하고 8주 후에 임상결과를 보지는 않았을 것이다.

 1회의 마스크 사용만으로는 주름개선, 미백개선, 재생효과 같은 드라마틱한 효과를 기대할 수 없다. 마스크는 피부를 일시적으로 촉촉하게 해주는 보습이 주기능이다. 보습만 잘해도 주름과 미백개선에 효과를 얻을 수 있다. 그러므로 마스크를 사용할 때는 '오늘 피부나 촉촉하게 해볼까?' 하는 마음으로 과하지 않은 용량의 마스크를 선택해 사용할 것을 권한다.

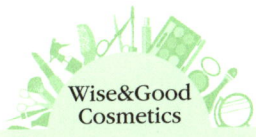

마스크 200% 활용하는 법

마스크를 사용하기 전에 세안은 물론, 반드시 손을 청결하게 씻어야 한다. 간혹 액상이 흘러내려 혼자 붙이기 힘들 경우 다른 사람의 도움을 받기도 하는데, 이때 붙여주는 사람도 반드시 손을 씻고 마스크를 만지도록 해야 한다. 마스크를 얼굴에 올려둔 후 10~15분이 경과하면 액상이 촉촉하게 남아 있더라도 아까워하지 말고 버려라. 특이체질로 열감이 많은 피부이거나 건조한 겨울철 실내에서 사용한다면 10분을 넘기지 않는 것이 좋다. 겉이 아무리 촉촉하더라도 속은 말랐을 수 있기 때문이다. 마스크가 마를 때까지 사용하면 가려움증이나 붉어짐과 같은 증상이 나타날 수 있으므로 주의해야 한다.

각종 식물 추출물에 기준이 있다?

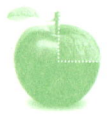

전성분 표시제가 시행되면서 소비자들은 화장품의 성분을 확인하기 시작했다. 이러한 현상은 너무나 긍정적인 결과였지만, 이를 이용해 각종 추출물들이 난립하는 부작용도 생겼다. 10여 개의 성분으로만 이루어진 수분크림과 각종 추출물이 포함되어 50여 개의 성분으로 이루어진 수분크림, 이 두 가지가 있다면 여러분은 어떤 것을 선택하겠는가? 대다수는 많은 성분이 들어간 수분크림이 더 좋은 화장품이라는 생각으로 후자를 선택할 확률이 높다. 더군다나 화학성분에 대한 유해성과 안전성에 대한 논란이 커질수록 천연 추출물이 많이 들어간 제품은 천연 화장품인 듯한 착각을 불러일으킨다. 하지만 이는 바나나우유가 바나나를 우유와 함께 갈아 만든 것이 아니라 바나나의 이미지를 심어주기 위해 노란색소와 바나나맛 향미제를 첨가해 만들어진 것과 다르지 않듯 천연 추출물이 많이 들어갔다고 해서 천연 화장품이라고 할 수는 없다.

더 큰 문제는 추출물에 어떠한 기준도 없다는 것이다. 추출물이란 액체 또는 고체의 어떤 물질을 용매에 녹인 물질이다. 일반적으로 원재료가 가진 수많은 성분 중 유효성분이 잘 녹는 용매를 찾아 녹이는 것이 추출이고, 그 후 그것을 열 또는 압력 등으로 농축한 상태를 추출물이라고 한다. 그렇기 때문에 추출물은 보통 파우더처럼 고체 타입인 경우가 많고, 당이 많거나 지용성인 경우에는 용매를 최대한 제거한 액상 상태다. 화장품 성분으로 사용되는 추출물은 일부를 제외하고는 대다수 맑은 액상 형태를 띠고 있다.

피부노화에 좋다고 소문난 값비싼 캐비어 추출물을 예로 들어보자. 캐비어 추출물이란 캐비어는 매우 소량이고, 나머지는 캐비어를 녹이기 위한 용매가 대부분이다. 즉 화장품에 정제수 대신 캐비어 추출물을 70~80% 넣었다고 해도 캐비어 추출물을 녹이는 용매로 정제수를 사용했다면, 그 제품에 가장 많이 들어간 주요성분은 정제수인 것이다. 그리고 파우더 타입이 아니기 때문에 추출물에 원재료가 얼마나 들어갔는지 알 수 없다는 것이 가장 큰 문제다. 물 1L에 당귀를 10g 넣어도 당귀 추출물이고, 1g을 넣어도 당귀 추출물이라고 할 수 있다. 천연물을 추출할 때는 추출효율이 굉장히 중요하므로, 10g을 넣은 당귀 추출물이 1g을 넣은 당귀 추출물보다 더 많은 유효성분이 있을 것이다. 하지만 해당 추출물로 특허 또는 효능 평가를 받기 위해 추가적인 실험을 하지 않았다면 어느 정도의 양이 피부에 효과적으로 작용하는지, 그리고 결과만큼 원료를 넣었는지는 알 수 없는 일이다.

한 연구원은 효능에 대한 실험이 제대로 이루어지지 않은 근거 없는 천연 추출물보다는 확실한 실험결과로 검증된 단일 화학성분을 넣는 것이 훨씬 더 낫다고 말한다. 천연은 무조건 좋은 것이라는 잘못된 인식이 가져온 현실을 안타까워하던 그 연구원의 말에 필자도 100% 공감한다. 녹차 추출물의 경우에는 화장품 원료 기준에 탄닌 성분이 0.3~0.6m/v(%)라고 명시되어 있다. 이처럼 일부이긴 하지만 천연물의 가장 대표적인 성분의 함량으로 추출물의 기준을 세우는 경우도 있다. 하지만 천연 화장품에 대한 관심이 커지면서 무분별하게 천연 추출물을 사용하다 보니 미처 기준이 마련되지 않은 것을 악용하여 각종 천연 추출물이 난립하고 있어 소비자의 피해가 우려된다.

그렇다면 'ㅇㅇㅇ수'와 'ㅇㅇㅇ추출물'은 어떤 차이가 있을까? 화장품에 가장 많이 들어가는 물질이 정제수라는 것을 알게 된 소비자들이 이제껏 발랐던 화장품 중 대부분이 아무 효과도 없는 물이었다고 실망했다. 그리고 비싼 화장품 가격에 의문을 품기 시작했다. 그러자 "우리 제품은 정제수 대신 'ㅇㅇㅇ수'를 사용해요"라며 고가의 이미지를 심어주는 광고가 등장했다. 하지만 이 역시 상술에 불과하다. 예를 들어 녹차수와 녹차 추출물을 살펴보자. 녹차 추출물은 녹차잎을 용매를 이용해 추출한 것이고, 녹차수는 녹차잎을 가열해 얻은 수증기의 수용액이다. 용매 추출이든 열 추출이든 녹차에 들어 있는 수많은 성분을 얻기 위한 방법일 뿐이다. 둘 다 녹차잎이라는 소재를 사용했으므로 녹차 추출물에는 없는 성분이 녹차수에 더 많이 함유되었다고 볼 수는 없다. 즉 녹차수를 사용했으므로 더 많은 금액을 지불하고 화장품을 구입할 이유가 없는 것이다.

연예인이 추천하는
화장품은 100% 믿을 수 있다?

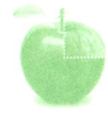

스킨케어 제품 하나만 바른 후 TV광고 촬영을 했다는 광고 속 여배우는 모공 하나 보이지 않는 무결점 피부를 자랑했다. 하지만 한두 달 뒤 시상식에서 클로즈업된 그녀는 넓은 모공과 거친 피부결을 적나라하게 드러냈다. 광고 속 이야기가 거짓이었을까, 아니면 시상식을 앞두고 급작스럽게 피부가 나빠진 것일까? 피부가 급작스럽게 나빠졌다고 해서 안 보이던 모공이 갑자기 보이지는 않는다. 더군다나 수많은 시청자가 보는 광고에 거짓 문구를 내보냈을 정도로 양심 없는 짓을 하지는 않았을 것이라 믿는다. 그렇다면 가능성은 단 하나, HD-TV밖에는 없을 듯하다.

 모 생방송 정보 프로그램으로부터 '화장품을 올바르게 선택하는 방법'이라는 주제로 출연 요청이 들어왔다. 출연 전 방송국 내 메이크업실에서 메이크업을 받고 있는데, 우연히 메이크업 아티스트들로부터 요즘 HD방송으로 바뀌면서 아나운서와 리포터들이 피부과에 다니느라 난리가 났다는 이야기를 듣게 되었다. HD방송의 고화질 화면이 시청자들에게는 좋을지 모르겠지만, 방송인(특히 여자 방송인의 경우)들은 피부의 작은 결점 하나까지 적나라하게 드러나기 때문에 신경이 쓰일 수밖에 없는 것이다. 그래서 빠른 시간 내에 피부를 변화시키기 위해 피부과에서 레이저 시술과 같은 관리를 받는다고 했다. 불과 2~3년 전만 해도 TV 속 연예인의 피부는 대부분 좋은 편이었다. 하지만 요즘 연예인의 70~80% 이상은 피부상태가 정말 염려될 정도로 좋지 않다는 것을 느낀다. 불규칙적인 생활패턴과 매일같이 진한 화장을 하는 직업의 특성상 피부에 엄청난 공을 들이지 않는다면 그렇게 될 수밖에 없는 것이 자연스러운 현상이다. 하지만 누구도 그런 피부를 TV에 적나라하게 드러내고 싶지는 않을 것이다.

 물론 여전히 무결점 피부를 자랑하는 연예인들도 몇몇 있다. 그리고 이 중 대부분은 화장품 모델로 활동한다. 그렇다면 궁금하지 않을 수 없다. 광고 속에 나오는 연예인들의 무결점 피부는 정말 광고 속 제품을 쓰기 때문일까? 2014년 방영된 '별에서 온 그대'에서 여주인공 천송이가 자신이 써보니 제품이 별로 좋지 않았다며 그 화장품의 광고를 하지 않겠다고 말하는 장면이 나왔다. 물론 모든 연예인들이 그렇게 생각하고 광고를 찍으면 좋겠지만 현실은 그렇지 못하다. 광고는 제품을 돋보이게 하기 위한 마케팅 수단이다. 즉 제품을 가장 잘 어필할 수 있는 모델을 기용하는 것이지, 자사 제품을 실제로 쓰고 있는 연예인들 중에서 한 사람을 모델로 기용하는 것이 아니다. 무결점 피부를 자랑하는 연예인들은 타고난 좋은 피부 70%에 화장품을 비롯한 다양한 피부관리 30%라는 노력이 더해져 만들어진 피부이지 그 화장품을 써서 그렇게 된 것이 아니라는 말이다. 간혹 광고 속 연예인의 피부처럼 되고 싶어서 화장품을 구입했는데, 왜 자신의 피부는 그렇게 되지 않느냐며 글을 올리는 소비자들이 있다. 이럴 때 누구에게 잘못이 있다고 해야 할 것인가.

TV광고보다 더 심각한 것은 인터넷 광고다. 인터넷 광고에서는 화장품을 소개할 때 꼭 연예인들이 화장품을 들고 찍은 사진과 함께 '써보니 너무 좋아요' 등의 메시지를 덧붙인다. 화장품을 구매할 의사가 있던 소비자는 이왕이면 잘 알려진 연예인이 추천한 제품을 신뢰하고 구매하기 마련이다. 해당 연예인이 실제로 제품을 써보고 추천했다면 제품후기를 올릴 때처럼 사용 전후(before & after) 사진을 올렸을 것이다. 하지만 사진만 봐서는 대다수가 제품을 전달받고 바로 찍은 듯 보인다. 이것이 절대 연예인을 볼 수 없는 고깃집 벽에 붙어 있는 연예인 사인과 무엇이 다르단 말인가.

피부 좋기로 유명한 한 연예인이 TV방송에서 자신의 피부비결은 동백오일이라고 말한 적이 있다. 다음날 그 연예인의 이름과 동백오일은 실시간 인터넷 검색어 순위에 올랐고, 동백오일 제품은 뜨거운 관심을 받았다. 알고 보니 그 연예인은 동백오일 제품의 모델이었고, 유기농과 천연 화장품을 표방한 해당 브랜드는 순식간에 실시간 검색의 대상이 되었다. 하지만 며칠 지나지 않아 그 연예인과 화장품 회사의 소송이 진행되고 있다는 기사를 접하게 되었다. 내용인즉, 그 연예인은 유기농 화장품인줄 알고 모델 결정을 했는데, 해당 화장품 회사의 제품에서 논란이 될 수 있는 화학성분이 함유되어 있는 등 여러 가지 문제가 발생해 계약파기에 이르렀던 것이다.

광고를 하는 연예인이 제품에 대해 모든 것을 알 수 있는 것은 아니며, 100% 신뢰를 가지고 광고 출연을 결정하는 것도 아니다. 물론 정말 좋아서 광고 모델을 자처하는 연예인도 있겠지만, 이 역시 그 연예인이 모델로서 인지도가 높지 않다면 불가능한 일이다. 자신이 너무나 좋아하는 연예인이 광고하는 제품에 하자가 생겼을 때 모델인 그를 비난할 것인가? 연예인이 추천하는 제품이라고 해서 100% 신뢰할 수 있는 제품이라고 할 수는 없다. 자본주의 국가에서 광고는 철저하게 제품을 많이 팔 수 있는 방법으로 이루어진다. 그러므로 객관적인 자료를 바탕으로 제품을 판단하는 것만이 좋은 제품을 선택할 수 있는 방법임을 명심하기 바란다.

화장품에도
내성과 명현현상이 있다?

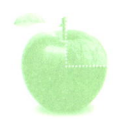

사용하던 화장품을 다 써서 매장에 갔더니 한 가지 제품을 오래 쓰면 내성이 생긴다며, 새로 나온 제품을 권해주었다. 전에 사용하던 제품보다 조금 더 비싸긴 했지만, 내성이 생긴다니 바꾸는 것도 나쁠 것 같지 않아 추천해준 제품을 구입해 사용했다. 그런데 다음날 트러블이 일어났다. 보통 소비자들은 이 트러블이 바꾼 화장품 때문인지 어제 과음한 탓인지 긴가민가해서 며칠 더 사용해본다. 그런데 트러블은 더욱 심해지고, 좀체 없어지지 않는다. 매장에 찾아가 화장품에 부작용이 있다고 말한다. 그때 돌아오는 대답은 이렇다.

"고객님, 피부가 적응하는 중이라서 일시적으로 트러블이 일어날 수도 있어요. 명현현상 아시죠? 그동안 피부 안에 쌓였던 노폐물이 쫙 빠져나오는 현상이니 잠시 멈추셨다가 다시 바르기 시작하면 놀라운 효과를 경험하실 거예요. 조금만 참고 사용해보세요."

내성이란 약물의 반복적인 사용으로 인해 약효가 저하되는 현상을 뜻한다. 변비약을 예로 들어보자. 처음에는 변비가 너무 심한 경우에 변비약을 먹었지만, 약을 먹고 나면 쉽게 배변을 할 수 있어서 지속적으로 복용하게 되었다. 그러자 나중에는 변비약 없이는 배변이 불가능해지거나 변비약을 먹어도 배변이 불가능해질 수 있다. 이것이 내성이다. 그렇다면 보통 약물에 사용되는 내성이라는 단어가 왜 화장품에 등장하게 된 것일까? 이는 제품의 충성도를 낮추기 위한 수법이다. 패션이나 맥주 같은 제품은 소비자들의 충성도가 비교적 높은 품목이다. 충성도 높은 고객을 확보한 기업 입장에서는 너무나 고마운 일이지만, 새로운 시장에 뛰어든 후발업체 입장에서는 이 충성도가 시장 진입을 어렵게 만드는 요인이 되기도 한다. 따라서 화장품 회사에서는 기존 제품에 대한 충성도를 낮추기 위해 '화장품 내성'이라는 말을 많이 사용한다. 즉 하나의 브랜드를 오랫동안 사용하면 내성이 생겨 효과가 없어진다는 것이다. 이 말을 들었을 때 대부분의 소비자들은 어느 정도 동의하게 된다. 처음에 사용할 때는 피부가 좋아진 듯하지만, 계속 사용하다 보면 별다른 피부변화를 느끼지 못하기 때문이다.

명현현상은 한의학에서 많이 사용되는 말인데, 병을 고치는 과정에서 예기치 않게 일시적으로 나타나는 여러 반응으로, 완쾌되어가는 중에 일어나는 현상이다. 한의학에서는 치료하는 과정에서 발생하는 증상이 명현현상인지 부작용인지 신중하게 관찰한다. 그래서 각 치료법에 해당하는 명현현상의 증상들이 잘 정리되어 있다. 사람마다 다른 명현현상이 일어나는 치료법은 부작용이지 명현현상이라고 할 수 없기 때문이다. 그렇다면 화장품을 발랐을 때 일어나는 트러블을 과연 명현현상이라고 할 수 있을까?

　내성이나 명현현상은 치료를 목적으로 한 의약품에서나 가능한 용어들이다. 의약품은 질병의 치료를 위해 약간의 부작용을 허용한다. 질병을 치료하기 위해 강력한 효과를 내는 과정에서 내성이나 명현현상이 일어날 수 있기 때문이다. 집에 불이 나면 불을 끄기 위해 창문을 깨야 하는 경우가 생기듯이, 시급하게 다루어야 할 큰 문제를 해결하기 위해 불가피하게 작은 희생을 감수하는 것이다. 하지만 화장품은 피부에 강력한 효과를 내서도 안 될 뿐만 아니라 어떠한 부작용도 허용하지 않는 품목이다. 치료 목적이 아니기 때문에 어느 정도 감수해야 하는 부작용이나 명현현상 같은 것은 있을 수 없다. 또한 아주 미미한 효과만을 나타내기 때문에 내성 같은 것도 생길 수 없다.

　한 화장품을 오래 쓰면 효과가 점점 없어지는 것 같은 이유는 내성 때문이 아니다. 그 화장품이 처음부터 그 정도 효과만 낼 수 있도록 만들어졌기 때문이다. 새로 산 옷을 입으면 처음에는 스타일이 달라 보이고 멋있어 보이지만, 열 번 정도 입고 나면 싫증이 나거나 입을 옷이 없다고 느껴지게 마련이다. 화장품도 다르지 않다. 화장품을 의약품으로 오인하여 각종 마케팅 전략에 휘둘리다 보면 자신의 피부에 맞는 좋은 화장품은 점점 더 멀어질 수밖에 없을 것이다.

바디클렌징 제품은
반드시 사용해야 한다?

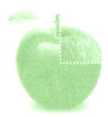

"바디클렌징이 꼭 필요한가요?"

이러한 질문을 하면 굉장히 무식하거나 지저분한 사람이라고 생각할 수도 있을 것이다. 얼굴에 클렌징 제품을 사용하는 이유는 미세먼지로 인한 더러움, 피지, 메이크업 잔여물 등을 제거하기 위해서다. 메이크업의 정도에 따라서는 이중 세안을 하는 경우도 있다. 필자 역시 아침저녁 모두 당연히 클렌징 제품을 사용해야 한다고 생각하던 시절이 있었다. 당시 한 방송에서 피부과 전문의가 "아침에는 물세안만으로도 충분합니다"라고 이야기하는 것을 듣고 속으로 비웃었던 기억이 난다. 아침에는 클렌징 제품이 필요 없다고 말하는 그 전문가가 귀차니즘에 빠진 사람으로 보였던 것이다. 하지만 화장품에 대해 공부한 후에는 아침에 물세안만 하라는 말에 200% 공감한다. 자는 동안에는 다량의 먼지에 노출되는 것도 아니고, 메이크업을 한 것도 아니기 때문이다. 즉 약간의 피지분비만 있는 상태이기 때문에 물세안만으로도 충분하다. 습관이라는 것은 때로는 사실 여부와 상관없이 그만큼 무서운 것이다.

그렇다면 바디클렌징 제품은 왜 사용하는 것일까? 언제부턴가 우리의 욕실에는 대형 바디클렌저가 비치되기 시작했다. 바디클렌징 제품에서 풍기는 좋은 향 때문에 상쾌한 기분을 만끽할 수 있다. 게다가 바디클렌징 제품은 대용량임에도 다른 화장품에 비해 매우 저렴한 가격이라서 부담이 없다. 하지만 아침에 물세안만 해도 충분하다면 하루 종일 옷으로 감싸여 있던 몸도 마찬가지 아닐까? 얼굴은 365일 자외선에 노출되지만, 몸은 여름을 제외하고는 거의 옷으로 자외선을 차단하기 때문에 얼굴에 비해 피부결이 곱고 색소침착도 거의 없다.

바디클렌징은 합성 계면활성제 덩어리라고 할 수 있다. 바디클렌징 제품에 많이 사용되는 SLS와 SLES는 피부건조를 일으키는 주범이다. 게다가 좋은 향기를 내기 위해 인공향료를 넣고, 호감도를 높이기 위해 각종 색소를 넣는다. 얼굴에 사용하는 제품을 유기농이나 천연 화장품으로 선택해도, 얼굴 면적의 몇 십 배에 해당하는 몸에 사용하는 제품이 자극 원료 덩어리라면 무슨 소용이 있겠는가?

물론 땀을 유난히 많이 흘리는 사람이라면 냄새 때문에 물샤워만으로는 찝찝할 수 있다. 그런 경우에는 물샤워를 꼼꼼하게 한 후 사용한 녹차 티백을 따뜻한 물에 우려 마무리로 몸에 부어주면 냄새도 없어지고 항균 효과도 볼 수 있다. 특히 여드름 피부에 효과적이다. 여성들의 경우 마법에 걸려 냄새에 유난히 민감하다면, 물샤워 후 작은 대야 또는 바가지에 물을 받아 자신이 좋아하는 아로마오일 몇 방울을 떨어뜨린 후 그 물로 마무리하면 오일의 효능도 느끼고 천연의 향을 느낄 수 있다.

바디클렌징 제품을 사용하지 않으면 바디클렌징과 단짝인 바디크림을 찾는 횟수도 점점 줄어들게 된다. 물론 나이가 들수록 피부가 건조해지기 때문에 바디크림을 발라 보습을 해주는 것이 좋다. 하지만 바디클렌징 제품을 사용한 후에 느껴졌던 피부 건조감이 사라지기 때문에 바디크림이 꼭 필요하다고 생각되지 않을 것이다. 바디크림은 바디클렌징 제품을 매일 사용하는 습관 때문에 없어서는 안 될 존재였지만, 과한 클렌징을 멈추면 피부 본연의 유수분 밸런스 작용이 이루어지기 때문에 굳이 바디크림을 사용할 필요가 없다.

바디클렌징 제품을 사용하는 것이 피부에 득인지 해인지 생각해봐야 한다. 우리는 이제껏 아무런 의심 없이 너무 많은 제품을 사용해왔다. 이제는 'why?'에 대한 명확한 답을 스스로 가지고 있어야 한다.

가슴크림, 힙업크림 효과 있다?

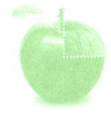

아름다움에 대한 인간의 욕망은 끝이 없는 듯하다. 요즘은 하얀 피부와 이목구비 뚜렷한 얼굴에 대한 열망으로 끝나지 않는다. 여성에게는 '베이글녀', 남성에게는 '식스팩'이라는 또 다른 목표가 생겼다. 아기 같은 얼굴에 글래머러스한 몸매를 가지려면 전생에 나라를 몇 번이나 구해야 하는 걸까. 한편, 남성들에게 식스팩이란 몇 달 동안 운동해서 얻었다 하더라도 잠시 방심하면 흔적도 없이 사라지는 고통스러운 표식이다. 10대에 '아스팔트 껌딱지'라는 별명을 가졌던 친구는 20대가 되면서 과감히 가슴수술을 했고, 가슴 마사지를 할 때 결국 실신해버렸다. 20대에 '몸짱'이고 싶었던 친구는 늘 닭가슴살과 계란 흰자를 입에 달고 살았고, 덕분에 식스팩을 얻었으나 닭똥냄새도 함께 얻었다. 농담이 아니라 필자의 주변에서 실제로 있었던 일이다.

여성들의 가슴수술 비용은 500~800만 원 정도일 만큼 고가이기 때문에 경제적인 사정이 여의치 않으면 쉽게 할 수 없다. 남성들이 식스팩을 만들기 위해서는 닭똥냄새와 급격히 노화된 얼굴이 함께 찾아오기 때문에 부수적으로 피부관리가 필요하다. 그나마 남성들은 노력 여하에 따라 원하는 식스팩을 얻을 가능성이라도 있지만, 여성들의 가슴은 몇 년 동안 딸기우유를 먹고, 생리기간 동안 열심히 셀프 마사지를 한다고 해서 얻을 수 있는 것이 아니다(이마저도 전부 근거 없는 이야기지만). 이런 현실적인 상황에서 등장한 것이 가슴크림과 힙업크림이다.

가슴크림과 힙업크림은 제품의 기대효과와 성분, 사용법 등이 모두 같기 때문에 굳이 분리하여 이야기할 필요가 없을 듯하다. 만약 각각의 부위에 사용하기 위해 두 가지 제품을 모두 구매했다면, 똑같은 제품이므로 복잡하게 따로 바를 필요가 없음을 알려주고 싶다. 그렇다면 가슴크림과 힙업크림이 무엇인지 한번 알아보자(이하 가슴크림으로 통칭하겠다).

가슴크림에 대해 알기 위해서는 먼저 태국으로 날아가야 한다. 대부분의 가슴크림에 사용되는 성분은 '푸에라리아(Pueraria mirifica)'인데, 이는 태국에서 주로 자라는 콩과 식물로 감자와 고구마처럼 생긴 일종의 칡뿌리다. 태국 치앙마이 산악지역에 사는 몬족 여성들은 공통적으로 피부가 곱고 탄력 있는 가슴을 유지하고 있었는데, 그 비결이 푸에라리아 미리피카라는 식물 덕분이라고 알려지면서 이것을 이용해 만든 각종 식품과 화장품이 태국을 중심으로 생산·유통되기 시작했다. 이후 일본에서는 푸에라리아 식물 성분을 넣은 껌을 출시하여 일명 '가슴 커지는 껌'으로 광고한 적이 있다. 후문으로는 가슴이 커지려면 그 껌을 1톤 정도 씹어야 한다고 한다.

태국의 자국 식물 보호정책 때문에 푸에라리아에 대한 연구는 대부분

태국에서 이루어지고 있다. 또한 국내에서 허가된 원료가 아니기 때문에 주로 인터넷을 통해 음성적으로 판매되고 있다. 그렇다면 도대체 푸에라리아의 어떤 성분이 가슴을 커지게 해준다는 것일까? 식물은 하나의 성분이 아닌 무수히 많은 성분으로 구성되어 있다. 푸에라리아에는 식물성 에스트로겐(phytoestrogen)으로 알려진 아이소플라본(isoflavone)이 콩의 40배나 들어 있다. 아이소플라본은 여성호르몬 중 하나인 에스트로겐의 분비를 촉진시키는데, 이 때문에 푸에라리아가 여성성의 상징인 가슴을 풍만하게 하는 효과가 있다고 알려지게 된 것이다. 하지만 푸에라리아의 효과에 대한 연구는 여전히 진행 중이다. 특히 안전성 연구는 매우 미비한 상황이다. FDA의 동물실험 결과 푸에라리아를 만성으로 과량 복용한 실험군에서 적혈구 및 백혈구의 이상 감소와 자궁의 비정상적인 비대화가 초래되었다는 결과가 나왔고, 임산부의 유산을 유발하거나 가임기 여성의 착상을 방해하는 작용을 한다는 보고도 있다. 아직 주의할 필요가 있는 성분인 것이다.

먹는 것이 아니고 바르는 것인데 괜찮지 않겠느냐고 반문할 수도 있다. 하지만 그것 역시 의문이다. 해당 성분으로 가슴을 커지게 하려면 흡수율을 높이기 위해 기기를 사용하거나 주입을 해야 한다. 그렇지 않고 단순히 바르는 것만으로 효능을 본다는 말을 이해할 수 없다.

푸에라리아에 대한 논란이 많아지자 새롭게 등장한 성분이 보르피린이다. 보르피린의 주요성분은 하이드로제네이티드폴리이소부텐과 지모 추출물인데, 하이드로제네이티드폴리이소부덴은 로션과 같은 에몰리언트에 널리 사용되는 폴리머 중 하나이고, 지모는 백합과에 속하는 약용식물의 뿌리줄기로 해열이나 탈모에 효과가 있다고 알려져 있다. 해당 특허

내용을 보니 얼굴 탄력 실험에서 효과가 나타났다. 해외에서는 주름과 탄력 제품에 주로 사용되는 원료인데, 국내에서는 가슴탄력크림에 더 많이 사용되는 듯하다. 효능이야 어찌되었든 이 성분 역시 푸에라리아와 마찬가지로 단순히 바르는 것만으로는 가슴이 커지거나 탄력을 얻을 수 없다. 왜냐하면 화장품이기 때문이다.

가슴크림과 힙업크림으로는 절대로 원하는 효과를 얻을 수 없다. 만약 이러한 제품을 사용하고 난 후 가슴이 커지거나 힙업이 되었다면, 이는 해당 제품들을 홍보하면서 실시하는 마사지 때문이지 제품의 효능이 드라마틱하게 나타난 것은 아니다. 또한 그 정도의 탄력은 인터넷에 올라와 있는 '가슴에 탄력을 주는 운동'을 매일 5분씩만 해도 돈 들이지 않고 효과를 볼 수 있다.

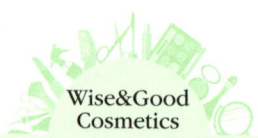
Wise&Good Cosmetics

안전성 연구가 아직 진행 중이고, 멀리 태국에서만 자생하는 식물을 굳이 위험을 감수하면서까지 사용할 필요는 없다. 정말 고민이 된다면 식물성 에스트로겐이 함유되어 있으면서 먹어도 안전한 콩, 석류, 칡 등을 즐겨 먹고, 바디오일을 가슴크림이라고 생각하고 바른 후 똑같은 방법으로 마사지할 것을 권한다. 또한 맥주의 풍미를 위해 사용되는 홉에도 식물성 에스트로겐이 많이 함유되어 있으므로 가볍게 맥주 한잔 하는 것도 혈액순환과 홉 섭취라는 1석 2조의 효과가 있다(물론 몸매에 대한 스트레스가 심하다면 과음은 위험하다). 단, 홉은 접촉성 알레르기를 유발하므로 단독으로 사용하는 것은 위험하다.

피부과 화장품에는
뭔가 특별한 것이 있다?

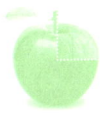

결혼식장에서 아름다움을 포기한 신부는 아마 없을 것이다. 그래서 결혼을 축하하러 가는 여성들은 신부보다 빛나지 않아야 할 의무가 있다. 신부보다 빛이 나는 하객은 신부와 인연 끊을 각오를 하고 온 민폐하객이 틀림없다. 혹시 모를 민폐하객에 대응하기 위해 많은 신부들이 신부관리에 공을 들인다. 필자 역시 평소 신부관리만큼은 제대로 받겠다고 다짐했지만, 막상 닥치고 보니 연구소 일 때문에 시간이 없었다. 그래서 단시간에 최대효과를 얻기 위해 레이저 시술을 받기로 했다. 주변에서 추천해준 병원이 있었지만, 그 역시도 거리와 시간의 압박 때문에 집에서 10분 거리에 있는 동네 클리닉에서 저렴하게 레이저 시술을 받았다. 시술을 받고 나오니 간호사나 간호조무사로 보이는 사람이 시술 후 재생크림을 발라주면 피부회복이 빨라진다며 제품을 추천해주었다. 당연히 연고 타입의 의약품이나 의약외품일 것이라고 생각하며 성분을 봤는데 일반적인 수분크림이었다. 필자가 화장품이 아니냐고 했더니, 잠깐 당황하면서 "화장품이지만 재생효과 기능이 있어서 레이저 시술을 받은 분들에게 효과적"이라고 말했다. "화장품이 피부를 재생시킨다는 말은 처음 듣네요. 그리고 이 제품은 거의 대부분 수분 관련 성분이네요"라고 했더니, 제품을 슬그머니 테이블 아래로 집어넣었다. 그 사람이야 원장이 시키는 대로 했으니 무슨 잘못이 있겠냐 싶었지만 순간 욱하는 마음에 그냥 있을 수 없었다.

15년 전까지만 해도 피부과에 진열된 제품들은 대부분 여드름 환자를 위한 제품이나 자외선 차단제였다. 하지만 지금은 미백이나 주름개선과 같은 기능성 화장품은 물론, 비비크림까지 다양한 제품을 판매한다. 외부에서 제품을 공급받아 판매하는 데 그치지 않고 피부과 이름의 브랜드를 달고 직접 화장품을 출시하는 곳도 늘고 있다. 프랜차이즈 형태로 운영되는 피부과가 늘어나다 보니 확실한 수요처를 확보할 수 있게 된 점과 직접 제품을 개발하지 않더라도 판매처에 자신의 브랜드 화장품을 공급할 수 있는 시스템의 변화가 한몫했을 것이다. 필자에게도 지방의 유명 피부과나 성형외과에서 화장품을 함께 개발하자는 러브콜이 들어오곤 한다. 본인의 병원에서 사용하는 제품을 직접 만들고 싶은데, 화장품에 대해 잘 모르니 함께 만들어보자는 것이다.

문제는 피부과에서 판매하는 화장품에 대해 소비자들이 너무나 큰 기대를 한다는 것이다. 실제로 포털사이트에 '피부과 화장품'이라고 치면 수십 개의 브랜드가 등장한다. 그리고 약속이나 한 듯이 '자극적이지 않고 드라마틱한 효과를 내는 세상에 하나밖에 없는 기능성 화장품'이라는 상품평이 달려 있다. 그렇다면 피부과 화장품이란 도대체 무엇일까? 피부과에서만 판매할 정도로 전문가의 지도편달이 필요한 화장품일까, 아니면 시판 제품보다 피부에 맞춘 저자극 고기능성 화장품일까?

피부과에서 판매하는 화장품은 시판, 백화점, 방판, 약국, 병원, 에스테틱(스킨케어 숍), 인터넷, 홈쇼핑 등의 여러 유통채널 중에서 병원이라는 특정 채널을 선택해 그곳에만 공급하는 화장품이다. 즉 피부과 전문의의 조언이 필요한 것이 아니라 제조업체에서 전략적으로 피부과나 병원에만 판매하기로 결정한 화장품인 것이다. 여러 가지 이유가 있겠지만, '병원 전용 화장품'이라고 하면 시중에서 쉽게 구할 수 없는 제품, 즉 희소성이라는 가치가 생긴다고 판단한 것이다. 여기에 피부과 또는 병원이라는 공간적 특이성과 공신력까지 더해지면 소비자의 신뢰도는 급상승할 수밖에 없다. 만약 내가 다니는 병원에서 만든 화장품이라고 한다면 그 메리트는 배가 될 수밖에 없다. 하지만 이 역시 어디까지나 화장품일 뿐 그 이상도 그 이하도 아니다. 피부과 화장품이든, 시판용 화장품이든 어디서 구입했는지 장소만 다를 뿐 비슷한 화장품이다. 몇 년 전까지 병원에서만 판매하던 한 브랜드는 유통채널을 홈쇼핑으로 바꾼 후 대박매출의 신화가 되었다. 병원에서 판매하던 브랜드라는 이미지가 소비자들에게 긍정적인 영향을 미친 것이다.

피부과 화장품에는 특별한 것이 없다. 화장품 개발에 피부과 의사가 참여했다고 해서 더 좋은 화장품이라고 단정할 수는 없다. 물론 피부과 의사가 피부에 대해 가장 많은 전문지식을 가지고 있다는 것은 부인할 수 없는 사실이다. 하지만 그들이 화장품에 대한 지식까지 많은 것은 아니다. 물론 해외의 일부 의사들 중에는 더 좋은 시술 효과를 얻기 위해 화장품에 대해 연구하고 그것을 토대로 브랜드를 만들어 제품을 출시하기도 한다. 그리고 그중에는 글로벌 브랜드도 적지 않다. 하지만 우리나라에는 다

년간의 진료 경험과 다양한 환자 사례를 바탕으로 시술 후 효과를 극대화하기 위해 화장품을 연구 개발한 브랜드가 과연 몇이나 될까?

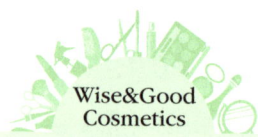

거리에는 피부과와 성형외과가 넘쳐난다. 요즘 피부과는 피부관리하느라 바빠서 종기 하나도 치료하지 못한다고 비아냥거리는 사람들도 있다. 하지만 여기에는 피부과와 일반의원을 구분하지 못해 생기는 오해도 일부 있다. 보통 피부과 전문의가 되려면 의대, 인턴, 레지던트를 거쳐 최종 피부과 전문의 시험에 합격해야 한다. 최소 11년이 걸리는 고되고 오랜 시간이다. 그런데 피부과 전문의만 피부과 진료를 할 수 있는 것이 아니다. 의대를 졸업하고 의사국시에 합격해 의사면허만 가지고 있으면 일반의가 될 수 있는데, 이러한 일반의나 타과 전문의들도 진료과목에 명시하면 피부과 진료를 할 수 있다. 실제로 일반의나 가정의학과, 산부인과 등 다양한 전문의들이 피부 관련 시술을 하고 있으며, 이러한 병원들도 심심찮게 볼 수 있다. 보톡스의 제왕으로 알려진 닥터 브란트가 "간단해 보이는 보톡스 시술도 반드시 많은 경험을 가진 의사에게 시술을 받아야 원하는 효과를 얻을 수 있다"고 말했던 것처럼, 일반의나 타과 전공의가 피부과 전문의보다 진료를 더 잘할 수는 없다. 특히 피부과 시술을 할 때는 환자의 피부 상태를 고려해야 하고, 시술 중에 일어날 수 있는 다양한 사고 등에 대처할 수 있어야 한다. 피부과 화장품에는 특별한 것이 없지만, 피부과 전문의에게는 일반의 또는 타과 전문의에게는 없는 특별한 것이 있다. 피부질환으로 병원을 찾는다면 반드시 피부과 전문의인지 확인하자.

피부과 전문의 외부 간판	비전문의 외부 간판
○○○ 피부과 의원	○○○ 의원 진료과목 피부과
○○○ 피부과 의원	○○○ 클리닉 진료과목 피부과

(출처: 대한피부과의사회)

전성분에 없어도
화학방부제가
들어갈 수 있다?

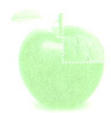

많은 회사들이 자사 제품에 화학방부제가 포함되어 있지 않다고 광고한다. 그렇다면 전성분에 화학방부제가 표기되어 있지 않으면, 화장품에는 화학방부제가 전혀 존재하지 않는 것일까? 예상과 달리 화학방부제는 존재할 수 있다. 간혹 화학방부제를 사용하지 않았다는 회사의 제품에서 화학방부제가 검출되었다는 뉴스를 본 적이 있을 것이다. 실제로 화학방부제를 사용해놓고 소비자를 속이고 표기를 안 했을 수도 있고, 화학방부제를 사용하지 않았지만 일부 액상성분에서 화학방부제가 검출된 것일 수도 있다.

후자의 경우를 자세히 설명하면 이렇다. 화장품 성분 중 고체는 용매틀 나 세거한 상데이기 때문에 순도가 매우 높고, 매우 안전한 상태로 보관이 가능하다. 하지만 액체의 경우에는 쉽게 상할 수 있기 때문에 경우에 따라 보존제를 사용해 품질을 유지하기도 한다. 대표적인 것이 추출물이다. 즉 액상상태의 추출물을 유효성분의 변질 없이 보관하기 위해서 용매 외에 화학방부제를 미량 넣는 것이다. 하지만 화학방부제가 들어간 추출물이라 해도 '방부제 함유 ○○추출물'이라고 표기하지 않기 때문에 소비자는 알 수 없는 것이다. 때문에 제품을 만들 때 화학방부제를 사용하지 않았더라도 액상 원료에 부가적으로 들어간 화학방부제가 최종 화장품에서 나타날 수 있다. 그래서 유기농 화장품의 경우에는 최종 화장품에서 유기용매가 얼마나 검출되는지도 점검한다. 화장품 보존을 위한 것이든 일부 성분을 위한 것이든 만약 화학방부제가 조금이라도 들어간다면 유기농이라고 할 수 없기에 철저히 관리하는 것이다.

몇몇 발암물질을 제외하고는 최종 화장품에 어떤 성분이 얼마나 들어 있는지 확인할 수 있는 시스템이 마련되어 있지 않기 때문에 화장품을 만들 때 방부제를 사용하지 않았다 해도 개별 원료의 가공처리 과정에서 방부제를 사용했다면 얼마든지 방부제가 혼입된 화장품을 사용할 수 있다.

CHAPTER
07

아름답지만 치명적인
메이크업 노하우

여성의 립스틱 평생 섭취량 3kg!
안젤리나 졸리 같은 입술을 위하여!
중금속 마스카라와 워터프루프 마스카라
아이라이너는 점막까지 채워라?

여성의 립스틱
평생 섭취량 3kg!

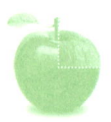

어린 시절 여자라면 한 번쯤 어머니가 외출하신 틈을 타 화장대에 놓인 립스틱을 발라본 경험이 있을 것이다. 이때 대부분이 수많은 립스틱 중에서 레드 계열의 립스틱을 선택한다. 여자들은 붉은 입술색이 자신을 돋보이게 하는 가장 손쉬운 방법이라는 것을 태생적으로 알고 있는 듯하다.

요즘은 태어날 때부터 병원에서 추천해주는 각종 베이비용 화장품들을 몇 개씩 바르지만, 불과 십여 년 전까지만 해도 여성들이 태어나서 제일 처음 접하는 화장품은 베이비파우더, 그 다음은 립스틱이었다. 떳떳하게 메이크업을 할 수 있는 스무 살이 되면 아무리 메이크업을 못하는 여성들도 기본적으로 립스틱 정도는 바른다. 나이가 들면서는 입술에 뭔가를 바르지 않으면 주변에서 '어디 아프니?', '안 좋은 일 있니?'라는 생뚱맞은 질문을 듣게 되다 보니 타의에 의해 바르는 횟수도 점점 늘어나게 된다. 어쨌든 립스틱과 여성은 나이가 들면서 더 떨어질 수 없는 사이가 되어가는 듯하다.

그런데 작지만 친숙한 이 립스틱에 대해 여러분은 얼마나 알고 있는가? 미니 가습기를 하나 사더라도 사용설명서만 4~5페이지나 되는데, 우리는 '불경기일수록 레드 계열 립스틱이 잘 팔린다'는 속설 외에는 립스틱에 대한 별다른 정보를 가지고 있지 않은 듯하다. 화장품이야 잘 바르면 그만이지 복잡하게 무슨 정보가 더 필요하냐고 할지도 모르겠지만, 립스틱도 먹는 식품이기에 제대로 알고 가려 먹어야 한다는 것이 필자의 생각이다.

립스틱에 대해 본격적으로 이야기하기 전에 립스틱이 무엇으로 만들어졌는지부터 간단히 알아보자. 입술은 다른 피부와 달리 피지막과 각질층이 매우 얇아서 수분 증발 속도가 매우 빠르고 각질의 수분량도 적다. 때문에 겨울철이나 피지분비를 조절하는 여드름 약 등을 복용했을 때 유독 입술은 빨리 건조해지고 심하면 갈라지기도 한다. 그래서 립 제품은 이러한 특성을 감안한 성분을 사용하여 보호기능을 높인다. 하지만 아무리 보호기능이 탁월하다 해도 발색력이 좋지 않으면 립스틱으로서의 기능은 불합격이다. 립스틱용 색소로는 원래 카민(붉은색 천연 유기염료로 선인장을 먹고 사는 연지벌레를 말려서 추출한 것)과 홍화 추출물이 주로 사용되었는데, 1차 세계대전 이후 합성색소가 등장했다. 립스틱의 주요 구성 원료로는 유상기제(칸데릴라 왁스, 피마자유, 세레신, 디메틸 폴리실록산 등), 수상기제(정제수, 글리세린 등), 착색제, 산화방지제, 향료(코 아래에 바르는 것이라서 립 제품은 향을 중시한다) 등이 있다. 또한 제형이나 목적에 따라 립스틱, 립글로스, 립밤, 틴트, 플럼퍼 등으로 나뉜다.

2007년 립스틱과 관련된 충격적인 두 개의 보고서가 발표되었다. 미국의 '안전한 화장품을 위한 캠페인(Campaign for Safe Cosmetics)'에서 시중에 유통되는 립스틱 33개를 조사한 결과 60%의 제품에서 납이 검출된 것이다. 이 결과를 인정할 수 없었던 FDA는 2009년에 재조사를 실시했고, 그 결과는 더욱 놀라웠다. 조사한 20개의 제품 모두에서 납이 검출된 것이다. FDA는 검출된 납의 양이 인체에 위해할 정도는 아니라고 설명했지만, 이는 오히려 논란만 더 증폭시켰다. 언론은 수은에 중독된 물고기와 다른 것이 무엇이냐며 립스틱의 심각성을 대대적으로 보도했다.

그리고 같은 해 사우샘프턴 대학의 짐 스티븐슨 교수팀은 19세기에 등장하여 식용색소로 많이 사용되고 있는 아조계 색소 6가지, 즉 황색 5호(Sunset yellow, CI 15985, E110), 황색 4호(Tartrazine, CI 19140, E102), 적색 색소(Carmoisine, CI 14720, E122), 적색 102호(Ponceau 4R, CI 16255, E124), 적색 40호(Allura red, CI 16035, E129), 황색 색소(Quinoline yellow, CI 47005, E104)와 방부제 성분 1가지 소디움 벤조에이트(Sodium benzoate)를 가지고 과잉행동장애(ADHD, Attention Deficit Hyperactivity Disorder)와의 관계를 조사하여 발표했다. 이 실험은 3세 2그룹, 8~9세 2그룹 총 297명의 어린이들이 6가지 색소와 방부제를 혼합한 식품을 섭취하는 방식으로 진행되었다. 연구결과 식용색소 병용 섭취 시 과잉행동 증가를 일으킬 수 있다는 결론이 나왔다. 이 연구를 근거로 영국 식품기준청(Food Standard Agency)은 2009년까지 어린이에게 해당 색소의 섭취를 금지하겠다는 발표를 했고, 이 같은 내용의 규제안을 EU에 제출했다. 이 같은 영국의 행보는 언론을 통해 우리나라에 알려졌고, 곧이어 식약청은 2009년 3월 '어린이 식생활 안전관리 특별법'을 발표했다. 처음에는 영국처럼 해당 색소 전부를 어린이 식품에 사용 금지하겠다고 발표했으나, 개정 고시된 내용에는 적색 102호 1품목만 사용 제한을 두는 것으로 결론이 났다. 중간에 복잡한 내용들이야 대충 짐작이 가지만, 산업의 영향권에서 벗어날 수 없는 현실이 참으로 안타까울 따름이다.

갑자기 립스틱을 식품이라고 하더니, 어린이 식품에 자주 사용되는 식용색소에 대한 논란까지 언급하니 당황스러운가. 그렇지만 이제부터 더 당황스러운 이야기를 하려 한다. 수업 준비를 하다가 '립스틱 러버(lipstick lover)'라는 제목의 유튜브 동영상을 보고 정말 충격을 받았던 적이 있다. 동영상 내용은 대충 이렇다.

한 여성이 남자친구와의 데이트를 앞두고 화장대 앞에서 공들여 메이크업을 한다. 볼터치를 하고 귀걸이와 목걸이를 착용하고 마지막으로 립스틱을 바른다. 우연히 립스틱의 맛(?)을 느낀 여성은 갑자기 주체할 수 없다는 표정으로 화장대에 있는 립스틱을 하나씩 먹기 시작한다. 심지어 화장대 서랍을 뒤져 크림과 파운데이션, 그 외의 모든 화장품을 닥치는 대로 먹어치운다. 심히 거북스러운 장면의 연속이었지만, 마지막에 나온 자막 한 줄은 자의든 타의든 우리도 그 여성과 다를 것이 없다는 사실을 말해준다.

"여성들이 평생 동안 먹는 립스틱량은 7파운드이다. 당신은 어떠한가?(Over the course of a lifetime, the average woman ingests seven pounds of lipstick. What's in your makeup?)"

여성들이 평생 동안 먹는 립스틱이 7파운드(3kg) 정도라니! 이 양은 동영상 속 여성처럼 의도하고 먹는 것을 의미하는 것이 아니라 의도하지 않고 음식을 섭취하거나 말을 하거나 입술을 깨무는 등의 습관을 통해 섭취하는 것이다. 결국 립스틱은 메이크업을 위한 단순한 도구가 아니라 의도

하든 의도하지 않든 우리가 섭취하는 식품인 것이다.

어린이의 과잉행동장애와 관련이 있다고 언급된 색소는 비단 식품에만 사용되는 것이 아니다. 립스틱, 립글로스 등의 메이크업 제품뿐만 아니라 기초 스킨케어 제품의 전성분에서도 쉽게 찾아볼 수 있는 것들이다. 다음은 우리가 알아둘 필요가 있는 색소들이다.

1_ 적색 102호(Ponceau 4R, CI 16255, E 124)

우리나라에서 가장 빠른 반응을 일으킨 색소다. 수입 브랜드 메이크업 제품의 전성분을 보면 알아보기 힘든 숫자들로 나열되어 있어 머리 아팠던 경험이 있을 것이다. CI는 미국, E는 유럽 제품에 표기되는 것으로, 표기 방법은 달라도 모두 같은 색소를 의미한다. 레드 아조계 염료로서 식품에도 다양하게 사용되고 있다. 아스피린에 민감한 사람은 알레르기 반응을 일으킬 수 있고, 천식을 악화시킬 수 있다. 사우샘프턴 보고서에 의하면 과잉행동장애를 증가시킬 수 있으며, 미국, 노르웨이, 핀란드는 발암 의심성분으로 사용을 금지하고 있다.

2_ 황색 5호(Sunset yellow, CI 15985, E110)

식품뿐만 아니라 화장품에서도 널리 사용되는 색소로, 아스피린에 민감한 사람은 위장장애, 설사, 구토, 부종 등의 알레르기 반응을 일으킬 수 있고, 천식을 악화시킬 수 있다. 사우샘프턴 보고서에 의하면 과잉행동장애를 증가시킬 수 있으며, 노르웨이, 핀란드에서는 금지 성분으로 지정하고 있다. 2010년 미국 공공과학센터(Center for Science in the Public Interest)는 FDA에 금지를 요청한 바 있다.

3 _ 황색 4호(Tartrazine, CI 19140, E102)

우리가 즐겨 먹는 음료수, 팝콘, 머스타드, 포테이토칩 등의 식품뿐만 아니라 샴푸, 크림, 비누 등의 화장품에서 노란색, 파랑색, 녹색 등의 색을 내기 위해 사용된다. 아조계 염료 중 가장 큰 알레르기 반응을 일으키는 것으로 알려져 있으며, 알레르기 반응 시 천식을 악화시킨다는 연구결과가 있다. 사우샘프턴 보고서에 의하면 과잉행동장애를 증가시킬 수 있으며, 현재 오스트리아, 노르웨이, 독일에서 사용을 금지하고 있다.

4 _ 적색 40호(Allura red, CI 16035, E129)

레드 아조계 염료로 아스피린에 민감한 사람은 알레르기 반응을 일으킬 수 있다. 사우샘프턴 보고서에 의하면 과잉행동장애를 증가시킬 수 있으며, 현재 벨기에, 프랑스, 독일, 스웨덴, 오스트리아, 노르웨이, 덴마크, 스위스 등 많은 나라에서 사용을 금지하고 있다.

이 4가지 색소는 우리나라에서도 많이 사용하고 있는 식용색소(FD&C)다. 식품, 의약품, 화장품에 모두 사용가능한 색소이며, 어린이 식품에서만 사용이 제한되어 있을 뿐이다. 이러한 타르색소는 석탄의 콜타르에서 추출한 벤젠, 톨루엔, 나프탈렌 등을 재료로 한다. 물론 그 출신 성분만을 가지고 무조건 위험하니 사용하지 말라는 의미가 아니다. 하지만 우리는 심리적인 만족감을 위해 불필요한 것들을 마치 반드시 필요한 것인양 오인하며 살아가고 있다. 값싸게 원하는 색을 만들어주는 타르색소 중 일부는 끊임없이 안전성 논란의 선두에 서 있다. 일부 학자들은 안전성에 대한 과학적 근거가 명백하지 않은 상황에서 해당 색소의 사용 금지를 요구하는 단체들의 행동이 오히려 소비자들에게 불안감과 공포감을 유발할 수 있다고 주장한다. 또한 립스틱은 먹으라고 만든 것이 아니기에 식품과 같은 기준을 내세우는 것은 억지라고 주장한다. 이런 업계에게 일일허용기준치(죽을 때까지 매일 먹는다는 가정 하에 안전한 일일 허용량)는 얼마나 당당한 잣대가 되고 있는가.

과학기술은 하루가 다르게 발전하고 있다. 손가락 하나 움직이지 않고 음성으로만 기계를 작동하는 수준을 넘어 이제는 생각만으로도 기계를 움직일 수 있다. 그런데 이런 과학기술의 발전에도 불구하고 우리는 인간의 노화가 왜 일어나는지 그 기전조차 명확히 알고 있지 못하다. 유독 인간의 몸에 일어나는 변화에 대해서만큼은 아직 많은 숙제를 가지고 있다. 그런데 누가 누구에게 공포감이라 감히 말할 수 있을까? 우리는 지나친 안전불감증에 걸려 있고, 양심불량의 많은 기업들 곁에서 건강을 담보로 한 도박을 계속해나가고 있다. 그리고 그 도박으로 인한 빚을 내 자식들에게 대물림할 준비까지 하고 있다.

립 제품은 의도하지 않더라도 섭취할 수 있다. 그렇다면 식품이라고 생각해야 한다. 어느 날 인터넷에 '먹는 챕스틱'이라는 제품이 등장해 '어, 나와 같은 생각으로 만든 제품이 나왔나?' 하고 찾아봤더니, 코카콜라에서 각종 탄산음료와 맛이 비슷한 챕스틱을 만들어 국내에 시판한다는 내용이었다. 인터넷을 뒤져봤더니 '맛있는 챕스틱이나 립 제품은 없느냐?'라는 질문이 꽤 있었는데, 댓글에는 '맛있는 게 왜 필요하냐?', '무슨 용도냐?'라며 짓궂은 농담을 하는 이들도 있었지만, 진지하게 제품을 소개해주는 이들도 있어서 깜짝 놀랐다. 소개해준 제품 중에 코카콜라 제품도 있기에 직접 매장에 가서 전성분을 확인해보니, 탄산음료와 같은 향과 맛을 내기 위해 인공향과 인공감미료를 첨가했을 뿐 일반 립 제품과 전혀 다를 게 없었다. 먹는 제품과 동일한 이미지를 연출하는 것이 제품을 사용하는 청소년들에게 잘못된 정보를 제공하는 것은 아닌지 걱정스러웠다.

식품에 사용하는 색소이므로 립스틱에 사용해도 괜찮다는 식의 논조가 아니라 식품에 사용하고 있지만 문제가 되는 색소라면 립스틱에도 사용 금지 또는 제한하는 방안을 고려해야 한다. 발색이 최우선인 메이크업 제품이고 다른 것으로 대체하여 사용했을 때 원하는 색이 나오지 않아 꼭 써야겠다면, '알레르기 유발'과 같은 경고 문구를 넣고 성분에 대한 모든 정보를 제공하여 소비자가 직접 선택할 수 있도록 해야 한다. 지금 우리는 스스로도 인지하지 못한 채 안전성 논란의 중심에 서 있는 타르색소, 발암 의심성분인 파라벤, 알레르기 유발성분인 일부 산화방지제, 향료 등을 매일 조금씩 섭취하고 있다. 지금은 미량이지만 우리의 몸에 차곡차곡 쌓여 언제 우리를 위협할지 그 누구도 장담할 수 없다.

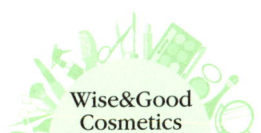

Wise&Good Cosmetics

저녁 약속이 있어서 집 근처 한 베이커리에 앉아 있었는데, 옆 테이블에 엄마와 서너 살쯤 되어 보이는 여자아이, 그리고 이모로 추정되는 여성이 팥빙수를 먹고 있었다. 이모는 오랜만에 아이를 만났는지 "어쩜 이렇게 예쁘게 컸니?", "어린이집은 잘 다니니?", "이모 안 보고 싶었니?" 하면서 아이를 무릎에 앉히고는 애정의 눈길을 보내면서 볼을 비버댔디. 그러다가 아이에게 "이모한테 뽀뽀해줄래?"라고 물었다. 아이가 팥빙수 삼매경에 빠져 아무런 대꾸가 없자, 이모는 "그럼 내가 해주면 되지! 호호호" 하며 아이에게 뽀뽀를 했다. 아이도, 엄마도 웃었고, 너무나 행복해 보였다. 이모는 아이의 입술에 약간 찍힌 립스틱을 손으로 지우고, 다시 대화를 나누었다. 웃으면서 그들을 지켜보다가 자세히 보니 엄마는 민낯이었지만, 이모는 메이크업을 한 상태였다. 아~~~~~악! 그 순간 이렇게 소리치고 싶었다.

"아~~~ 이모, 황색 5호, 적색 102호요!"

회사마다 조금씩 차이는 있지만, 황색 5호는 매년 여름이면 히트 컬러인 코랄, 오렌지, 핑크 립스틱을 만들 때 황색 4호와 함께 즐겨 사용되는 색소이며, 적색은 레드 컬러 제품에 당연히 사용되는 색소다. 게다가 립스틱은 유성성분이 대부분을 차지하고 있어서 손으로 문지른다고 해서 없어지는 게 아니다. 이모의 과한 애정으로 인해 아이는 타르색소를 입에 묻힌 채 팥빙수를 먹은 것이다. 조금 심하게 말하면 아이는 팥빙수가 아닌 타르색소 빙수를 먹은 셈이다. 혹시 아이가 있다면 이제부터 아이에게 이렇게 말하게 하라.

"화장한 이모, 고모는 나를 바라보기만 하세요. 난 타르색소 범벅인 이모랑 뽀뽀하기 싫어요."

안젤리나 졸리 같은 입술을 위하여!

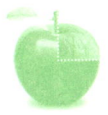

과거에는 앵두같이 붉고 작은 입술이 예쁜 입술의 기준이었다. 하지만 요즘은 안젤리나 졸리, 스칼렛 요한슨처럼 두툼하고 섹시한 입술을 동경한다. 50대인 필자의 어머니도 나이가 드니 입술이 쪼글쪼글 주름이 잡혀 보기 싫다며 좋은 방법이 없냐고 물어보신다. 실제로 주변에서 입술에 필러 시술을 받는 사람들이 하나둘 늘어나는 것을 보면 예뻐지려는 욕망은 끝이 없는 듯하다.

몇 년 전 해외 출장을 다녀온 친구가 립글로스라며 선물을 주었는데, 사용하자마자 입술이 화끈거리고 피부가 찢어지는 듯한 느낌이 들었다. 알고 보니 그것이 립 플럼퍼(lip plumper)였다. 립 플럼퍼는 피부를 자극해 부풀어 오르게 하는 제품으로, 캡사이신(capsacin), 멘톨(menthol), 캄퍼(camphor), 생강(ginger), 계피(cinnamon) 등이 사용된다. 대부분 자극성 있는 식물에서 추출한 성분이라서 경우에 따라 입술이 벗겨지거나 물집이 생길 수 있다. 립 플럼퍼를 사용한 후 너무 자극적이라고 판단되면 중지하는 것이 좋다. 요즘에는 단순히 입술에 자극을 주는 성분이 아니라 콜라겐, 엘라스틴의 생성을 도와 탄력을 주는 팔미토일 펩타이드(palmitoyl oligopeptide)를 이용하기도 하고, 유리 아미노산 엘-아르기닌(l-arginine: 임산부, 수유부는 금지)을 사용하기도 한다. 발랐을 때 순간적으로 입술이 팽창되는 것만 보고 자극적인 성분이 함유된 제품을 사용하기보다는 순간적인 효능은 조금 떨어지더라도 근본적인 탄력 개선에 초점을 둔 성분의 제품을 사용할 것을 권한다. 입술이 예민한데도 콤플렉스 때문에 꼭 발라야겠다면 입술보호제를 바른 후 그 위에 덧바르는 것이 자극으로 인한 피해를 줄이는 방법이다.

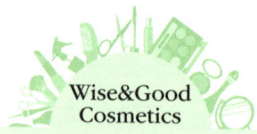

Wise&Good Cosmetics

올바른 립스틱 사용법

1. 식사하기 전에는 반드시 티슈로 입술을 닦은 후 음식물을 섭취한다.
2. 친구와 립 제품을 공유하지 마라. 특히 틴트와 립글로스 같은 액상 타입을 빌려 바르는 것은 그 친구의 침과 이물질을 함께 바르는 것이나 다름없기에 매우 위험하다.
3. 립스틱은 유행이나 선호 컬러가 자주 바뀔 수 있고, 즐겨 사용하지 않지만 필요한 컬러가 있을 수 있다. 이럴 경우 친구들과 선호하는 컬러의 립스틱을 공동구매한 후 립 파레트(미용재료 구매 사이트에서 쉽게 구입 가능하다)에 덜어서 사용하면 적은 금액으로 다양한 컬러를 확보할 수 있다. 단, 립 파레트에 담을 때는 반드시 약국에서 구입한 에탄올로 소독한 후 스파츌라를 이용해 담는다.

중금속 마스카라와
워터프루프 마스카라

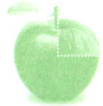

고대 이집트에서는 '눈은 영혼을 비추는 창'이라 여기고 눈 주변을 화장함으로써 사악한 영혼과 나쁜 에너지로부터 자신을 보호했다고 한다. 화장품의 역사에서 단골손님으로 등장하는 클레오파트라는 상아(ivory)와 콜(kohl)을 섞어 마스카라와 비슷한 용도로 처음 사용했고, 이 시대 남자들도 종교의식 때 눈 화장을 했다고 한다. 상업적으로 처음 판매된 마스카라는 1917년 메이블린의 설립자 토마스 윌리엄스가 바세린(petroleum)과 석탄가루(black coal dust)를 섞어 만든 케이크 형태의 제품이었다. 요즘은 컬을 풍성하게 해주는 제품, 눈썹 길이를 길어 보이게 해주는 제품, 다양한 컬러를 가진 제품 등 마스카라의 종류가 매우 다양해졌다.

그런데 마스카라가 화장품 중에서 변질되기 쉬운 품목이라는 것을 알고 있는가? 기본적으로 마스카라(리퀴드 타입의 아이라이너도 마찬가지다)는 액체 상태로 되어 있는 데다 브러쉬 역할을 하는 막대가 마스카라를 사용할 때마다 안과 밖을 왔다 갔다 하기 때문에 공기와 이물질이 혼입될 가능성이 매우 크다. 만약 이물질의 혼입으로 세균이 번식하게 된 제품을 사용할 경우 눈이 충혈되거나 결막염 같은 염증 질환이 생길 수 있다. 때문에 아이라이너나 마스카라 같은 제품은 개봉 후 6개월이 지나면 사용하지 말 것을 권한다. 하지만 미국의 한 조사에 따르면, 여성들은 마스카라를 개봉 후 1~2년까지 사용하고 있다고 보고된 바 있다. 이는 우리나라도 크게 다를 것 같지 않다. 특히 메이크업 제품은 제조일자가 비닐 캡에 찍혀 있거나 상자에 표기되어 있어 개봉 후에는 제조일자를 모르는 경우가 많다. 마스카라는 반드시 견출지 등을 이용해 개봉일을 표기해두는 습관을 가져야 한다.

요즘은 가까운 동남아권을 벗어나 중남미 등 먼 거리까지 해외여행을 다녀오는 사람들이 늘고 있다. 양주, 담배, 화장품 등은 해외여행 시에 꼭 선물로 사올 정도로 인기가 높다. 그런데 해외에서 화장품을 살 경우 주의해야 할 점이 있다. 화장품 안전성에 대한 규정은 유럽이 가장 까다롭기 때문에 믿을 만한 제품들이 많다. 반면 후진국은 화장품 성분에 대한 규제가 미비해 국내에서 사용하지 못하는 성분의 제품들이 판매될 수 있다. 마스카라의 대표적인 성분은 콜(kohl)이다. 콜은 안티몬(antimony, Sb)이나 납(lead, Pb) 같은 중금속을 함유하고 있는 매우 위험한 색소 성분이다. 하지만 눈매를 또렷하게 보이도록 하는 탁월한 성능 때문에 중동이나 동남아 일부 국가에서는 아직까지 사용되고 있다. 사우디아라비아나 이집트의 여성 및 여아의 혈액 속에서 납이 검출된 것도 이와 연관이 있다는 많은 연구보고가 있다. 중금속은 일단 몸에 들어가면 배출이 거의 되지 않고, 축적될수록 치명적인 독성을 나타내므로 매우 주의해야 한다.

워터프루프 마스카라(Waterproof mascara)는 결혼식이나 파티, 물놀이 등이 있는 특별한 날 마스카라의 번짐을 막기 위해 사용하는 제품이었다. 1938년에 처음 만들어졌으나 수많은 피부 알레르기 반응으로 인해 사용이 주춤했다가 1960년대부터 오늘날과 같은 워터프루프 형태의 마스카라가 등장했다. 워터프루프 마스카라는 물과 기름이 섞이지 않는 원리를 이용하여 만든 제품으로, 주성분은 디메치콘 코폴리올(dimethicone copolyol)과 실리콘(silicone)이다. 번지지 않는다는 장점 때문에 요즘에는 일상적으로도 워터프루프 제품을 많이 사용하는데, 정말 특별한 날이 아니라면 되도록 사용하지 않는 것이 눈 건강에 좋다. 디메치콘 코폴리올은 눈꺼풀에 상처나 염증을 유발할 수 있고, 땀샘을 막아 여드름을 발생시킬 수 있기 때문이다. 또한 워터프루프 제품은 일반 리무버로는 잘 지워지지 않기 때문에 세정 시 눈에 강한 자극을 줄 수 있고, 이로 인해 눈가 건조 및 눈가 주름을 유발할 수 있다. 따라서 워터프루프 제품을 사용했을 때는 피지성분을 잘 지울 수 있는 워터프루프 전용 리무버를 사용하는 것이 좋다. 그렇지 않으면 번짐을 막기 위해 사용한 워터프루프 마스카라가 오히려 눈가 주름만 늘어나게 할 수도 있다.

아이라이너는
점막까지 채워라?

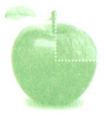

요즘은 인위적으로 보인다는 이유로 예전만큼 많이 사용하진 않지만, 크고 또렷한 눈을 만들기 위한 써클렌즈가 대세였던 시절이 있었다. 최근에는 뷰티나 패션에 대한 대중의 관심이 높아지면서 메이크업 아티스트들이 방송 프로그램에 나와 '눈이 커 보이는 노하우'를 알려주는 경우가 많다. 그런데 일부 메이크업 아티스트들은 눈매가 또렷하게 보이도록 하기 위해 아이라인을 위, 아래도 모자라 점막까지 꼼꼼하게 채우라고 조언한다. 하지만 아이라이너를 점막까지 바르는 것은 매우 위험한 발상이다. 눈은 생각보다 훨씬 예민하여 쉽게 자극을 받으며, 다른 신체기관과 달리 한번 손상되거나 노화되면 다시 회복하기 어렵다고 한다. 미국 의학협회(American Medical Association)는 아이 제품을 사용했을 때 눈가가 조금이라도 붉어지거나 자극적이라고 느껴지면 즉시 사용을 중단해야 한다고 설명한다. 특히 아이라이너와 같은 제품은 눈을 쉽게 자극하므로 지우는 것도 매우 조심해야 한다. 그러므로 안구와 가장 가까운 점막 부위에 제품을 사용하는 것은 상식적으로 이해할 수 없는 행동이다. 설령 안구에 닿지 않게 조심해서 잘 그렸다고 해도 지울 때 자극을 전혀 주지 않을 수 있는 방법은 없다. 점막까지 채워서 아이라이너를 그리는 것은 연예인이나 모델들이 특정 목적을 위해 하는 것이지, 일반인이 일상생활을 하면서 할 수 있는 메이크업 연출법이 아니다.

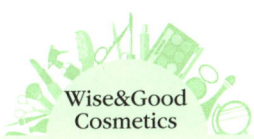

Wise&Good Cosmetics

올바른 아이 제품 사용법

1. 마스카라, 리퀴드 아이라이너는 개봉 후 6개월이라는 사용기한이 있지만, 최적의 사용기한은 4개월이다.
2. 마스카라는 브러쉬가 달린 막대를 이용해 펌핑을 하면 쉽게 건조되기 때문에 위, 아래가 아니라 좌우로 마스카라액을 묻혀 사용한다. 만약 내용물이 말랐다면 4개월이 되지 않았더라도 버려야 한다.
3. 마스카라 내용물이 말랐거나 잘 발리지 않을 경우 오래 쓰고 싶은 마음에 로션이나 스킨을 넣어 사용하는데, 이러한 행동은 정말 위험하다. 마스카라의 내용물은 다른 무엇과도 섞어 사용해서는 안 되고, 리필용 마스카라는 더더욱 사용하면 안 된다.
4. 마스카라, 리퀴드 아이라이너와 같은 액상 타입은 고온에서 쉽게 부패할 수 있으므로 최소 29도 이하에서 보관한다. 차 안에 보관하는 것은 매우 위험하며, 더운 여름에는 저온에서 따로 보관하는 것이 좋다.
5. 아이 제품에 사용되는 브러쉬는 일주일에 한 번 정도 세척하고, 먼지가 쌓이지 않도록 보관한다. 세척 시에는 전용세척제를 사용하고, 세척제가 없을 경우 샴푸를 이용한다.
6. 운전 중, 혹은 지하철이나 버스 같은 이동수단 안에서 화장하는 것은 좋지 않은 방법이다. 잘못해서 눈을 찌를 경우 심하면 실명을 할 수도 있고, 이동 중에는 대부분

손의 위생상태가 좋지 않기 때문에 세균 감염이 쉽게 일어날 수 있다. 특히 요즘에 나오는 진동마스카라는 편리할지 모르겠지만, 능숙하게 사용하지 못할 경우 위험한 무기로 바뀔 수 있으므로 뷰러를 이용한 후 마스카라를 사용하는 것이 훨씬 좋은 방법이다.

CHAPTER
08

피부노화를 막는
올바른 화장법

무엇을 바르느냐보다 어떻게 바르느냐가 중요하다
클렌징, 풍성한 거품으로 세안하라
각질제거제, 20대 중반부터 반드시 챙겨라
수분크림, 노화를 막는 제1수칙은 보습이다
자외선 차단제, 높은 SPF지수가 오히려 독이다

무엇을 바르냐보다
어떻게 바르느냐가 중요하다

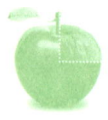

처음 보는 사람들이 항상 물어보는 질문은 "교수님은 무슨 화장품 쓰세요? 브랜드가 뭐예요?"라는 것이다. 심지어 필자의 가족들까지 많이 듣는 질문이기도 하다. 솔직히 필자는 남들에 비해 유난히 피부가 좋다고 말할 수는 없다. 초등학생 때는 알레르기가 심해 긁고 상처 난 피부의 반복이었고, 20대에는 갑작스럽게 여드름이 나서 의사의 추천으로 피지 조절약을 복용한 후 전신이 건조해져 바디크림 없이는 온몸이 간지러워 살 수 없었다. 또한 최근 4년 동안 실험실에서 드라이기의 열풍을 늘 가까이 하고, 유난히 추위를 많이 타서 항상 히터를 끼고 살다 보니 심한 건성피부다. 게다가 아직도 약간 남아 있는 음식 알레르기 증상이 있어서 조금이라도 신선하지 않거나 비린 냄새가 나는 음식을 잘못 먹으면 바로 트러블이 올라오는 골칫거리 피부다. 다행인 것은 어릴 적부터 인스턴트나 패스트푸드를 좋아하지 않았고, 피부와 화장품에 대해 공부하면서 피부에 무엇을 해줘야 하는지 알고 스스로 상황에 맞게 관리할 수 있었다는 점이다. 만약 이러한 지식이 없었다면 급격한 노화의 진행으로 노안이 되었을 것이 분명하다. 어쨌든 지금은 어디가도 동안까지는 아니더라도 나이보다는 조금 어리게 보는 편이니, 화장품을 잘 바르는 방법과 꼭 필요한 화장품 몇 가지를 추천할까 한다.

화장품은 '무엇을 바르는가'도 중요하지만, '어떻게 바르느냐'가 정말 중요하다. 그 해답은 화장품의 역할을 생각해보면 쉽게 알 수 있다. 화장품은 비싼 것을 사서 남들에게 과시하기 위해 사용하는 것이 아니다. 피부에 흡수시켜 자외선, 스트레스, 오염된 환경 등으로부터 고생한 피부에 조금이라도 도움을 주기 위해 바르는 것이다. 그렇다면 화장품의 첫 번째 과제는 잘 흡수시키는 것이다. 물론 흡수 전에 전제사항이 하나 있다. 피부에 닿는 모든 것이 청결할 것! 만 원 정도의 크림을 십만 원 정도의 크림 성능으로 바꿀 수 있는 '화장품 잘 사용하는 법'을 순서대로 살펴보자.

첫째, 화장품을 바르기 전에는 반드시 비누로 손을 깨끗하게 씻는다. 손에는 무수히 많은 세균이 있으므로 물로만 닦으면 안 된다.

둘째, 해외 관광객들이 좋아하는 한국 제품 중 하나가 밥솥이라는 설문 결과를 본 적이 있다. 집집마다 한 대 정도는 있는 밥솥은 기본적으로 보온상태로 되어 있다. 뚜껑을 열면 보온상태의 열이 바깥 공기와 접촉하면서 수증기가 발생한다. 이 수증기가 바로 스티머 역할을 한다. 5초 정도 밥솥 뚜껑을 열고 피부에 스팀을 쐬어준다. 만약 밥솥이 없다면 주전자에 물을 끓여 올라오는 수증기를 이용해도 괜찮다. 그것도 안 된다면 두 손바닥을 열심히 비벼 열을 낸 후 피부 위에 살짝 올려주는 것도 좋다. 스팀을 쐬는 이유는 모공을 열어 화장품의 흡수율을 높이기 위해서다.

셋째, 이제 화장품을 바를 준비가 다 되었다. 화장품은 피부결을 따라 발라주는 것이 중요하다. 피부결을 무시하고 바르면 약간의 힘만 주어도 주름이 쉽게 생길 수 있다. 특히 30대에 들어서면서부터는 피부탄력이 떨어지기 때문에 반드시 피부결 방향으로 발라주어야 한다. 화장품을 바를 때는 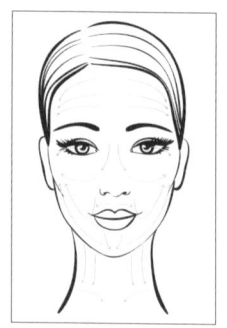 최대한 힘을 뺀 상태에서 바르고, 마무리점에 도착했을 때 지그시 지압을 한 번 해주면 피부혈색에 도움이 된다.

넷째, 기초스킨케어 제품뿐만 아니라 메이크업 제품도 피부결 방향대로 사용하면 피부표현이 훨씬 더 자연스러울 수 있다.

클렌징,
풍성한 거품으로 세안하라

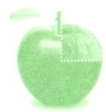

한국보건산업진흥원의 「2013년 화장품 산업 분석 보고서」에 의하면, 세정용 제품류의 연도별 생산추이에서 폼클렌징은 2011년 95억 원에서 2012년 1,717억 원으로 무려 1,798%나 성장했다. 반면 클렌징크림, 로션, 메이크업 리무버를 포함한 그 밖의 클렌징 제품은 과거에는 꾸준히 성장했으나, 2012년에는 오히려 2011년 대비 15.3% 감소한 것으로 나타났다. 소비자들의 클렌징 사용법에 변화가 찾아왔음을 추측할 수 있다. 그렇다면 좋은 클렌징 제품은 어떤 것일까? 광고 속 클렌징 제품은 뽀독뽀독 소리가 날만큼 깨끗하게 씻어내는 것이 중요하다고 이야기한다. 개인차는 있겠지만, 과거 대부분의 소비자들이 세안 후 피부에 뭔가 남아 있는 듯한 느낌보다는 청량감을 더 선호했다. 하지만 요즘은 클렌징 오일의 잔여감 때문에 사용을 꺼리던 사람들도 동안이 되기 위해서는 피부자극을 최소화해야 한다는 것을 알고 오일 타입을 찾기 시작했다.

이러한 현상은 요즘 클렌징 제품에 '순하다', '저자극', '순식물성', 'non-cosmedogenic', '식물 유래 성분 90%' 등의 단어가 안 들어간 제품이 거의 없는 것만 봐도 쉽게 알 수 있다. 재미있는 것은 이러한 제품들은 식물성 원료임을 내세운 만큼 각종 꽃향기를 함유하고 있고, 손바닥에 조금만 덜어 물과 함께 비비기 시작하면 모 세탁기 광고처럼 하얀 거품이 풍성하게 만들어진다는 점이다. 혹시 지금 여러분이 사용하는 제품도 그러한가? 그렇다면 이처럼 손쉽게 풍성한 거품을 내는 제품 속에 어떤 성분이 들어 있는지 한번 알아보자.

화장품의 안전성을 이야기할 때마다 논란이 되는 일부 화학성분에 대한 학자들의 견해가 항상 일치하는 것은 아니다. 하지만 대부분 파라벤과 일부 계면활성제에 대해서는 대체성분이 들어간 제품을 사용하라고 권고한다. 이 중 계면활성제는 화장품의 종류를 다양하게 만든 일등공신이자 세정제의 주성분이다. 그런데 소디움 라우릴 설페이트(SLS, 소디움 라우릴 황산염), 소디움 라울레스 설페이트(SLES, 소디움 라울레스 황산염)와 같은 계면활성제는 피부장벽(Barrier)을 파괴하여 피부건조증 등을 유발할 수 있다. 이러한 계면활성제가 많이 들어간 제품은 풍성한 거품을 만들어주고 값이 싸서 많은 클렌징 제품의 주요 성분으로 사용되고 있다. 클렌징 제품의 각종 꽃향기 역시 식물의 추출물이 아니라 인공향료로 만들어진 것이다. 인공향료는 호르몬 교란을 일으킬 수 있는 내분비장애 의심성분이므로, 향이 좋다고 해서 반드시 좋은 제품은 아니다.

풍성한 거품을 만들어내기 위해서는 다양한 계면활성제가 첨가되는데, 이는 모공 깊숙이 쌓인 노폐물을 제거하기도 하지만 피부장벽을 파괴하여 노화의 주범이 되기도 있다. 피부장벽의 파괴는 아토피 피부염의 원인이

기도 하다. 소비자의 눈에 그럴듯한 제품으로 보이기 위해 많은 화학성분들을 첨가하여 제품을 만들어내고 있는 것이다. 하지만 소비자들이 원하는 것은 세정 기능이 탁월하고, 피부에 최소한의 자극을 주는 기본에 충실한 클렌징 제품이지 불필요하게 많은 성분이 함유된 제품이 아니다.

메이크업을 하는 사람에게는 (비비크림을 바르는 남성도 포함해서) 클렌징 제품의 사용이 굉장히 중요하다. 화장은 하는 것보다 지우는 것이 중요하다는 광고 속 카피는 누가 만들었는지 모르겠지만, 절대 진리다. 하지만 단순히 보여주기 위한 각종 추출물이 들어간 클렌징 제품이나 하얀 거품이 풍성하게 일어나는 클렌징 제품이 과연 피부에 도움을 주는지 한 번쯤 생각해봐야 한다. 시중에 거품이 일어나지 않는 논포밍(nonfoaming) 클렌저가 있다. 이들 제품은 거품이 잘 생기는 클렌징 제품에 비해 덜 씻긴 듯한 느낌이 들 수 있지만, 피부자극 성분이 거의 들어 있지 않아 세안 후 당기는 느낌보다 촉촉한 느낌을 유지할 수 있으므로, 한 번쯤 사용해보길 권한다. 그리고 클렌징 제품을 구입하게 된다면 다음 3가지 주의사항을 기억하기 바란다.

① 천연 화장품 또는 유기농 화장품으로 인증마크를 받은 제품이 아니라면 '순하다', '저자극', '순식물성', 'non-cosmedogenic', '식물 유래 성분 90%' 등의 단어는 무시하고 전성분을 확인한 후 제품을 선택하라.

② 피부가 민감하다면 인공향료(artificial fragrance)가 첨가된 제품은 되도록 선택하지 마라.

③ 인공색소(artificial dyes)가 첨가된 것은 선택하지 마라.

만약 집에 선물로 받은 클렌징 제품이 많다면 사용법만 개선해도 피부 자극을 최소화할 수 있다. 몇 년 전 방송에서 소개된 '아기피부 세안법'은 피부자극을 최소화한다는 점에서 공감이 가는 세안법이다. 달걀흰자를 이용해 거품을 낼 때도 거품기를 이용하느냐, 숟가락, 젓가락, 포크 등을 이용하느냐에 따라 거품의 양이 확연하게 달라진다. 그리고 거품의 양이 많을수록 미세한 입자로 변한 흰자를 볼 수 있다. 클렌징 제품도 마찬가지다. 손을 이용해 풍성한 거품을 얻으려면 많은 세안제가 필요하다. 하지만 평소 사용양의 5분의 1만 덜어도 거품망을 이용하면 충분히 풍성한 거품을 낼 수 있다. 이 거품을 이용해 세안을 하면 피부에 자극을 줄이고 미세한 거품입자로 세안하는 효과를 높일 수 있다. 거품망은 시중에서 2,000~3,000원대의 저렴한 가격으로 구입할 수 있으며, 사용법도 간단하다. 거품망을 이용해 최대한 풍성하게 거품을 만들고, 그 거품을 이용해 가볍게 손이 피부에 닿지 않도록 세안하는 것이 핵심이다. 평상시 세안 후에 심하게 당겼던 피부라도 거품세안을 한 후에는 촉촉하게 느껴질 것이다.

우리는 지금까지 피부에 엄청난 자극을 주며 세안을 했다. 화장품 중에서 가장 많이 사용하는 품목 중 하나가 클렌저인 만큼 자극이 적고 피부친화적인 제품을 선택해야 한다. 인위적으로 많은 거품을 생성하기 위해 각종 계면활성제를 사용하는 일반적인 폼클렌징 제품이 과연 피부를 위한 올바른 선택이었는지 생각해봐야 한다.

각질제거제,
20대 중반부터 꼭 챙겨라

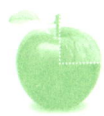

값비싼 기능성 화장품을 사용하는데도 효과를 잘 못 느끼겠다고 이야기하는 사람들이 있다. 화장이 잘 먹지 않는다며 기초 스킨케어 제품을 덕지덕지 바르는 사람들도 있다. 그러면서 언제 샀는지 알 수 없는 각질제거제는 욕실에 항상 존재한다. 피부노화가 시작되는 20대 중반부터 꼭 챙겨야 하는 화장품을 꼽자면, 바로 각질제거제다. 각질을 관리하지 않고 화장품을 바르는 것은 밑 빠진 독에 물을 붓는 것과 같다.

피부는 피하지방, 진피, 표피 이렇게 3개의 층으로 나뉘어 있다. 가장 바깥층에 위치한 표피는 다시 기저층, 투명층, 과립층, 유극층, 각질층 5개의 층으로 나뉘는데, 이 중 가장 바깥에 위치한 것이 바로 각질층이다. 피부의 가장 바깥에 위치한 각질은 피부를 보호해주는 보호막 역할을 하며, 피부 속 수분이나 영양분이 빠져나가지 못하도록 방어해준다.

각질은 기저층에서 만들어져 각질층으로 올라간 후 일정 기간이 지나면 자연적으로 탈락한다. 그리고 새로운 각질들이 기저층에서 다시 만들어져 또 같은 과정을 거쳐 자연적으로 탈락한다. 이렇게 새롭게 만들어진 각질이 탈락하는 주기가 일정한데, 이 주기를 각화주기, 각질주기, 신진대사주기라고 부르며, 보통 28일±3일이다. 그래서 피부에 있어서 28일은 매우 중요한 주기다. 정상적으로 28일이 되면 각질이 탈락하고 새로운 각질이 생성되는 현상이 반복된다. 하지만 과도한 스트레스, 밤낮이 바뀐 생활, 상처, 자외선, 노화 등의 현상으로 인해 이 주기가 불규칙적이거나 28일보다 훨씬 길어지기도 한다. 그렇게 되면 아무리 좋은 화장품을 발라도 흡수가 떨어질 수밖에 없고, 피부톤이나 피부결이 나빠지며, 때로는 트러블이 생기기도 한다. 그래서 불규칙적인 주기를 정상적으로 맞추기 위해 인위적으로 각질제거를 할 필요가 있다.

각질 제거로 많이 알려진 방법은 알갱이가 있는 스크럽 제품의 사용, 에스테틱이나 피부과에서 사용하는 AHA나 BHA 성분을 이용한 필링법, 피부과에서 하는 박피 등이 있다. 강도는 다르지만 모두 각질을 제거한다는 목적은 같다. 색조화장을 즐겨하고, 20대 중반 이상이라면 규칙적으로 각질 제거를 하는 것이 좋다.

홈케어로 각질 제거를 할 경우에는 몇 가지 주의할 점이 있다. 각질제거제 중 스크럽 제품은 일종의 연마제라고 볼 수 있는데, 스크럽 알갱이가 피부를 문지르면서 각질을 제거하는 것이므로 피부에 자극이 될 수 있다. 또한 피부결 역방향으로 사용하거나 피부를 제대로 지지하지 않고 사용할 경우 각질은 제거될지 모르지만 주름이 발생할 수 있으므로 주의해야 한다. 스크럽뿐만 아니라 피부를 밀어서 사용하는 고마쥐 타입도 모두 비슷한 원리이므로, 피부결을 잘 모른다면 사용하지 말 것을 권한다. 그다음으로 많이 사용하는 AHA나 BHA는 시술자의 기술에 따라 피부에 독이 될 수도 있으므로, 아주 약한 농도가 아니라면 집에서 아무런 지식 없이 사용하는 것은 위험하다. 피부과에서 박피나 필링을 받는다면 해당 시술보다 시술 후의 재생 및 보습, 진정관리가 더 중요하며, 자외선 차단제도 어느 때보다 열심히 발라야 한다. 필자가 홈케어용 각질제거제로 추천하는 것은 다음 3가지다.

1_효소를 포함한 클렌징 제품

효소는 각질을 분해하는 성분으로 보통 파우더 타입의 클렌징 제품에 많이 들어 있다. 클렌징으로 무슨 각질이 제거되겠냐고 할 수도 있지만, 각질은 우리 눈에 보인다고 해서 깔끔하게 정리되는 것이 아니다. 오히려 피부에 엄청난 자극만 준 것일 수도 있다. 효소 함유 파우더 클렌징은 피부의 각질을 제거하면서 피부자극은 최소화할 수 있다. 세안할 때마다 사용하는 것보다는 주말에만 사용하거나 피지분비가 심하다면 일주일에 두 번 정도만 사용해도 충분한 효과를 얻을 수 있다.

2_상한 우유

가끔 목욕탕에 가면 목욕바구니인지 식품바구니인지 헷갈릴 때가 있다. 바구니에 우유, 요구르트, 오이, 강판까지 정말 다양한 것들이 들어 있기 때문이다. 이 중 우유로 마사지를 하면 뛰어난 보습효과를 볼 수 있는데, 신선한 우유보다 상한 우유를 사용하면 탁월한 각질 제거 효과를 볼 수 있다. AHA 중 젖산은 대표적인 각질 제거 성분인데, 상한 우유에 많이 함유되어 있다. 유통기한이 5일 정도 지난 우유를 이용해 마사지를 하면 각질 제거뿐만 아니라 보습과 미백효과도 얻을 수 있다. 5일이 지나지 않았어도 여름에는 빨리 상할 수 있기 때문에 냄새가 너무 심하다면 사용하지 않는 것이 좋다.

3_흑설탕

흑설탕은 고체의 결정상태지만, 첨가하는 물의 양에 따라 알갱이가 느껴질 수도 있고 전혀 느껴지지 않을 수도 있다. 알갱이가 아주 미세하게 느껴질 정도로 물에 녹인 후 피부결에 따라 마사지를 한다. 마사지를 하면서 남은 알갱이가 모두 녹는데, 그 상태로 2~3분 정도 둔 후 세안하면 따로 팩을 할 필요가 없을 정도로 각질 제거와 보습 공급을 한번에 할 수 있다. 물 조절이 어렵다면 호호바 오일과 같은 캐리어 오일을 이용해 흑설탕과 함께 마사지한 후 씻어내는 것도 좋다. 씻어낼 때 클렌징 제품을 이용할 필요 없이 물세안으로 흑설탕만 제거해주면 된다. 참고로 유난히 손이 거칠다면 알갱이가 느껴질 정도의 흑설탕으로 꾸준히 마사지를 해주면 부드러운 손으로 다시 돌아갈 수 있다.

수분크림,
노화를 막는 제1수칙은
보습이다

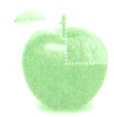

필자는 주변에서 좋은 기능성 화장품을 추천해달라는 부탁을 많이 받게 되는데, 그때마다 "수분크림은 쓰고 있어요?"라고 물어본다. 물론 수분크림의 사용이 피부의 기능을 오히려 방해하므로 사용하지 않는 것이 좋다고 말하는 사람들도 있다. 반대로 수분크림만으로는 피부의 부족한 부분을 채워줄 수 없으니 20대 중반부터는 기능성 화장품을 꼭 써야 한다고 말하는 사람들도 있다. 둘 다 전혀 틀린 이야기는 아니다. 하지만 필자는 21세기를 살아가는 우리에게 수분크림은 꼭 필요한 화장품이라고 생각한다.

우리는 태어날 때부터 적절한 피지와 수분이 함유된 피부를 갖고 태어났으며, 부족하면 자연스럽게 생성되어 유지될 수 있도록 만들어졌다. 이 기본적인 논리만 보자면 전자의 말처럼 수분크림을 이용해 수분과 피지를 보충하면 피부 본래의 기능이 퇴화할 수 있으므로 수분크림을 사용하지 않는 것이 더 좋다는 결론이 나온다. 하지만 우리의 주변환경은 어떠한가? 특히 도시생활을 하는 경우 실내에서 에어컨과 난방기를 사용하지 않는 사람이 몇 명이나 될까? 자가용, 버스, 지하철, 기차 등의 이동수단에서 에어컨과 히터를 틀지 않으면 이용객들의 불만은 아마 상상 그 이상일 것이다. 더군다나 여성들의 경우 메이크업을 하지 않고는 외출할 수 없다고 생각하는 문화의 영향, 건물로 둘러싸인 도로를 늘 바쁘게 다니는 차들로 인한 매연, 과한 세정제의 사용, 스트레스, 음주, 흡연 등으로 도저히 피부 항상성을 유지할 수 없다. 만약 피부의 힘만 믿고 기다리다가는 영원히 돌아올 수 없는 길로 가게 될지도 모른다. 이러한 이유로 필자는 화장품으로 채워줘야 할 부분이 있다고 생각한다.

그렇다면 왜 수분크림인가? 화장품은 피부가 가진 본래의 기능을 잘할 수 있도록 보완해주는 역할을 한다. 즉 피부의 수분은 화장품의 정제수로, 피부의 피지는 화장품의 유성원료로, 피부의 천연보습인자(N.M.F)는 화장품의 보습원료로 대체되어 만들어진다. 화장품의 구성은 수성원료, 유성원료, 보습원료로 만들어지는 것이 기본이며, 여기에 원하는 기능을 추가하기 위해 미백, 주름 개선, 자외선 차단 기능 등을 발휘하는 원료가 첨가되는 것이다. 어떤 기초 스킨케어 화장품도 이 세 가지가 기본이 되지 않는 것은 없다. 그러므로 수분크림은 가장 기본적인 화장품이라 할 수 있다.

수분 제품에 사용되는 보습제를 굳이 나누자면, 크게 습윤제(humectants)와 밀폐제(occlusives)로 나눌 수 있다. 습윤제는 각질층의 수분 함유 능력을 증가시키는 물질이고, 밀폐제는 수분 손실을 늦추기 위해 피부 표면에 오일막을 형성하여 각질층의 보습량을 증가시키는 물질이다. 습윤제는 보습제로 잘 알려진 글리세린, 프로필렌 글라이콜, 소르비톨 등이 있으며, 밀폐제는 광물성 오일, 식물성 오일 등이 있다. 수분 제품을 발랐는데 어떤 제품은 바르는 즉시 흡수되어 피부에 남는 것이 하나도 없는 듯한 느낌이 드는 것이 있고, 어떤 제품은 바른 후 피부를 수분이 촉촉하게 감싸고 있는 듯한 느낌이 들지만 시간이 지날수록 피부 속이 당기는 듯한 것도 있다. 이러한 이유는 습윤제와 밀폐제의 차이 때문이다. 하지만 요즘 출시되는 대부분의 수분 제품은 이 두 가지를 혼합하여 사용하고 있으며, 단지 함유량과 비율에 따라 사용감만 차이가 날 뿐이다. 지성피부 중 수분부족형 지성은 수분 제품을 반드시 사용해야 여드름 개선에 도움이 되는데, 밀폐제 성분보다 습윤제 성분이 주로 함유된 수분 제품을 사용하는 것이 좋다. 그리고 악건성피부는 습윤제도 필요하지만 밀폐제 성분이 반드시 필요하므로, 성분을 주의 깊게 보고 제품을 선택해야 한다. 특히 피부가 약한 민감피부의 경우에는 밀폐제 성분이 피부자극, 홍반, 피부 트러블을 유발할 수 있으므로, 사용 전에 패치테스트를 통해 확인하고 바르는 것이 좋다.

   수분 제품이 꼭 필요한 이유는 환경오염, 냉난방 기구의 사용, 과도한 클렌징과 화장 등으로 피부를 지켜주는 보호막인 피부장벽이 파괴되었기 때문이다. 피부장벽은 말 그대로 수원성처럼 외부의 침입을 막아 내부의 평안한 삶을 유지하기 위한 방어벽이다. 이 방어벽이 파괴되면 피부 내의 수분이나 영양분은 쉽게 소실되고, 외부의 균이나 오염원이 쉽게 침입하여 다양한 피부문제가 발생한다. 그런데 이러한 피부장벽을 보호하는 데 보습이 매우 중요한 역할을 한다. 주름이나 미백 개선과 같은 기능성 효과 역시 보습이 충만한 피부는 표피에서 어느 정도 효과를 발휘하고 있기 때문에 수분 제품이야말로 꼭 필요한 화장품이라 할 수 있다.

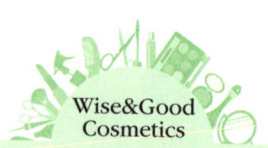

최근 베스트셀러이자 스테디셀러인 키엘의 울트라페이스크림, 라라베시의 악마크림, 피지오겔 수분크림 등을 보면 대부분이 수분 제품이라는 공통점이 있다. 수분 제품에 뭔가 큰 차이가 있는 것 같지만, 함량의 차이로 인한 사용감의 차이일 뿐 큰 차별성은 찾기 힘들다. 피부가 심하게 건조하다면 값비싼 수분 제품 대신 저렴하지만 안전한 성분으로 구성된 수분 제품을 꾸준히 사용하는 것이 좋다. 특히 주변환경의 습도 조절과 하루에 2L 이상의 물 섭취가 보습효과 면에서는 몇 십 배 더 좋은 결과를 가져다줄 것이다.

자외선 차단제, 높은 SPF지수 오히려 독이다

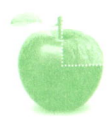

인간의 노화는 크게 자연노화와 광노화로 나뉜다. 시간이 지나면서 우리는 자연스럽게 세포 하나부터 노화되거나 사멸하는데, 그것이 자연노화이고, 광노화는 말 그대로 햇빛에 노출되어 발생하는 노화다. 자연노화를 지연 또는 정지시키는 것은 '별에서 온 그대'의 도민준이 아니라면 거의 불가능하기에 우리는 햇빛 노출에 의한 노화를 예방하고자 많은 노력을 한다. 일상생활에서 모자와 우산 등을 이용하여 자외선 차단을 하는 것은 현실적으로 너무 힘들다. 자외선이 비교적 약한 이른 아침 또는 저녁시간에만 야외활동을 한다는 것도 거의 불가능하다. 때문에 우리는 자외선 차단제를 최대한 안전한 방법으로 매일 사용해야 한다.

자외선 차단제에 대한 고민을 하고 있던 중 EWG(Enviromental Working Group)의 「2010선스크린 가이드(2010 Sunscreen guide)」에 실린 자외선 차단제의 9가지 진실에 대한 보고서 중 몇 가지만 소개하고자 한다.

① 자외선 차단제가 피부암을 예방한다고 말할 수는 없다. 2007년 FDA는 자외선 차단제만으로 피부암을 예방할 수 있다는 내용에 동의할 수 없다고 발표했다. 2001년 국제암연구기구(International Agency for Research on Cancer)에서도 자외선 차단제가 피부암 예방을 위한 첫 번째 선택은 될 수 없다고 이야기한 바 있다.

② SPF(Sun Protection Factor) 지수가 높을수록 효능이 뛰어난 것은 아니며, 오히려 SPF지수가 소비자에게 혼란을 줄 수 있다(이 부분은 이후에 자세히 설명하겠다).

③ 자외선 차단제의 사용으로 우리 몸에 필요한 비타민D가 부족해지고 있다. 비타민D는 뼈를 강하게 하고 면역체계에 도움을 주며 다양한 암의 위험성으로부터 보호해주는 꼭 필요한 비타민임에도 불구하고 현재 많은 사람들이 부족현상을 보이고 있다(이 부분도 이후에 자세히 설명하겠다).

④ 일부 자외선 차단제에 들어간 비타민A는 암을 빠르게 진행시킬 수 있으므로, 레티닐 팔미테이트, 레티놀 성분이 함유된 자외선 차단제는 사용하지 않는 것이 좋다.

⑤ 나노 소재 또는 내분비장애 가능 성분이 함유된 자외선 차단제는 사용하지 말아야 한다.

이 보고서는 FDA의 1978년 '자외선 차단제 안전규정'이 실패한 것이라고 결론을 내리고 있다. 미국의 경우에는 암 발생의 절반 정도가 피부암이기 때문에 피부암 예방이 매우 중요한 사항이다. 그에 반해 우리나라는 피부암 발생이 조금씩 증가하고 있지만 아직은 소수에 불과하다. 때문에 미국처럼 피부암을 예방한다는 개념보다는 광노화에 의한 주름과 기미 등을 예방하기 위해 자외선 차단제를 사용하는 경우가 많다. 그런데 이 보고서는 자외선 차단제가 약간의 도움을 줄 수는 있지만 확실한 효과를 과학적으로 증명하기 힘들다고 말한다. 그리고 자외선 차단제에 의존하기보다는 긴 소매의 옷(너무 달라붙는 옷은 안 된다), 선글라스, 모자, 우산 등을 이용하고 자외선 세기에 맞춰 외출시간을 조정하는 것이 가장 좋은 방법이라고 설명한다.

자외선 차단제를 올바르게 사용하는 방법

1_정량을 바르지 않으면 소용없다

 많은 사람들이 자외선 차단제를 바르기만 하면 제 역할을 다 하는 줄 알고 있다. 자외선 차단제가 제 역할을 하기 위해서는 다음 표에서 설명한 것처럼 1cm당 2mg 정도를 발라야 하는데, 한국인 평균 얼굴 크기를 기준으로 하여 정량을 바른다면 약 0.8g 정도이며, 이는 티스푼 절반 이상의 양이다. 하지만 많은 한국인들이 자외선 차단제를 정량의 4분의 1만 바르고 있다. 즉, 매일 SPF30을 발라왔지만, 결국 SPF30을 바른 것이 아니라 SPF2.3을 발랐던 것이다. 자외선 차단제가 보통 50ml이므로 자외선 차단제를 아침에 한 번 바른 후 한 번만 더 덧바른다고 가정하더라도 제품 하나를 한 달 안에 소진해야 정상이다. 우리나라 자외선 차단제 용량은 보통 30~50ml인 반면 외국에서는 80~100ml 제품이 더 많다. 이 역시 정량을 바르지 않는 행동과 전혀 연관성이 없지 않다. 많은 사람들이 자외선 차단제의 끈적임과 답답함이 싫어서 의무적으로 바르기는 하지만 제대로 바르지 않는다. 하지만 정량을 바르지 않으면 바르지 않는 것과 별반 차이가 없다. 바르는 행위 자체만으로 안도할 것이 아니라 제대로 된 사용법에 맞추어 사용해야 효과를 얻을 수 있다.

• SPF 사용량에 따른 SPF 지수 변화

SPF	정량	정량의 3/4	정량의 1/2	정량의 1/4
2	2.0	1.7	1.4	1.2
4	4.0	2.8	2.0	1.4
8	8.0	4.8	2.8	1.7
15	15.0	7.6	3.9	2.0
30	30.0	12.8	5.5	2.3
50	50.0	18.8	7.1	2.7

2_SPF30이 넘는 자외선 차단제는 필요 없다

우리나라의 경우 자외선 차단제의 사용량은 절대적으로 부족하면서도 자외선차단지수 중 하나인 SPF지수는 유독 높은 것을 선택하는 경향이 있다. 다른 나라의 경우에는 피부암 환자 또는 피부암 예방을 위한 경우에만 차단지수가 높은 제품을 사용한다. 즉, 우리는 피부암 위험에 노출될 확률이 적기 때문에 일상생활용을 사용해도 충분하다. 하지만 많은 사람들이 SPF지수가 높을수록 자외선 차단에 더 효과적이라고 생각한다. 그래서 시중에는 SPF30 미만의 제품은 찾기 힘든 반면, SPF50, 80, 심지어 100 제품까지 출시되고 있다. 도대체 무엇을 위해 이러한 제품들이 우리나라에 존재하는지 모르겠다.

호주는 세계 1위의 피부암 발생국으로 매년 평균 1,900여 명이 피부암으로 사망한다. 그래서 남녀노소를 불문하고 자외선 차단에 대한 교육을 필수적으로 받는다. 몇 년 전 호주여행을 갔을 때 호주 사람들은 어떤 자외선 차단제를 사용하는지 알아보기 위해 대형 마켓에 들어가 보고는 깜짝 놀랐다. 마켓에는 SPF15와 SPF30 제품만 있을 뿐 그 이상의 제품은 찾아볼 수 없었다. 다른 지역의 마켓에 가도 마찬가지였다. 가이드에게 물어보니, 방송에서 전문가들이 SPF30 이상의 자외선 차단제를 바를 필요가 없다고 수없이 강조해서 그 정도는 할아버지들도 아는 기본 상식이라고 했다. 출국 전 우리나라에서 여행에 필요한 자외선 차단제를 사러 마트에 갔다가 SPF40 이상인 제품만 진열되어 있어서 결국 빈손으로 돌아왔던 일이 생각나 참으로 씁쓸했다.

  일상생활을 할 때는 SPF15 정도면 충분하다. 다음 그래프에서도 볼 수 있듯이 SPF15부터는 자외선차단율에 큰 차이가 없다. 야외활동이 많은 경우에는 SPF30 정도면 되는데, 이것도 차단율이 96.6%이다. 자외선차단율은 SPF지수와 정비례로 증가하는 것이 아니다. 즉 SPF지수가 높은 제품이 무조건 자외선차단율이 높다고 할 수는 없다. 더군다나 미국 FDA에서는 자외선차단지수가 SPF50 이상인 제품은 SPF50 이상의 효능을 인정할 수 없다고 발표한 바 있다. 이후 SPF50 이상의 제품에는 숫자 대신 50+라고 표기하고 있다.

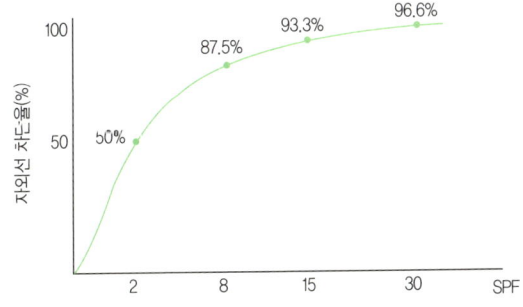

3_성분을 보고 자신에게 맞는 제품을 선택하라

여드름과 같은 피부 트러블이 많은 경우나 피부가 민감한 경우에는 물리적 차단제 성분이 들어 있는 제품을 선택하는 것이 좋다. 요즘에 출시되는 대부분의 제품은 물리적 차단제와 화학적 차단제를 함께 사용하여 각자의 단점을 보완해주고 있다. 자외선 차단제를 발랐을 때 피부 트러블이 생긴다면 반드시 피부과 전문의에게 도움을 청하기 바란다.

자외선 차단제, 이것이 궁금하다

1_파운데이션에 SPF가 포함되어 있다면 자외선 차단제를 바를 필요가 없다?

요즘은 자외선 차단 기능이 있는 각종 스킨케어 제품들이 출시되고 있다. 많은 소비자들이 이왕이면 다홍치마라고 단독기능보다 멀티기능을 가진 이러한 제품을 찾는다. 하지만 자외선 차단제만큼은 반드시 단독 사용, 정량 사용, 그리고 최적효과를 낼 수 있는 수치를 가진 제품을 사용할 것을 권한다. 만약 자외선 차단 기능이 포함된 비비크림이나 파운데이션만 사용한다면 두께감이 느껴질 정도로 발라야 한다. 즉 사람들이 경극화장 같다고 인정할 정도가 되어야 비로소 원하는 자외선 차단 효과를 얻을 수 있을 것이다.

2_SPF지수가 높은 제품을 선택해 정량보다 적게 사용한다?

실제로 강의 때 직접 이런 질문을 받은 적이 있다.

"교수님 말씀대로 한다면 SPF50 제품을 4분의 3만 바르면 SPF19 정도

되니까 그렇게 발라도 되는 거죠?"

그 학생의 재치에 웃음이 터졌지만, 꾹 참고 "땡" 하고 대답했다. 자외선 차단제를 사용하라는 이유는 자외선 차단제가 꼭 필요해서라기보다 자외선 차단제를 사용했을 때 발생할 수 있는 피부위해성을 줄일 수 있기 때문이다. 자외선으로 인해 피부노화, 피부암, 색소침착 등 다양한 피부질환이 생길 수 있는데, 이를 간편한 방법으로 차단할 수 있는 것이 자외선 차단제다. 하지만 자외선 차단제의 주성분인 UV 필터가 피부자극과 광독성 문제를 야기할 가능성이 있는 논란성분이 많으므로 자외선 차단제를 사용하는 것이 반드시 옳다고는 할 수 없다. 아래 표에서도 볼 수 있듯이 SPF지수가 올라갈수록 UV 필터의 양도 많아지므로 불필요하게 SPF지수가 높은 것을 사용하는 것은 피부를 위해 좋은 선택이 아니다.

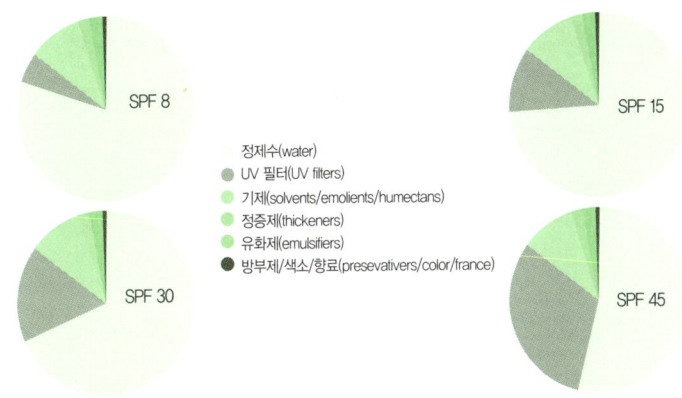

3_ PA는 +가 몇 개 있어야 되는가?

SPF는 UVB를 차단하는 지수이고, PA(PFA)는 UVA를 차단하는 지수라는 사실은 대부분 알고 있을 것이다. 하지만 PA 뒤에 붙는 +에 대해서는 그 의미를 잘 몰라 SPF지수만 확인하고 제품을 구입하는 경우가 많다. PA는 숫자가 아닌 +의 개수로 차단 정도를 나타내는데, + 2~3배, ++ 4~7배, +++ 8~15배를 의미한다. 나라별로 SPF를 표기하는 방식이나 방법은 유사하지만, PA는 일부 상이한 부분이 있다. 예를 들면, 유럽은 UVA로 표기하거나 PA를 4단계로 나눠 표기하는 반면, 일본은 PA를 4단계로 나눈 것만 표기하고, 우리나라는 3단계로만 표기하고 있다. 그렇다면 적정 PA는 무엇일까? 자외선 차단과 관련된 연구결과에 따르면, UVA에서 측정된 보호수치가 UVB에서 측정된 수치의 최소 3분의 1 이상이 되어야 피부 손상을 억제하거나 감소시킬 수 있다고 한다. 그렇다면 일상생활 용도의 SPF 15를 사용한다면 PA++가 되어야 하고, 외부활동이 많다면 SPF30에 PA+++이 적정하다는 결론이 나온다. 그런데 국내에는 SPF30 이상의 제품이 많은 반면, PA는 +++가 최고 수치인 경우가 많다. 즉 제대로 된 자외선 차단 효과를 얻지 못하고 있는 것이다. 만약 SPF50을 사용한다면 PA++++제품을 사용해야 원하는 효과를 얻을 수 있는 것이며, 현재 SPF50 PA+++제품을 사용하고 있다면 반쪽 제품을 사용하고 있는 것이나 마찬가지다. 국내 자외선 차단 규정을 보완해야 할 필요성이 있다.

4_ 자외선 차단제를 꼭 2~3시간마다 발라야 하는가?

자외선 차단제를 하루에 몇 번씩 덧바른다는 것이 불가능한 일임을 필자도 안다. 그리고 정량을 다 바르면 화장이 안 먹는다는 말도 많이 들었다. 그런 분들을 위해 작은 팁을 한 가지 알려주겠다. 아침에 일어나서 세안한 후 기초 스킨케어 제품을 사용할 때 자외선 차단제까지 바른다. 그런 다음 양치질을 하면서 2~3분 정도 흡수되기를 기다린다. 또한 자외선 차단제를 문지르듯이 바르는 것이 아니라 피부를 지그시 누르듯 발라야 화장을 했을 때 들뜨는 현상이 적다. 외출하면 2~3시간마다 자외선 차단제에 의존할 수 없으므로 자외선 차단 성분이 함유된 파운데이션이나 투웨이케이크 등을 이용하면 최소한의 방어를 할 수 있다. 단, 화장을 하지 않는 남성이라면 덧바를 것을 권한다. 덧바를 때는 반드시 손을 비누로 깨끗하게 씻고, 물티슈를 이용해 가볍게 피부의 먼지를 제거한 다음 사용한다. 그러면 깔끔한 기분으로 덧바를 수 있다.

5_자외선 차단제를 바르면 햇빛을 못 받아 우울증에 걸린다?

비타민은 신체에 반드시 필요한 유기물질이다. 세포 내에서 각자의 대사 기능을 수행하기 위해 꼭 필요하지만, 세포 스스로 체내 합성을 하지 못하기 때문에 반드시 식품을 섭취해 충족시켜야 한다. 단, 나이아신, 비타민A, 비타민D는 신체에 전구체가 있거나 외부의 환경조건이 적합하면 합성될 수 있다. 이 중 비타민D는 지용성비타민 중 하나로 결핍되면 구루병과 골연화증이 일어날 수 있지만, 버터, 난황, 간유, 버섯 등으로 섭취할 수 있으며, 햇빛만 잘 받아도 자연스럽게 생성된다.

그런데 최근 보고서에 따르면, 미국은 20년 동안 지속적으로 비타민D 부족 인구가 증가하고 있고, 심지어 어린아이 10명 중 7명이 비타민D 부족이라고 한다. 우리나라 역시 80%가 비타민D 부족이라고 하니 전 세계적으로 비슷한 추세인 듯하다. 이러한 현상은 야외활동보다는 게임이나 컴퓨터 작업 등 실내 활동이 많아지면서 초래된 햇빛 부족이 주요한 원인이지 않을까 추정되고 있다.

특히 여성은 갱년기 이후 뼈 손실률이 높아지기 때문에 비타민D의 섭취가 굉장히 중요하다. 2014년 경희대 정형외과의 연구에 의하면, 근골격계 환자의 91.2%가 비타민D 부족 또는 결핍 상태였다고 한다. 그리고 미국 의학협회는 일주일에 몇 번은 하루 10~15분 정도 자외선 차단제를 사용하지 않은 상태에서 햇볕을 쬘 것을 추천한다. 하지만 일부 학자들은 비타민D 섭취를 위해 자외선 노출을 어느 정도까지 허용해야 할지 정확히 알 수 없다며 회의적인 반응을 보이고 있다. 필자는 우리나라의 경우 피부암 발생 가능성이 비교적 낮기 때문에 비타민D를 식품으로 충분히 섭취하지 못한다면 오히려 적당한 자외선 노출이 필요하다고 생각한다. 특히 우리나라 여성들은 서양여성들에 비해 골밀도가 낮기 때문에 비타민D의 보충이 반드시 필요하다.

비타민D와 자외선과의 관계는 여기서 끝이 아니다. 미국 국립건강영양조사(National Health and Nutrition Examination Survey)는 비타민D가 결핍된 사람은 비타민D를 충분히 섭취한 사람보다 우울증상 위험도가 85%까지 증가했다고 발표했다. 비타민D의 결핍이 우울증에 영향을 주었는지, 우울증이 비타민D 결핍에 영향을 주었는지는 확실하지 않지만 둘의 상관관계가 매우 커 보인다는 것이다. 미국 국립노화연구소(National Institute on Aging)의 연구에서도 우울증상이 없었던 여성들 중에서 비타민D가 결핍된 여성이 비타민D를 충분히 섭취한 여성보다 6년 후 우울증 발생 위험이 2배 정도 높아졌다고 한다.

한강 둔치나 동네 강가 근처에서 운동하는 우리나라 중년여성들을 보면 조금의 자외선도 용납하지 않겠다는 결의로 온몸을 무언가로 칭칭 감고 다닌다. 자외선은 피부노화의 주범이므로 보호하는 것은 좋다. 하지만 우리나라 중년여성들의 우울지수가 세계적으로 높다는 기사가 괜히 나온 것은 아닌 듯하여 참으로 씁쓸했다. 자외선이 강한 시간을 피하고 얼굴만 자외선 차단제를 꼼꼼하게 바른 후 가끔씩 햇볕을 쬐는 것이 정신건강에도 좋지 않을까?

CHAPTER

09

명품보다 효과 좋은 홈메이드 화장품

눈가주름 없애는 오일 아이크림
아이를 위한 천연 거품목욕 제품
과일껍질로 만든 천연 시트팩
마사지&팩 겸용 슈 거엔젤
먹을수록 예뻐지는 이너뷰티
동안이 되고 싶다면 활성산소를 없애라

눈가주름 없애는 오일 아이크림

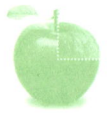

필자는 화장품을 만들어 쓰는 것에 대해 반대하지는 않는다. 하지만 무조건 찬성하지도 않는다. 화장품은 미생물에 의해 오염되기 쉬운 액상 형태가 대부분이고, 손이나 외부 물질들에 의한 접촉으로 2차 오염을 무시할 수 없기 때문이다. 더군다나 인터넷 상의 수많은 화장품 원료들은 벌크상태(대용량)의 제품을 필요한 만큼 덜어서 판매하는 형식이라서 제조일자에 대한 정보가 미비하다. 인터넷을 통해 원료를 구입하여 홈메이드 화장품을 만들어 사용했는데 트러블이 일어났다면, 이는 원료 자체에 의한 트러블일 수도 있지만 오래되었거나 관리가 제대로 이루어지지 않은 부적합 원료 때문일 수도 있는 것이다. 이처럼 다양한 변수와 단점들을 고려할 때 현재 올바른 화장품을 사용하기 위한 최선의 선택은 믿을 수 있는 기업이 만든 안전한 성분의 화장품을 구입해 사용하거나 최소한의 원료를 이용해 홈메이드 화장품을 만들어 사용하는 것이다.

7~8년 전쯤 L브랜드에서 각 피부타입에 맞춘 복합성 토너와 로션을 출시한 적이 있다. 수분과 유분을 기준으로 부족, 정상, 과다로 나누어 9개의 피부타입을 정하고, 거기에 민감성과 모든 타입 2개를 더해 총 11종의 토너와 로션을 만들었다. 처음 출시되었을 때만 해도 피부타입을 세밀하게 분류했기 때문에 각자의 피부타입에 맞는 제품을 선택해 사용하면 누구나 피부가 좋아질 것처럼 보였다. 하지만 결과는 참담했다. 어떤 제품이 얼마나 판매되었는지 재고 파악도 제대로 안 되었고, 기계로 정확하게 피부타입을 측정한 후 결과에 따라 제품을 사용했는데도 피부변화를 느끼지 못한 소비자들이 재구매를 하지 않았던 것이다. 결국 이 제품은 단종되었다. 그렇다면 피부를 이렇게 세밀하게 나누어도 피부타입에 맞는 제품을 만들기 어려운데, 복합성 피부를 위한 화장품이란 게 과연 가능할까? 단순히 수분 부족이나 유분 과다 피부를 복합성이라고 할 수는 없다. 피부타입에서 '복합성'이라는 말은 매우 많은 의미를 함축하고 있다. 즉 복합성 피부 화장품은 존재할 수 없는 것이다.

  그다음으로 멍청한 화장품이 각 부위별 맞춤 제품으로 나온 넥크림, 팔자크림, 아이크림 등이다. 화장품의 자가증식의 선두는 점성에 따른 다양화였고, 그다음은 낮과 밤, 그다음은 부위별이었다. 요즘은 나이에 따른 분류까지 가세해 화장품의 종류는 점점 더 늘어나고 있다. 이 중 아이크림은 꽤 오랜 시간 동안 사랑을 받아온 필수 아이템으로 알려져 있다. 눈 주변 피부는 다른 피부에 비해 얇고, 피지가 적어 쉽게 주름이 발생한다. 특히 눈의 움직임이나 표정변화에 따라 잦은 움직임이 있어서 관리하는 데 어려운 점이 많다. 특히 눈가와 목의 주름은 나이주름으로 인식되기도 하고, 20대부터 집중관리를 해야 나이가 들어서도 젊고 팽팽한 피부탄력을 유지할 수 있기 때문에 여간 신경 쓰이는 부위가 아닐 수 없다. 그렇다 보니 눈가 관리를 위한 아이크림은 필수 아이템으로 자리 잡을 수밖에 없었다. 하지만 대다수의 아이크림과 주름 및 탄력크림의 성분은 크게 다르지 않다. 눈가 피부의 특성을 반영하여 만들었다고 주장하는 화장품들도 화장품의 제형으로 만들어지는 순간 일반 화장품과 별반 다를 게 없어진다. 오히려 눈가에 지나치게 많은 화장품을 사용하면 눈가 처짐을 유발할 수 있다. 최소한의 자극만 주어 바르는 올바른 사용법을 숙지하지 않는다면 안 바르는 편이 낫다.

더군다나 이 모든 것들을 20대부터 열심히 했다고 해도 절대 눈가주름을 막을 수 없다. TV 속 40~50대 연예인들의 눈가 주름 실종의 진실은 꾸준한 아이크림으로 인한 관리가 아니라 보톡스를 비롯한 각종 시술과 수술의 힘이다. 뜨거운 조명 아래에서 오랜 시간 촬영하는 연예인들은 일반인보다 눈가 주름이 더 많이 생기면 생겼지 안 생길 수 없다. 어느 누구도 세월을 거스를 수는 없다. 또한 모든 주름과 노화의 현상에는 스트레스라는 변수가 작용한다. 깊은 산속 절에서 생활하는 비구니의 유난히 주름 없이 고운 얼굴이 그 증거다.

굳이 눈가주름이 콤플렉스라면 홈메이드 아이크림을 추천한다. 홈메이드 아이크림은 주변에서 쉽게 구할 수 있는 호호바 오일, 엑스트라 버진 올리브 오일, 아몬드 오일 중 원하는 베이스 오일을 사용하는 것이다. 모두 피부탄력과 노화를 예방해주는 오일이며, 지금 여러분이 사용하고 있는 아이크림에도 이러한 오일이 함유되어 있을지 모른다. 눈가주름을 방지하기 위해서는 어떤 화장품을 사용하느냐보다 사용방법이 더 중요하다. 저렴한 홈메이드 아이크림을 이용해 정성껏 눈가관리를 한다면 비싼 아이크림을 사용하는 것보다 더 만족스러운 효과를 얻을 수 있을 것이다.

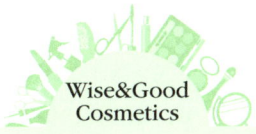

홈메이드 아이크림 사용법

1. 호호바 오일, 엑스트라 버진 올리브 오일, 아몬드 오일 중 쉽게 구할 수 있는 신선한 오일을 준비한다.
2. 토너로 피부를 정돈 한 뒤 손을 비벼 열을 내고 오일 2~3방울을 손바닥에 떨어뜨려 비빈 후 감은 두 눈 위로 살짝 도포하는 느낌으로 쓸어준다. 이때 힘을 주어 오일을 도포하면 눈에 들어갈 수 있으므로 살짝 얹는다는 느낌으로 쓸어준다.
3. 약지를 이용해 안구를 보호하는 눈 주변에 위치한 뼈(orbit)를 지그시 원을 그리며 눌러준다. 방향은 눈꼬리에서 시작해 아랫부분으로 서서히 들어갔다가 윗부분에서 눈꼬리 방향으로 나오도록 원을 그린다. 힘을 주어 지압하는 것이 아니라 약간의 자극을 주는 강도로 눌러준다.

아이를 위한
천연 거품목욕 제품

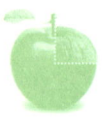

 욕조문화가 익숙하지 않았던 우리에게 외국영화 속 여배우들의 거품목욕 장면은 부러움의 대상이었던 시절이 있었다. 욕조가 있더라도 거품을 내는 입욕제를 찾기 힘들거나 대부분 고가여서 쉽게 거품목욕을 할 수 없는 여러 가지 제약이 있었기 때문이다. 하지만 요즘은 다양한 컬러와 향을 가진 저렴한 입욕제부터 한 번에 모두 사용하는 바스볼 형태의 고가 제품까지 원하는 대로 손쉽게 구해 사용할 수 있다.
 언젠가 연예인들이 아이들을 돌보는 육아프로그램을 보던 중 아이에게 거품목욕을 해준 후 샤워를 시키지 않고 닦아내는 모습을 보고 깜짝 놀랐던 적이 있다. 주변에 보면 아이들에게 거품목욕을 즐겨 해주는 부모들을 심심찮게 만날 수 있다. 하지만 입욕제에 대한 정보를 꼼꼼하게 살펴보는 부모들은 거의 찾아볼 수 없다. 더군다나 거품목욕을 하는 이유도 아이가 좋아해서라고 하지만 부모들의 대리만족이 아닐까 의심스러운 경우가 한

두 번이 아니다.

그릇을 씻을 때 밀가루를 사용하면 주방세제만큼 깨끗한 세정력을 느낄 수 있다. 하지만 밀가루가 주방세제의 풍성한 거품까지 대체할 수는 없다. 거품목욕을 위한 입욕제에 얼마나 많은 계면활성제가 들어 있는지, 그것이 아이의 피부를 얼마나 건조하게 만드는지 알아야 한다. 아이는 지금 거품 풍성한 주방세제에 몸을 담근 것이나 다름없다. 천연재료로 만들었다고 자랑하는 일부 바쓰볼 역시 천연재료만 사용하는 것이 아니다. 전성분 표시를 한 번이라 주의 깊게 살펴봤다면 일부 피부자극 화학성분이 함유되어 있음을 쉽게 알 수 있다. 아이는 엄마의 양수와 유사한 물에서 노는 것을 즐거워한다. 아이가 거품이 있는 물놀이를 원한다면 홈메이드 바스볼을 추천한다.

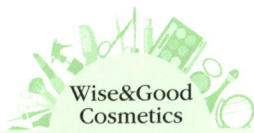

천연 바스볼 만들기

● **재료(10개 분량)**
베이킹 소다 400g, 구연산 200g, 옥수수 전분 160g, 정제수, 글리세린(선택), 에센셜 오일(선택), 천연분말(선택)

① 베이킹 소다, 구연산, 옥수수 전분을 정량 넣어 덩어리가 만져지지 않게 부숴 잘 섞어준다.
② ①에 글리세린 적당량, 에센스 오일, 천연분말을 선택적으로 넣어준 후 덩어리가 만져지지 않게 잘 섞어준다. 잘 되지 않을 경우 체에 거르면 쉽게 섞을 수 있다.
③ 정제수를 분무기에 담아 잘 섞은 재료에 골고루 뿌려 점성이 생기도록 해준다(물을 너무 많이 뿌리면 나중에 바쓰볼이 깨지므로 재료에 습기가 약간 느껴질 정도로만 뿌려준다).

④ 손이나 구형의 틀을 이용해 동그란 모형으로 섞은 재료를 힘주어 뭉친다.
⑤ 잘 만들어진 바쓰볼은 랩으로 싸서 서늘한 곳에서 잘 건조시킨 후 하루가 지나면 사용한다.
⑥ 바쓰볼을 욕조에 넣고 샤워기를 틀어주면 보글보글 거품목욕 준비 완료다.

천연분말은 보통 색을 내기 위해 사용하는데, 인터넷을 통해 쉽게 구할 수 있다. 가정용 미니건조기가 있다면 당근, 사과껍질, 귤껍질, 브로콜리 등을 이용해 분말을 만들어 사용해도 좋다. 에센셜 오일은 평상시 좋아하는 것을 선택하고, 아이가 직접 고르게 하는 것도 좋다. 단, 10개 분량을 만들 때 30방울(drop)이 넘지 않도록 한다.

과일껍질로 만든 천연 시트팩

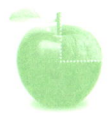

피부관리가 힘들다면 시중에 판매하는 시트팩을 응급처치용으로 사용하는 것도 괜찮다. 단, 시트팩을 사용할 때 사용시간은 15분을 넘기지 말아야 한다. 또한 비싸다고 해서 피부에 더 좋은 효과가 있는 것은 아니므로 저렴한 가격대의 제품을 구입하기 바란다. 시트팩은 한 장에 500원인 초저가 제품부터 몇 만원이나 하는 고가 제품까지 다양하다. 시트팩의 특성상 개봉하면 모두 사용해야 하므로 홈메이드로 만들어 사용하면 좋다. 그렇다면 홈메이드 시트팩을 만들어보자.

먼저 시트팩에 사용되는 액상성분을 만들어야 하는데, 우리가 흔히 버리는 과일껍질과 꼭지를 추천한다. 천연 화장품에 관심을 갖기 전부터 필자는 다양한 한방팩을 쉽게 접할 수 있었는데, 한방팩의 단점은 스킨케어 숍에서 사용 가능하도록 만들어진 제품이라는 것이다. 즉, 대용량이라서 일반 가정에서 소진하기 매우 힘들고, 피부에 맞는 한방팩을 찾기도 어렵다. 하지만 비싼 한방팩에 돈을 지불하지 않아도 집에 있는 과일을 활용하면 효과 좋은 시트팩을 만들 수 있다. 특히 과일의 버리는 부분에는 많은 사람들이 간과하는 각종 유효성분이 엄청나게 함유되어 있다. 이 중 가장 많이 버리는 두 가지를 홈메이드 시트팩 재료로 소개할까 한다.

1_사과껍질

과거에는 식감 때문에 사과껍질을 제거하고 먹었으나, 요즘은 건강을 위해 사과껍질을 함께 먹는 사람들이 늘고 있다. 대다수의 과일은 과육과 껍질 사이에 좋은 유효성분이 많이 함유되어 있으므로 되도록 껍질과 함께 먹는 것이 좋다. 하지만 식감 때문에 먹지 못하겠다면 사과껍질을 팩으로 이용해보자. 사과나 복숭아에는 말릭애시드(malic acid)라는 성분이 있는데, 이는 AHA 중 하나로 각질 제거와 보습 작용을 한다. 또한 플라보노이드와 안토시아닌이 풍부하여 항산화 활성에도 뛰어나다. 특히 사과껍질의 트리털페노이드(triterpenoids) 성분은 암 증식 억제 효과가 있다고 알려져 있으므로 차로 마셔도 좋다.

2_감껍질, 감꼭지, 감잎

피부주름에 좋은 성분으로 알려진 성분 중 하나가 탄닌(tannins)이다. 감을 먹을 때 떫은 맛이 나는데, 이것이 바로 탄닌 성분이다. 감은 예로부터 버릴 것이 하나도 없다고 했으며, 약재로도 많이 사용된 과일 중 하나다. 감껍질에는 탄닌과 비타민C가 풍부하게 함유되어 있어서 피부주름과 미백에 효과적이고, 항암효과가 있는 것으로도 알려져 있다. 감꼭지는 시체(柿蔕)라고 하며, 예로부터 딸꾹질을 멈추거나 야뇨증이 있을 때 사용하던 약제다. 피부주름에 좋은 올레올릭애시드(oleanolic acid), 우르솔릭애시드(ursolic acid) 및 기타 탄닌 성분과 페놀 화합물이 많다. 감잎은 비타민C가 매우 풍부하여 미백에 좋고, 감기에 걸렸을 때 차로 마셔도 좋다.

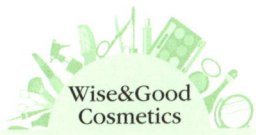
Wise&Good Cosmetics

홈메이드 시트팩 만들기

① 무농약이나 유기농이라면 잔류 농약에 대한 걱정을 하지 않아도 되겠지만, 그렇지 않다면 식초물에 잠깐 담근 후 깨끗하게 씻어주는 것이 좋다.
② 깨끗하게 씻은 재료에 정제수를 부어준다. 정제수의 정량은 없으며, 재료가 충분히 잠길 정도로 붓고 끓여준다. 온도가 너무 높으면 유효성분 중 일부가 파괴될 수 있으므로 온도계가 있다면 60도 정도를 넘지 않은 상태에서 잘 우려낸다.
③ 우려낸 물을 추출물이라고 하는데, 추출물이 식도록 기다리는 동안 유리로 된 밀폐용기에 화장솜을 차곡차곡 넓게 넣어 준비해둔다.
④ 화장솜 위에 식힌 추출물을 부은 후 냉장고에 30분 정도 넣어둔다. 이 후 꺼내 피부에 팩처럼 올려준다.

주의사항: 천연물이라고 해서 모두 안전한 것은 아니다. 체질에 따라 알레르기가 발생할 수 있으므로 얼굴에 사용하기 전에 겨드랑이 아래 연약하고 부드러운 피부 위에 올려 패치테스트를 한 후 이상반응이 없다면 사용하기 바란다. 차로 음용할 경우에는 녹차 우릴 때를 생각하며 물의 양을 조금 더 많이 한다.

마사지 & 팩 겸용
슈거엔젤

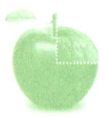

피부와 화장품에 대한 강의를 하다 보니, 주변에서 자신만의 천연팩에 대해 어떻게 생각하느냐는 질문을 자주 받게 된다. 천연물에는 다양한 성분이 들어 있기 때문에 이 중 어느 것 하나라도 피부에 도움이 된다면 그냥 물을 끼얹는 것보다 훨씬 이로울 수밖에 없다. 필자가 들어본 수많은 레시피 중에서 간단하면서도 동안피부를 만들 수 있는 마사지&팩 겸용 레시피를 공개할까 한다. 이 레시피는 친구의 어머니가 10여 년 넘게 해온 방법으로, 필자는 최적의 조건을 바탕으로 이론적인 설명만 덧붙였음을 밝혀둔다.

- 재료: 당귀 50g, 흑설탕 1kg, 청주 1L
- 방법: 모든 재료를 넣고 중불에서 꿀의 점도로 졸이면 끝이다.
- 팁: 청주가 없다면 소주로, 흑설탕이 없다면 백설탕을 사용해도 상관없다.

그렇다면 왜 이 레시피가 수많은 레시피들을 제치고 여러분에게 소개되는 영광을 얻었는지 알려주겠다. 당귀는 많은 화장품에 사용되는 원료이자 우리나라에 자생하여 쉽게 얻을 수 있는 천연물이다. 미나리과 식물로서 뿌리 부위가 약용으로 사용되며, 우리나라 당귀는 참당귀로 알려져 있다. 당귀에는 정유성분이 많은데, 주요성분은 쿠마린(coumarin) 계열의 데쿠르신(decursin)으로 한방에서 보혈강장제, 진정제, 월경통 등에 사용된다. 당귀 추출물은 항산화 능력과 미백 개선 효과가 매우 뛰어나며, 많은 문헌에 항염, 보습 효과 등이 있는 것으로 보고되어 있다. 흑설탕은 자당(sucrose)이 대부분이고, 미량의 미네랄이 함유되어 있다. 알갱이 상태로 있을 때는 각질제거제로 사용할 수 있고, 녹았을 때는 우수한 피부 보습제 성분으로 바뀐다. 이 레시피에서 특색 있는 것은 바로 청주다. 보통 팩을 만들 때는 용매로 물을 많이 사용한다. 그런데 천연물에 들어 있는 성분 중에는 수용성 성분도 있지만, 물에 잘 녹지 않는 지용성 성분도 많다. 이때 많은 성분을 녹이는 것보다 주요성분을 잘 녹일 수 있는 용매를 선택하는 것이 중요하다. 당귀의 주요성분은 정유성분이기 때문에 물보다 에탄올로 추출하면 더 많은 효과를 얻을 수 있다. 즉 에탄올로 이루어진 술을 이용해 추출한 당귀 추출물이 물로 추출한 것보다 훨씬 피부에 이로운 작용을 하는 것이다. 또한 청주는 에탄올뿐만 아니라 효모와 쌀 성분이 들어 있어 피부 미백과 각질 제거 효능이 입증된 성분이므로 적절한 선택이 아닐 수 없다.

이러한 방법대로 만든 후 용기에 담아 일주일에 한 번씩 적당량 피부에 도포한 후 마사지하고, 5~10분 정도 있다가 미온수로 깨끗하게 씻어내면 묵은 각질 제거뿐만 아니라 미백 효과도 볼 수 있다. 트러블이 일어날 확률은 거의 없지만, 천연 추출물이므로 피부 도포 전에 패치테스트를 한 후 사용하는 것이 좋다. 이 마사지&팩 겸용 제품의 애칭은 슈거엔젤이다. 설탕을 뜻하는 'suger'와 당귀를 뜻하는 'Angelicae Gigantis Radix'의 줄임말이니 맘껏 부르고 맘껏 사용하기 바란다.

먹을수록 예뻐지는
이너뷰티

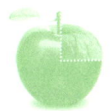

『미녀와 야수』에서 미녀 벨이 야수의 외형적인 모습만 보고 무서워하거나 징그러워했다면 야수는 왕자로 돌아올 수 없었을 것이다. 작가는 '외형적인 모습보다 중요한 것은 내면'이라는 메시지를 전달하고자 한 것 같다. 조그마한 얼굴, 큰 눈, 오똑한 코, 큰 키, 식스팩 등과 같은 외형적인 모습, 즉 외모만 중시하는 사회풍토에 대한 안타까움을 이야기할 때면 늘 내면의 아름다움을 가꾸는 것이 진정한 아름다움을 가지는 것이라는 조금은 식상한 결론을 내리곤 한다. 이러한 내면의 아름다움이 2010년 한국 화장품 시장에서 이너뷰티(Inner Beauty)라는 마케팅 신조어로 급부상했다.

　이너뷰티는 먹어서 예뻐지는 건강식품이다. 한 업계 관계자는 "먹는 제품은 체내 흡수율이 빠르고 부족한 영양소를 채워주므로 바르는 제품보다 훨씬 효과가 빠르다. 또한 몸속 밸런스를 맞춰 불균형을 잡아주기 때문에 바르는 화장품과 확연한 차별성을 가지고 있다"고 설명했다.

이너뷰티는 뉴트리코스메틱(nutricosmetic) 또는 뷰티 서플먼트(beauty supplement)라고도 부른다. 시장조사기관인 클라인 그룹(Kline Group)과 글로벌 인더스트리 애널리스트(Global industry analysts)의 보고서를 종합해보면, 전 세계 뷰티푸드(Beauty Food) 시장은 2007년 15억 달러였지만 2012년에는 25억 달러, 2018년에는 55억 달러를 예상하고 있다. 국가별 마켓쉐어는 유럽 55%, 일본 41%, 미국 3%라고 한다. 각 국가별 특징을 보면 일본은 뷰티푸드의 선두국가로서 매스마켓(Mass Market)을 통해 비교적 저렴한 가격대로 공급되고 있으며(1~3달러), 액상 형태가 강세를 띠고 있다. 반면, 유럽은 약국을 통한 프리미엄 전략으로 일본보다 비교적 비싼 가격대(29~58달러)를 형성하고 있으며, 안티에이징 관련 제품이 강세를 나타내고 있다. 일본과 유럽에서 뷰티푸드가 활성화되고 있다는 사실은 건강식품에서 뷰티푸드가 차지하는 비중이 일본은 16%, 유럽은 11%로 상당히 높은 점만 봐도 알 수 있다. 이 보고서는 뷰티푸드 시장의 잠재적 성장 가능성이 매우 크며, 실제 데이터에서도 입증되었다고 설명한다.

2000년 초반 일본 브랜드인 DHC와 오르비스를 통해 뷰티푸드가 국내에 처음 소개되었지만, 큰 반향을 일으키지는 못했다. 그러다가 한국야쿠르트의 브이푸드, CJ의 뉴트라 이너비, 아모레퍼시픽의 슈퍼 콜라겐, 코리아나화장품의 프로바이오틱스 복합 유산균 등 국내 기업의 적극적인 마케팅에 힘입어 2013년 3,000억 원대 시장으로 급성장했다. 이는 건강기능식품 시장에서 약 20%를 차지하는 수치이며, 이너뷰티 시장은 매년 15%의 성장세를 보이고 있다. 특히 '이너뷰티'라는 용어를 마케팅에 활용하면서 '몸속이 예뻐야 얼굴도 예뻐진다'는 콘셉트를 부각시키고 있다.

갑자기 여드름이 생기면 소화기관에 문제가 있을 수 있다. 기미, 잡티가 생기면 간이 안 좋아졌거나 호르몬에 이상이 생겼을 수 있다고 의심한다. 피부는 우리 몸의 가장 큰 장기라고 할 수 있다. 그래서 몸속에 문제가 발생하면 가장 먼저 피부에 나쁜 징조가 나타난다. 진정한 피부미인이 되고자 한다면 좋은 화장품을 사용하고 피부과에 가서 시술을 받는 것도 필요하지만, 그전에 내 속을 잘 다스려 건강해야 한다. 그런 의미에서 피부에 도움을 주는 식품을 섭취한다는 뷰티푸드의 접근은 매우 바람직해 보인다.

그런데 이처럼 식품으로 인기를 얻고 있지만, 성분을 살펴보면 화장품의 성분으로 사용했던 과거와 크게 다르지 않다. 즉 화장품 원료로 인기가 높았던 히알루론산을 식품으로 바꾼 이너비, 천연에서 추출한 비타민임을 강조한 브이푸드, 바다에서 찾은 콜라겐의 원료 슈퍼콜라겐 등 무언가 새롭게 느껴지지만 조금 바꾸고 더 강조하여 차별화 전략을 펼치고 있을 뿐이다.

뷰티푸드 시장은 국내뿐만 아니라 해외에서도 앞으로 큰 성장을 할 것이라 예측하고 주목하는 시장이다. 화장품이 인기가 있는 것은 다른 제품과 비교했을 때 가장 간단하게 아름다워질 수 있다는 장점 때문이다. 그런 점에서 하루에 한 알의 알약, 또는 한 개의 드링크제만 먹어도 아름다워질 수 있다는 콘셉트는 소비자에게 거부할 수 없는 매력 정도가 아닌 미력 수준이다.

모든 화장품에는 각자의 기능이 있고 우리는 필요한 기능의 제품을 선택하여 사용한다. 뷰티푸드 역시 마찬가지다. 무조건 먹으면 좋다는 개념으로 먹는 것은 바람직하지 않다. 질병을 치료하기 위한 의약품도 아니고,

특별한 기능을 인증 받은 건강기능식품도 아니다. 따라서 일상생활에서 음식물로 섭취가 가능하다면 굳이 먹을 필요가 없다. 특히 콜라겐은 피부에 필요한 성분이기는 하지만, 피부에 발라도 분자가 워낙 크기 때문에 흡수되기 힘들다. 그래서 업체는 콜라겐을 먹어야 한다고 강조한다. 하지만 콜라겐을 먹는다 해도 바로 피부에 영향을 미치는 것은 아니다. 위와 장 등을 통해 흡수되고 난 후 아주 극소량만 피부에 도움을 줄 뿐이다. 이는 콜라겐뿐만 아니라 대부분의 이너뷰티가 비슷한 상황이다.

우리가 먹는 것은 모두 대사과정을 거치기 때문에 엄청나게 많은 양을 먹지 않는 한 피부가 확연히 달라지지 않는다. 알약 하나 먹고 드라마틱한 효과를 기대할 수는 없다는 말이다. 그렇기 때문에 이너뷰티를 선택할 때는 주름이나 미백 개선보다는 항산화 작용에 도움을 주는 제품을 선택하는 것이 좋다. 또한 이너뷰티는 한두 달 먹는다고 해서 효과를 볼 수 있는 것이 아니다. 이너뷰티도 결국 음식이다. 음식으로 몸의 변화를 이끌어 내려면 장기복용이 불가피하다.

인스턴트 음식, 당분이 많은 음식, 짠 음식 등을 먹는 것보다 이너뷰티 제품을 꾸준히 먹는 것이 훨씬 도움이 되겠지만, 바르는 화장품에 비해 더 효능이 뛰어나다고 이야기할 수는 없다. 뷰티푸드의 취지가 몸속이 건강해야 아름다운 피부를 유지할 수 있는 것이라면, 오히려 과일이나 채소의 섭취량을 늘리는 것이 더 큰 효과를 얻을 수 있는 방법이다. 한 끼 식사도 제대로 챙기기 힘들 정도로 바쁜 이들이라면 허브티 한 잔도 큰 효과를 볼 수 있다.

동안이 되고 싶다면
활성산소를 없애라

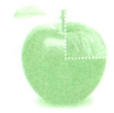

수많은 시술과 피부관리, 그리고 다양한 화장품들이 우리의 피부를 위해 헌신하고 있는데도 현대인의 피부는 왜 항상 문제를 일으키는 것일까? 수많은 이유가 있겠지만 필자가 생각하는 대표적인 원인은 세 가지다. 바로 자외선, 건조한 환경을 만드는 냉·난방기, 그리고 스트레스. 이 중 스트레스는 만병의 근원이기도 하고, 원인 모를 희귀병의 단골손님이기도 하다. 스트레스는 체내 활성산소의 농도를 증가시키는데, 증가된 활성산소는 세포 손상을 초래하여 노화를 불러오고, 피부 염증이나 암 같은 질병을 일으키기도 한다. 주변에서 흔히 볼 수 있는 항산화는 이러한 활성산소가 작용하지 못하도록 방어해주는 것이다. 그러므로 항산화 식품이나 화장품을 활용하면 활성산소로 인해 일어날 수 있는 노화, 주름, 트러블 등과 같은 피부고민을 개선할 수 있을 뿐만 아니라 우리의 몸을 건강하게 보호할 수 있다. 그런 점에서 필자는 그 어떤 성분의 효능보다 항산화 효능이 기본이 되어야 한다고 생각한다. 그럴듯한 스토리가 없으면 마케팅에 성공할 수 없기 때문에 업계에서는 이를 내세우지 않지만, 항산화 효능이 가장 뛰어난 음식은 바로 녹차와 비타민C이다.

그밖에 항산화 효능이 뛰어나면서 홈메이드 이너뷰티로 추천하고 싶은 음식은 바로 카레다. 앞에서도 계속해서 강조했지만, 아름다움을 위해 화장품을 바르듯이 진정한 이너뷰티는 우리의 몸을 건강하게 만들어 피부까지 아름답게 해주는 음식이다. 카레는 쉽게 조리할 수 있을 뿐만 아니라 쉽게 사먹을 수 있는 음식이고, 무엇보다 세계 10대 푸드에 선정될 만큼 강력한 항산화 작용을 하는 우수한 음식이다.

카레에 사용되는 주재료는 강황인데, 생강과 식물로 노란색 색소 커큐민(curcumin)이 많이 함유되어 있다. 강황(Curcumae longae Rhizoma)과 함께 울금(Curcumae Radix)이 종종 언급되는데, 이 울금은 방송에서도 '강황과 같은 것이다', '다른 것이다', '강황은 인도산이고 울금은 국산이다' 등 수많은 속설로 소비자들에게 혼란을 주는 식물이다. 일본에서는 강황과 울금을 구분하지 않고 모두 울금이라고 정의한다. 그래서 일본에서 수입된 제품은 거의 대부분 울금이라고 표기되어 있다. 한편, 우리나라와 중국의 경우에는 강황과 울금을 부위로 나누어 강황은 뿌리줄기, 울금은 덩이뿌리 부분을 지칭한다. 하지만 유통되는 것들은 대부분 슬라이스 상태이기 때문에 육안으로 구분하기 매우 힘들다. 최근에는 노란색 색소인 커큐민이 대표적인 유효성분으로 알려지면서, '커큐민이 강황에 많다, 울금에 많다'는 식으로 강황과 울금에 대한 논쟁이 일고 있다. 우리나라에서는 일본의 영향으로 강황보다 울금이 더 많이 유통되고 있다.

박사과정 중에 국내에서 유통되는 생약 중에 혼·오용이 심각한 생약을 모니터링하는 식약처 과제에 참여한 적이 있다. 검사 결과 커큐민을 포함하는 커큐미노이드는 강황에서만 매우 높은 함량으로 검출되었고, 울금에서는 거의 검출되지 않았다. 여기까지만 들으면 이제 울금은 쳐다보지도 않으려고 할지 모른다. 하지만 우리나라에서는 '울금'이라는 용어가 더 친숙하기 때문에 국내에서 자생하는 강황을 울금으로 판매하는 경우가 많고, 재배하는 이들조차 강황과 울금을 구분하지 못하는 경우가 많으므로 큰 의미가 없다. 커큐민을 비롯한 커큐미노이드는 항암, 항산화, 항염, 간 기능 강화 등 우리 몸에 이로운 작용을 하는 성분으로, 치매 예방에도 효과적인 것으로 알려져 있다. 따라서 국내에서는 강황인지 울금인지 따지기보다 커큐민 함량이 표기된 것을 구입하는 것이 실패할 확률을 줄이는 길이다. 또한 좋은 강황과 울금을 고르는 방법은 기후를 따져보고 구입하는 것이다. 생강과 식물의 특성상 더운 기후에서 자란 것일수록 유효성분의 함량이 높으므로 재배지의 기후를 체크해 구입하는 것이 좋다.

활성산소를 제거하는 것이 노화 진행을 늦추고 동안이 되는 방법이라고 했다. 그런 의미에서 커큐민이 함유된 카레를 먹는 것은 그 어떤 시판용 이너뷰티를 복용하는 것보다 더 큰 효과를 얻을 수 있는 방법이다. 기미를 한자로 '간반(肝斑)'이라고 하는 이유는 간이 피로하면 기미와 같은 색소침착이 진행되기 때문이다. 즉 간 기능을 강화하는 커큐민은 피부 미백에도 효과가 있다. 또한 항염 작용이 있으므로 갑자기 피부에 트러블이 일어났다면 강황가루를 물에 살짝 찍어 5분 정도 붙여두었다가 세안하면 염증이 가라앉는다. 물론 노란 색소이므로 이너뷰티 대용으로 먹었다면 즉시 양치를 해야 이빨에 착색되는 것을 막을 수 있다. 트러블 부위에 바르는 것 역시 착색될 수 있으므로 5분을 넘기지 않는 것이 좋다.

CHAPTER
10

꽃미남, 꽃중년을 꿈꾸는 한국 남자들

전 세계가 주목하는 핫시장, 한국의 남성화장품
나 피부 관리하는 남자야!
남성화장품 구입 시 이것만은 따져라
남성에게 필요한 5가지 화장품

전 세계가 주목하는 핫시장, 한국의 남성화장품

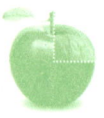

2013년 시장조사기관인 유로모니터는 국가별 남성 피부관리 실태조사 결과를 발표했다. 영예롭게도 1위는 1명당 11.33달러를 구입하는 한국이었다. 2위인 덴마크는 남성 1명당 4.7달러를 구입하는 것으로 나타났으니, 2위와 2.4배나 차이가 나는 결과였다. 뿐만 아니라 국가별 매출액 역시 한국이 6,300억 원으로 1위를 차지했다. 이 역시 2위인 일본에 비해 2배 이상 많은 매출액이며, 세계 시장의 21%를 점유하고 있는 것으로 나타났다. 한국의 남성화장품은 2007년 5,300억 원, 2009년 6,500억 원, 2011년 9,000억 원, 2013년 1조 300억 원으로 매년 평균 10% 이상 성장하고 있다. 하지만 아직까지 2013년 전체 화장품 시장에서는 불과 6.2%만 차지하고 있는 상황이다.

SK-Ⅱ는 남성 전용 스킨케어 라인을 출시하면서 한국 시장에 가장 먼저 선보였고, 4일 만에 한 달 예상 분량이 모두 판매되자 전 세계 시장에 내놓았다. 랩(LAB) 시리즈 역시 한국이 지난 3년간 전 세계 부동의 매출 1위를 지키고 있다. 필립스에서는 남성의 피부관리 행태에 대한 글로벌 조사를 실시할 때 미국, 영국, 한국 시장을 꼭 알아보라는 지시가 내려졌을 정도였다고 한다. 과거만 해도 한국 소비자들의 빠른 시장반응 때문에 제일 먼저 사용해보는 단순 테스트 마켓에 불과했지만, 지금은 한국 남성 소비자들의 요구에 따라 해외 본사에서 한국 남성만을 위한 비비크림과 아이크림까지 만들어 출시할 만큼 영향력이 커졌다. 이제 한국의 남성화장품 및 미용 시장은 명실상부 전 세계가 주목하는 시장으로 인정받고 있다.

지금이야 대다수의 남성들이 이발소 대신 헤어숍을 이용하지만, 90년대까지만 해도 헤어숍은 여자들이 가는 곳이라는 편견 때문에 남자들이 출입하기 낯뜨거운 장소였다. 화장품도 마찬가지였다. 남성과 여성의 화장품은 분명 달랐고, 어떤 남성도 여성의 화장품을 탐하지 않았다. 시대적, 문화적 가치관도 한몫했겠지만, 남성화장품은 특유의 알코올 냄새와 발랐을 때 시원한 느낌이 나는 그야말로 남성스러움의 상징을 담고 있었다. 그런데 TV에 꽃미남들이 하나둘 등장하면서 남성들도 여성들처럼 고운 피부를 가지기 원했다.

이러한 현상은 남성만의 공간인 군대까지 변화시켰다. 처음에는 여성 ROTC를 위해 만들어졌다고 알려진 이니스프리의 위장크림은 남성 군인들의 전폭적인 인기에 힘입어 출시 6개월 만에 5만 개가 판매되는 진기록을 세웠다. 이에 자극을 받은 다른 브랜드들도 앞다투어 위장크림, 위장스틱, 행군 스프레이, 위장크림 클렌저, 마스크 시트 등 군인 케어 제품을 출시하기 시작했다.

5년 전까지만 해도 남성화장품이 존재하기는 했지만, 남성화장품에 남성은 없었다. TV광고 속에 등장하는 남성화장품 모델은 남성이 좋아하는 모델이 아니라 여성이 좋아하는 모델을 고용하는 것이 일반적이었다. 남성화장품이라도 남성이 사는 경우보다 여자친구, 아내, 엄마가 사주는 경우가 많았고, 그렇다 보니 여성들에게 호감을 주는 모델이 매출에 더 큰 영향을 미쳤기 때문이다. 하지만 지금은 남성들에게 호감을 주면서도 여성보다 피부가 더 좋은 모델들이 광고에 등장한다. 이제 남성화장품은 더 이상 백화점 귀퉁이에 위치하거나 로드숍 귀퉁이에 진열된 제품이 아니다. 남성화장품 시장은 불경기에도 끄떡없는 전 세계가 주목하는 핫(HOT)한 시장이 된 것이다.

나 피부 관리하는 남자야!

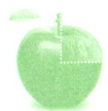

필자가 대학에 다닐 때만 해도 로션도 안 바르는 남자들이 대다수였다. 몰래 숨어서 발랐을지는 모르겠지만, 화장품을 바른다는 것을 뭔가 남성성에 문제가 있는 것처럼 여겼던 것 같다. 몇 달 전 모 대기업 인사팀에 근무하는 지인과 식사자리가 있었는데, 그는 이렇게 말했다.

"얼마 전에 신입사원을 채용했거든. 그런데 스펙도 좋고, 외모도 출중하고, 회식 때 노래와 춤은 거의 연예인 수준인 데다 술까지 잘 마시더라. 내가 요즘 애들이랑 경쟁했다면 아마 우리 회사에 들어오지도 못했을 거야. 거기다 남자애들이 어쩜 그리 피부가 좋니? 내 얼굴은 점점 썩어 가는데……."

그의 말을 듣고 박장대소했는데, 생각해보니 TV 속 연예인들도 그렇고, 대학에 강의를 나가봐도 요즘은 여자들보다 남자들의 피부가 더 좋은 것 같다.

과거 여드름, 모공 확장, 까만 피부을 가졌던 남자들에게 무슨 일이 있었던 것일까? 대한상공회의소의 '2013년 안티에이징 산업에 대한 소비자 인식 조사'에 따르면, 기능성 화장품을 사용하는 남성이 24.4%로 나타났다. 또한 같은 해 대한화장품산업연구원의 '화장품 이용행태 설문조사'에서 남성들은 평균 3~4가지의 피부고민을 가지고 있는데, 이 중 46.5%가 주름으로 가장 많았으며, 월평균 화장품 구매를 위해 6만 원 정도 투자하는 것으로 나타났다. 또한 눈에 보이는 대로 구매하고 사용하는 것이 아니라 구매 시 67%가 효능과 효과를 가장 중요시한다고 한다. 피부관리에 대한 남자들의 인식이 확연히 달라졌음을 느낄 수 있다.

G마켓에서 2014년 8~9월 두 달간 남성화장품 매출을 조사한 결과, 그동안 꽃미남이라 불리며 화장품과 피부에 관심이 많았던 20대의 매출은 2013년 대비 25%로 줄어든 반면, 40대 남성은 15%, 50대 남성은 43%로 늘었다. 또한 제품 중에서 비비크림에 대한 40대와 50대 남성의 구매율이 각 121%와 93%로 늘었으며, 그밖에도 올인원 제품과 클렌징 제품의 매출 증가세가 두드러졌다고 한다.

일본 백화점에서 남성용 양산 전용 코너가 큰 인기를 얻고 있다는 뉴스를 본 적이 있는데, 20~30대는 하얗고 깨끗한 얼굴을, 40~50대는 주름 없는 동안의 얼굴을 원하는 것이 여성들과 별반 차이를 못 느낄 정도가 된 것 같다.

남성화장품 구입 시 이것만은 따져라

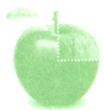

남성화장품 시장은 분명 블루오션이다. 전 세계 시장은 한국의 남성들을 주목하고 있고, 해외 글로벌 브랜드들은 앞다퉈 한국 남성을 타깃으로 한 제품 개발과 마케팅 전략을 펼치고 있다. 국내 기업들도 남성 브랜드를 신설·확장하고 있으며, 다양한 제품을 만들어내기 위해 혼신의 노력을 하고 있다. 그런데 안타까운 점은 남성피부와 라이프스타일에 맞춘 화장품을 개발하기보다는 여성화장품을 그대로 따라간다는 느낌을 지울 수가 없다.

2013년 식약처의 화장품 실태 조사 결과를 보면 응답한 남성의 9.8%가 색조화장을 사용하고 있으며, 이 중 97.8%가 비비크림을 가장 선호한다고 답했다. 이에 많은 브랜드들이 남성 비비크림을 출시했고, 심지어 CC크림과 파운데이션 쿠션까지 내놓고 있다. 여성들이라면 한 번쯤 사용해본 일반적인 메이크업 제품을 외형과 향만 조금 바꾸어 남성화장품으로 둔갑

시킨 것이다. 반면, 남성들이 쉐이빙 전후에 사용하는 제품은 찾아보기 힘들었다.

『대한민국 화장품의 비밀』이 출간된 후 대중 강의를 나갔더니 청중의 10%가 40~50대 남성분들이었다. 또한 필자의 블로그나 메일로 화장품에 대해 문의하는 80%는 20~30대 남성들이다. 그들은 언제나 자신들이 공부한 내용을 바탕으로 심도 있는 질문을 한다. 단순히 화장품에 관한 질문이 아니라 환경과 건강에 관한 부분까지 총망라한 깊이 있는 질문을 하기 때문에 당황스러웠던 적이 종종 있다. 그들은 여성 입장에서만 책을 쓴 것이 아니냐며, 남성들도 좀 생각해달라고 이야기했다. 사용해본 적이 없는 제품에 대해 이렇다 저렇다 말하기 어려운 부분이 있어서 그동안 언급하지 않았지만, 전 세계 1위에 빛나는 한국 남성들을 위해 남성화장품에 관한 이야기를 성분을 중심으로 해보려고 한다. 이 글을 읽는 분이 남성이라면 화장품을 구매할 때 다음을 기억하기 바란다.

1_꽃미남과 꽃중년을 꿈꾼다면 남성스러움의 상징과 같은 지독한 향은 잊어라

여성화장품에는 거의 대부분 인공향료가 들어가지만, 강한 향이 아니기 때문에 샴푸 또는 향수로 다른 향을 감쌀 수 있다. 하지만 남성이 사용하는 토너, 헤어제품, 향수 등은 각자의 향이 있으며, 이 모든 것이 따로 노는 경우가 많다. 땀을 많이 흘리기 때문에 어쩔 수 없다고는 하지만, 오히려 땀 냄새가 그 향과 섞였을 때는 정말이지 구토유발자가 따로 없다. 향수를 제외한 나머지 제품은 되도록 인공향료가 첨가되지 않은 제품 또는 향을 거의 느낄 수 없는 제품을 권하고 싶다. 동네 목욕탕에서 만날 수 있는 강한 스킨 냄새로는 절대 꽃미남과 꽃중년이 될 수 없다.

2_유분이 많다고 해서 수분이 많은 것은 아니다

여성에 비해 남성은 피지 생성이 활발하다. 오죽하면 우리나라 중고등학교 남학생의 피지를 알뜰히 모으면 우리나라도 산유국이 될 수 있다는 우스갯소리가 나왔겠는가. 그런데 유분이 많다고 해서 수분까지 많은 것은 아니다. 그것을 모르고 유분을 제거하고 산뜻한 느낌을 위해 에탄올이 함유된 제품을 많이 사용한다. 에탄올을 장기간 사용하면 피부건조가 심해져 주름이 자글자글해질지도 모른다. 화장품을 바르자마자 유난히 시원해지거나 산뜻한 느낌이 강하다면 에탄올이 함유되었을 확률이 높으니 화장품 선택 시 주의하기 바란다.

3_자외선 차단제를 대신하는 비비크림은 없다

남편이 무인도에 떨어졌을 때 화장품 하나만 가져가야 한다면 필자는 주저 없이 자외선 차단제를 챙겨줄 것이다. 물론 자외선 차단제를 열심히 사용한다고 해서 한 달 후, 혹은 1년 후에 피부가 하얗게 되거나 좋아지는 것은 아니다. 하지만 10년 후부터는 또래들과 확연히 다른 동안피부가 되어 있을 것이라 감히 장담한다. 여성은 자외선 차단제를 열심히 바르지 않더라도 메이크업을 하기 때문에 일정량 자외선 차단 효과를 볼 수 있다. 하지만 남성은 그렇지 않으므로 꾸준히 발라주는 것이 좋다. 실제로 지인 중에 21세에 30대냐고 놀림을 받았던 노안 남자 선배가 있었다. 현재 40대가 되었는데, 30대 초반으로 보이는 동안이다. 비결은 손가락질 받아가며 꾸준히 발라온 자외선 차단제 덕분이었다. 지금도 그는 사무실, 집, 헬스클럽에 자외선 차단제를 반드시 비치해 둔다고 한다. 만약 자외선 차단제 기능이 있는 비비크림을 사용한다면 자외선 차단제를 바른 후 비비크림을 바르거나 비비크림을 눈썹이 보이지 않을 정도로 두껍게 발라야 한다(외출하기 창피할 정도로). 자외선 차단제 성분이 들어가 있더라도 자외선 차단제를 단독으로 사용하지 않으면 아무런 효과가 없음을 기억하기 바란다.

4_ 값비싼 올인원 제품이 피부를 변화시켜주지는 않는다

남성들은 여러 가지 제품을 발랐을 때 끈적거리는 느낌을 싫어한다. 그렇다고 해서 피부관리를 포기할 수도 없다. 이러한 남성들의 심리를 이용한 제품이 올인원이다. 하나의 제품 안에 주름, 미백, 탄력, 재생 등 모든 것이 다 들어 있으니 남성들의 불편함을 충족시켜주는 최고의 제품처럼 보인다. 최근에는 고농축 에센스 제품까지 등장했다. 그런데 이런 제품들의 가격이 만만치 않다. 물론 3~4개의 제품을 1개로 만든 것이므로 가격이 비싼 것은 당연하다고 생각할 수 있다. 하지만 화장품은 기본적으로 수분 제품이고, 올인원 제품은 이 수분 제품에 미량의 미백성분, 주름성분, 재생성분, 탄력성분 등을 첨가한 것에 불과하므로 터무니없이 비쌀 이유가 전혀 없다. 또한 과다하게 분비된 피지를 제대로 관리하지 않고 올인원 제품이나 고농축 에센스를 바를 경우 과영양으로 피부 트러블이 발생할 수도 있다. 따라서 수분 기능에 충실한 제품을 꾸준히 바르는 것이 훨씬 유용하다.

5_ 비비크림은 메이크업 제품이란 것을 잊지 마라

비비크림을 바르고 있거나 바를 예정이라면 비비크림, CC크림, 파운데이션 쿠션(왜 남성 제품만 광고에서 자외선 차단 제품군에 넣는지 이해가 되지

않는다)은 엄연히 메이크업 제품이란 사실을 잊으면 안 된다. 이 말은 메이크업 제품을 사용한 것이므로 클렌징에 각별히 신경 써야 한다는 말이다. 클렌징을 꼼꼼하게 하지 않으면 귤껍질처럼 지저분한 피부가 될 수 있다. 메이크업 제품을 구입할 때는 그에 맞는 클렌징 제품도 함께 구입하여 사용하는 것이 좋다. 여성들은 너무 과하게 세안하는 것이 문제지만, 남성들은 제대로 닦아내지 않는 것이 문제다. 특히 폼클렌징을 사용할 경우 얼굴에 폼 잔여분만 보이지 않으면 세안이 끝난 줄 안다. 하지만 눈으로 확인되지 않는 미세 계면활성제 성분이 남아 있을 수 있으므로 폼이 보이지 않는 시점에서 10회 정도 더 물로 헹구기 바란다.

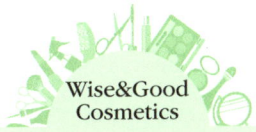

Wise&Good Cosmetics

피 부상태가 좋지 않아 어쩔 수 없이 비비크림을 사용해야 하는데 어색할까 봐 걱정이라면 비비크림과 보습제를 섞어 묽은 컬러로션 느낌으로 사용하라. 피부 트러블이 심할 경우 유성성분이 많은 비비크림이 트러블을 더 심하게 만들 수 있으므로 피부상태를 고려하여 조절해 사용해야 한다.

남성에게 필요한 5가지 화장품

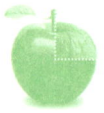

남성에게 중요한 화장품과 여성에게 중요한 화장품은 조금 차이가 있다. 남성의 경우 거의 매일 면도를 하며, 보통 면도 후에 화장품을 사용하기 때문에 소독을 위한 알코올, 항균, 항염증을 위한 성분들이 들어간다. 또한 남성들은 끈적한 사용감보다는 시원한 청량감을 좋아하기 때문에 제품에 에탄올 또는 멘톨이 주로 사용된다. 남성화장품이 여성화장품에 비해 독하다고 느끼는 이유도 이 때문이다. 그렇다 보니 피부가 약한 일부 남성의 경우에는 남성화장품이 자극적이라고 느낄 수도 있다. 이러한 흐름을 반영하여 자극성이 덜한 성분으로 대체하고 있지만, 아직까지는 여성화장품에 비해 다양한 제품이 나오지는 못하고 있는 실정이다. 그러므로 혹시 아내의 화장품을 탐하는 남편이 있다면 너그럽게 눈감아주기 바란다.

남성에게 꼭 필요한 화장품은 클렌징 제품, 각질 제품, 보습제, 자외선 차단제, 립밤 5가지다. 여성에 비해 피부변화가 크게 나타나지는 않겠지만, 꾸준히 사용하다 보면 반드시 동안이라는 말을 듣게 될 것이라 장담한다.

1_클렌징 제품

클렌징 제품은 저자극의 폼클렌징을 추천한다. 색조화장을 하지 않기 때문에 여성처럼 2중 클렌징까지 할 필요는 없지만 자외선 차단제를 사용하므로 저녁에는 폼클렌징으로 깨끗하게 세안해주는 것이 좋다. 아침에는 피지분비가 과하지 않다면 미지근한 물로 여러 번 물세안만 하는 것도 노화를 늦추는 데 도움이 된다.

2_각질 제품

25세가 넘어가면 각질 제품을 사용할 것을 권한다. 20대 초반까지는 각질주기가 대부분 정상이므로, 과한 각질 제거가 오히려 피부를 민감하게 만들 수도 있다. 각질 제품은 스크럽과 같이 알갱이가 있는 제품이나 피부에 도포하고 밀어내는 타입보다는 바른 후 가볍게 물로 씻어내는 제품이 좋다. 따로 각질을 제거하기 귀찮다면 클렌징 제품 중 각질제거제가 포함된 파우더워시 타입을 사용하는 것도 하나의 방법이다. 각질 제거는 주말을 이용해 1주일에 1번 정도 해주는 것이 좋다. 물론 피부가 민감하다면 권하지 않는다. 각질 제품을 사용한 후에는 마스크를 이용해 진정 또는 보습관리를 해주면 피부관리숍에 다녀온 것 같은 효과를 볼 수 있다.

3_수분 제품

보습제는 로션이나 크림 중 본인의 피부타입에 맞춰 한 가지만 바르면 된다. 보습 하나만 잘해도 웬만한 피부문제는 해결되므로 기능성 화장품에 너무 의존할 필요는 없다.

4_자외선 차단 제품

예전에는 자외선 차단제의 끈적거림 때문에 사용을 꺼리는 경우가 많았지만, 요즘은 사용감이 매우 좋아졌다. 자외선 차단제를 바른 후 트러블이 발생한다면 물리적 차단제로만 이루어진 자외선 차단제도 있으니 참고하기 바란다. 남성 자외선 차단 제품은 유난히 SPF 50이 많은데, 365일 야외에서 일하는 직업이라고 해도 SPF 50은 득보다 실이 많으니 SPF 30 이하 제품을 권한다. 그리고 비비크림과 같은 색조 제품을 사용하지 않는다면 점심시간 식사 후 가벼운 물세안으로 먼지와 이물질만 제거하고 자외선 차단제를 덧발라주는 것이 좋다.

5_립밤

남자가 무슨 립 제품이냐고 하겠지만, 남녀노소 할 것 없이 입술은 다른 피부에 비해 피지선이 적어 쉽게 건조해지고 갈라지기 때문에 남다른 보호가 필요하다. 번들거리는 글로스타입이 아닌 밤 형태의 립 제품은 입술을 촉촉하게 보호해주고 깔끔한 인상을 심어주는 데 도움이 된다.

6_기타

사람에 따라 쉐이빙의 정도가 다르기 때문에 공통적인 내용은 아니지만, 남성들은 쉐이빙 전후에 사용하는 제품에 신경을 써야 한다. 면도 후에 피부 트러블이 일어난다는 이야기를 많이 듣게 되는데, 이는 면도습관이 좋지 않거나 면도기의 상태 때문일 수 있다. 피부 트러블이 계속된다면 원인이 무엇인지 하나하나 점검해서 찾는 것이 중요하다. 그리고 가능하다면 트러블이 났을 때는 면도를 멈추는 것이 좋다. 면도라는 행위 자체가 피부에 자극을 주는 것이므로 쉐이빙 제품을 바른 후 면도할 것을 권한다. 쉐이빙 제품은 대부분 강한 향 성분이 들어 있기 때문에 알레르기를 유발하는 경우가 많으므로 인공향료나 파라벤 등이 없는지 전성분을 반드시 확인하고 선택하는 것이 좋다. 쉐이빙 제품의 특성상 코 바로 아래에 사용하기 때문에 인공향 함유는 치명적일 수 있다. 특히 부틸페닐메틸프로피오날(butylphenyl methylpropional) 성분이 들어 있는 제품은 알레르기를 유발할 뿐 아니라 내분비계 장애를 일으킬 수 있다는 연구결과가 있으므로 주의 깊게 살펴야 한다. 쉐이빙 후에는 항균, 항염, 진정효과가 있는 토너를 사용하는 것이 좋다. 여성의 토너는 클렌징 잔여물을 닦는 기능을 하는 반면, 남성의 토너는 쉐이빙 후 자극 받은 피부를 진정시키고 혹시 모를 균과 염증을 막기 위한 역할을 하므로 꼭 바르는 것이 좋다.

패션을 선두하는 그루밍족이든 아저씨임을 거부하는 노무족이든 필자는 자신을 가꿔보겠다는 남성들을 응원한다. 다만 한국의 여성들이 좀 더 젊어 보이기 위해 수많은 화장품을 의심 없이 다량 소비하는 것을 옆에서 지켜보았다면, 남성들은 진정으로 피부를 위한 것이 무엇인지 고민한 후 현명하게 소비하기 바란다.

CHAPTER
11

대한민국 화장품, 이제는 달라져야 한다

소비자가 바뀌어야 스테디셀러 나온다
애매한 정의가 시장의 무질서 부른다
한방 화장품 글로벌화의 해법, 유기농에서 찾아라
화장품 소재 개발에 주력하라
누구를 위한 기능성 화장품인가
시장의 자율성 VS 철저한 관리감독

소비자가 바뀌어야 스테디셀러 나온다

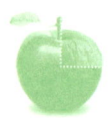

화장품 마케터로 근무하는 지인이 늘 하는 말이 있다.

"한국 소비자들은 정말 모르겠어. 소비자가 원하는 것을 오랫동안 열심히 조사해서 제품을 개발해놓고 '대박이겠지' 하고 기다리면 외면하고, 신상품이 나와야 될 즈음이라서 그냥 한번 만들어 내놓았는데 대박이 나기도 하고……, 한국 소비자들은 정말 미스터리야."

요즘은 영화의 흥행 여부를 한국 소비자의 반응으로 알 수 있다고 해서 할리우드 영화들도 한국에서 제일 먼저 개봉한다고 한다. 화장품 시장에서 한국은 이미 오래 전부터 전 세계 화장품의 테스터마켓이었다. 한국 소비자들이 다른 나라에 비해 매우 빠른 반응을 나타내기 때문이다. 이러한 반응은 제품 출시에 이용될 마케팅에 큰 도움이 될 뿐 아니라 다방면에서 리스크를 줄여주는 역할을 한다.

필자도 한국 소비자들, 특히 여성들의 반응이 왜 이렇게 빠른지 생각해본 적이 있다. 여러 가지 이유가 있겠지만, 빠른 인터넷 문화와 높은 인구밀도가 가장 큰 이유가 아닐까 싶다. 물론 오바마 미 대통령이 자주 언급하듯이, 한국이라는 조그만 땅덩어리를 가진 나라가 이 정도로 성장할 수 있었던 것은 높은 교육열 덕분이라고 생각한다. 하지만 교육열이 높았던 것은 천연자원이 부족한 나라에서 성공할 수 있는 길이 열심히 공부하는 것밖에 없었기 때문일 것이다. 지나친 비약일지 모르겠지만, 결국 성공이라는 것은 경쟁에서 이겨 남들과는 다른 인생을 살겠다는 것이고, 그런 점에서 자원이 부족하고 인구밀도가 높은 나라에 태어나 늘 새로운 것에 관심을 갖고, 남들이 가지지 못한 것을 갖고자 하는 것은 가장 기본적인 욕망일지도 모른다. 더군다나 전 세계가 놀라는 빠른 인터넷 문화는 남들이 관심 있어 하는 것과 새로운 것을 찾아내고 취하는 것에 큰 도움을 주었을 것이다.

빠른 소비자의 반응 덕분에 우리나라는 전 세계에서 가장 처음으로 경험할 수 있는 영예를 가졌을지도 모른다. 하지만 한편으로는 수많은 제품들의 수명을 단축시키기도 했다. 제품의 수명이 단축되면 기업은 막대한 돈을 들여 오랫동안 연구하고 개발할 필요가 없어진다. 1년 정도 반짝 판매할 제품을 누가 4~5년씩 연구해서 만들겠는가. 차라리 한두 달 전에 열심히 소비자의 반응을 살펴 상황에 따라 필요한 제품을 조금씩 바꿔가며 출시하는 것이 기업의 측면에서는 훨씬 이득일지도 모른다.

화장품은 패션이 아니다. 시대에 따라 빠르게 변하는 것이 아니라 나이가 들어가면서 세월과 함께 평생 같이 가야 하는 동반자이자 친구다. 친구가 한 달에 한 번씩 성격이 변하거나 가치관이 달라진다면 평생 곁에 둘 수 있겠는가.

새로운 화장품은 없다. 화장품이 의약품이 되지 않는 한 새로운 화장품이란 A성분 대신 B성분을 넣은 화장품, C제형 대신 D제형으로 나온 화장품, 용기나 모델이 바뀐 화장품일 뿐이다. 새로운 화장품에 열광하는 소비자가 많을수록 화장품의 가격은 상승할 것이고, 피부를 위한 제품보다는 시각적으로 화려하거나 사용감이 좋은 제품을 만드는 회사가 늘어날 것이다. 그러다 보면 진짜 피부를 위해 제품을 만드는 회사는 트렌드에 뒤처져 사라질지도 모른다.

물론 우리나라에도 TV광고 한 번 하지 않고 스테디셀러가 된 화장품이 있다. 설화수의 윤조에센스는 1997년 출시 이후 2014년 1월 누적판매금액 1조 원대를 넘어섰다. 물론 설화수 뒤에 아모레퍼시픽의 막강한 방판조직이 없었다면 오늘날 스테디셀러로 자리 잡기는 힘들었을지 모른다. 지금 우리에게는 윤조에센스처럼 우리의 세월과 함께 걸어갈 많은 스테디셀러가 필요하다. 그러기 위해서는 새로운 화장품이 더 좋을 것이라는 소비자들의 생각부터 바뀌어야 할 것이다.

애매한 정의가
시장의 무질서 부른다

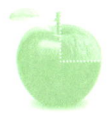

2013년 우리나라의 화장품 시장 규모는 약 15조 원으로 세계 11위였다. 이에 대해 보건복지부와 식품의약품안전처는 2020년까지 세계 7위의 화장품 강국으로 만들겠다고 발표했다. 그런데 2014년 대한화장품산업연구원 산하 글로벌 코스메틱 연구개발사업단의 예비조사 결과에 의하면, 한국 화장품의 기술 수준은 최고 기술 대비 76.9% 수준이라고 한다. 기술 격차를 시간으로 따지면 우리나라는 최고 기술 보유국과 4년 이상 차이가 난다. 급변하는 세계 시장에서 기술력이 4년이나 차이가 난다는 것은 구조적인 개선책이 필요함을 시사한다.

한국의 화장품 산업이 세계 7위에 오르기 위해서는 지금 같은 양적 성장민으로는 부족하다. 양적 성장은 중국 시장에서 어떠한 역할을 하느냐가 관건이 될 것이고, 설령 양적 성장만으로 이루어냈다 해도 그 결과는 일시적인 것일 뿐 장기적인 결과물이 되기 힘들다. 세계 시장에서 성공하기 위해 지금 우리에게 필요한 것은 질적 성장과 시스템의 구축이다. 이는 수많은 경영컨설턴트들의 공통된 의견이다. 이를 위해 가장 먼저 이루어져야 할 것은 정확한 용어 정리 및 기준 마련이다.

1996년 일본이 국제식품규격위원회에 '기무치'를 등재하려고 한 사실이 알려지면서 우리나라의 '김치'와 대립한 적이 있었다. 예로부터 우리나라 밥상에 김치가 등장하지 않은 적이 없고, 분명 우리의 음식이다. 하지만 말 그대로 우리만 아는 음식이었지 김치가 무엇인지, 어떻게 만들어지는지에 대한 규격화 작업은 전혀 되어 있지 않았다. 그러던 중 일본이 잽싸게 '기무치'를 규격화하여 등재하려고 했던 것이다. 지금은 한류의 영향으로 김치가 한국의 음식이라는 사실이 잘 알려져 있지만, 논쟁 당시만 해도 세계무대에 소개할 만큼 준비가 되어 있지 못했다. 다행스럽게도 발 빠르게 규격화 준비를 하여 국제식품규격위원회에 김치를 등재할 수 있었다. 우리나라 김치는 2013년 12월 인류 무형유산에까지 등재되었지만, 당시 몇 년간은 말도 안 되는 기무치 때문에 속 터지는 나날을 보내야 했다.

우리나라 화장품이 국내에서만 유통된다면 크게 문제되지 않을 수도 있다. 하지만 세계화 작업을 위해서는 명확한 기준이 있어야 하는데, 그렇지 못한 것이 산재해 있다. 대표적인 것이 한방 화장품과 유기농 화장품이었는데, 다행히 유기농 화장품은 2014년 12월 기준에 관한 규정이 마련되었다. 유기농 화장품과 유사한 천연 화장품은 아직 용어 정의가 제대로 이루어지지 않았지만, 한방 화장품과 유기농 화장품에 대한 명확한 정의가 이루어진다면 천연 화장품이라는 용어는 사라지지 않을까 싶다.

한방 화장품

한방 화장품에 대해 식약처는 "『동의보감』, 『본초강목』 등 8대 한의학 서적에 언급된 한약재를 함유한 화장품"이라고 말한 바 있으나, 아직까지 명확한 정의는 이루어지지 않고 있다. 최근 한방 화장품 표시 광고기준을 통해 "화장품 내용량 100g 또는 100ml 중 한방성분을 원재료로 환산한 합산 중량이 1mg 이상인 경우 한방 화장품이라고 표시 및 광고할 수 있다"는 기준을 마련했다. 쉽게 설명하면, 1,000ml짜리 우유에 한방재료에 많이 쓰이는 감초를 넣어 한방우유를 만들고 싶다면, 1티스푼의 100분의 1 정도의 감초를 넣으면 된다. 물론 원재료이므로 생각보다 훨씬 더 많은 양이 들어간다고 할 수 있겠지만, 화장품의 메인 명칭에 들어갈 주요 성분이 전체 성분의 0.001% 양만 들어가도 된다는 것을 소비자들이 납득할 수 있을지 모르겠다. 더군다나 한방성분에 대한 정확한 정의조차 없는 상황에서 '한약에 사용되는 약재'라는 정의는 누구나 이해할 수 있는 명확한 기준이라고 보기 힘들다. 이러한 모호한 기준은 무자격 한방 화장품의 난립을 불러올 수 있으며, 오랜 기간 동안 한방 소재 연구를 하고 화장품을 개발한 회사 입장에서는 한방 화장품의 질을 떨어뜨리는 위험요소가 될 수 있다. 특히 현재 중화권을 비롯한 아시아 시장에서는 한국의 한방 화장품을 명품 화장품으로 인식하고 있는 상황이다. 그러므로 하루 빨리 국내에서 명확한 정의가 이루어지지 않는다면 전 세계 불특정 다수에게 피해를 줄 수도 있는 문제다.

한방 화장품 글로벌화의 해법, 유기농 화장품에서 찾아라

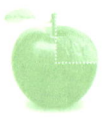

2013년 3분기 아모레퍼시픽의 매출액은 2012년 같은 기간보다 8.1% 증가했지만 영업이익은 5% 감소했다. 많은 경영전문가들은 기존에 최대 수익을 보였던 방문판매의 실적 악화와 해외 진출 과정에서 발생한 막대한 마케팅 비용 때문이라고 분석했다. 해외실적을 보면 중국 29.4%, 프랑스 6.8%, 미국 29.6% 성장했으나 영업이익에서는 모두 적자를 낸 것이다. 매스컴을 보면 한국의 화장품이 외국에서 엄청난 사랑을 받고 있는 듯하지만, 실상은 한류의 영향으로 동남아시아 일부 지역에서만 인기가 있을 뿐 미국이나 유럽에서는 아직까지 생소한 브랜드에 지나지 않는다. 더군다나 지금까지 인기가 있었던 동남아시아에서조차 포화상태로 인해 점차 수익이 줄어드는 브랜드가 늘고 있다고 한다. 물론 전 세계 최대 소비국으로 등장한 중국 소비자들만 생각한다면 상황이 조금 다를 수도 있다. 한국에 관광하러 온 중국관광객들을 보면 정말 한국 화장품을 한국 사람들보다 더 좋아하는 것처럼 보인다. 하지만 중국에 진출한 기업들의 이야기를 들어보면 조금 다르다. 일단 제약이 너무 많고, 암시장을 통한 거래 등으로 인해 정확한 수익을 얻기 힘들며, 중국에서 만든 미투상품(짝퉁상품, 유사상품)이 빠르게 확대되는 등 현실적인 문제가 심각해 지난 4~5년간 인지도를 높이기 위해 열심히 마케팅한 것에 비하면 결과적으로는 실패한 것이라고 한다. 중국 시장이 세계 기업이 모두 탐내는 거대 시장임에는 분명하지만, 한계 또한 커 보인다.

해외 진출의 어려움과 관련된 기사와 자료를 보다가 문득 중국을 방문했던 기억이 떠올랐다. 박사과정 중에 국가 과제에 참여할 기회가 있었고, 그 덕분에 중국의 생약재배지를 방문한 적이 있었다. 친구들과 중국을 여행한다면 보통 도시나 관광지 위주로 갔겠지만, 중국에서 자생하는 생약과 국내 자생 생약의 감별을 위해 간 출장이었으므로 중국의 시골 지역만 누비고 다녔다. 중국의 재배지를 처음 방문했을 때 필자는 놀라움과 좌절을 느꼈다. 끝이 보이지 않는 넓은 땅에 단일 식물만을 재배한다는 사실에 놀랐고, 그렇게 재배된 중국 식물이 국내에 들어오면 한국의 재배식물은 처음부터 가격경쟁을 할 수 없겠다는 현실에 좌절했다. 필자는 어릴 적부터 시골에서 농사를 지으시던 조부모님을 보고 자랐기에 정말 남의 일 같지 않았다. 출장에서 돌아와서도 한동안 끝없이 펼쳐진 재배지를 잊을 수 없었다.

필자의 생각은 이렇다. 현재 한방 화장품이 붐이라고 해도 설화수 및 일부 브랜드를 제외한 대다수의 브랜드는 높은 이익을 얻고 있다고 볼 수 없다. 즉 한방 화장품의 양극화 현상이 나타나고 있는 것이다. 그런데도 정확한 분석 없이 중국을 겨냥해 너도나도 한방 화장품을 개발하려고 하는 모습이 조금 염려스럽다. 한방 화장품은 한국에서 만든 하나의 상품군이다. 한의학에서 사용되는 약재를 이용해 화장품을 만들었기 때문에 한방 화장품이 의미 있는 것이 아니다. 기존에 없던 콘텐츠를 우리나라 기업이 하나의 상품군으로 만들어냈다는 사실에 훨씬 더 큰 의미가 있다. 한의학에서 사용되는 약재는 중의학에서 사용되는 약재와 대부분 비슷하다. 그렇다고 해서 우리나라 화장품 회사에서 국내 한약재 값이 비싸기 때문에 저렴한 중국 한약재를 사용한다면 너무나 불명예스러운 일이 아니겠는가. 물론 기업들에게 비싼 국내 한약재만 사용하라고 무조건 강요할 수도 없다.

그렇다면 우리 농민도 살고, 한국 기업들도 한방 화장품을 명품으로 만들 수 있는 방법은 무엇일까? 바로 한방 화장품의 기준을 유기농 화장품의 기준에 준하게 만드는 것이다. 쉽게 말해 한방 화장품에 사용되는 한방원료를 유기농으로 재배하는 것이다. 국내에서 유기농으로 재배할 수 있다면 굳이 값싼 중국원료와 경쟁하지 않아도 될 것이다. 가격적인 부분에서 비교할 수 없기에 좁은 토지에서 충분히 고품질의 한방원료를 재배할 수 있다. 그렇게 된다면 국내 원료를 이용할 수 있고, 우리 땅에서 자란 원료를 이용해 만든 한방 화장품이므로 한국만의 특별한 화장품이라고 충분히 어필할 수 있을 것이다.

수백, 수천 년 전부터 서양에서는 동양의 향신료를 고급스러운 향으로 평가해 고가로 취급했다. 서양인들에게 거부감을 주는 향을 한방원료로 사용하기는 힘들겠지만, 향으로 인한 이미지만 확실하게 전달해준다면 굳이 서양인들이 좋아하는 향을 만들기 위해 조향할 이유가 없을 것이다. 서양에서 건너온 아로마테라피의 수많은 에센셜 오일을 향이 좋아서 사용하는가? 향은 조금 역하지만 치료적인 의미를 이해하고 사용하듯이, 우리에게는 한방원료만의 치료 효과와 스토리가 있다. 게다가 한방원료가 유기농이라고 한다면 명품 화장품으로 거듭날 수 있는 충분한 이유가 있다.

한방 화장품 시장은 지난 몇 년간 꾸준히 성장해왔다. 하지만 지금처럼 양적 확대만 한다면 대표적인 몇 개의 브랜드만 살아남고 나머지는 최후를 맞이할지 모른다. 한방 화장품이 질적 성장을 할 수 있는 방법은 과학적인 근거 없이 무조건 한방원료를 사용했으므로 피부에 좋을 것이라는 말이나 피부친화적이고 부작용이 없다는 '카더라'식 주장이 아니다. 이제 깐깐한 기준으로 만든 품질 좋은 제품으로 승부해야 한다. 우리의 땅에서 재배되는 유기농 한약재를 이용한 피부친화적인 화장품, 세계 유일의 한국적인 색이 담긴 독보적인 한방 화장품이 되어야 세계무대에서 경쟁력을 갖출 수 있을 것이다.

화장품 소재 개발에
주력하라

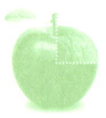

휴대폰 시장에서 삼성과 애플이 독보적인 기업임을 부정하는 사람은 아무도 없을 것이다. 두 회사는 새로운 모델이 나오면 매번 특허소송을 주거니 받거니 하면서 서로 자신이 최고라고 경쟁한다. 비단 회사뿐만 아니라 고객들도 열혈 삼성과 애플 매니아로 나뉘어 대립하고 있으니, 두 회사가 하나의 브랜드로서 확실하게 자리매김한 것은 틀림없어 보인다. 그런데 삼성은 자사의 휴대폰을 많이 팔면 팔수록 많은 이익을 얻을 수 있을 뿐만 아니라 애플의 휴대폰이 많이 팔려도 이익을 얻을 수 있다. 그 이유는 애플 휴대폰에 사용되는 반도체가 삼성의 것이기 때문이다. 애플 휴대폰의 핵심 부품을 삼성이 공급하고 있으므로 삼성 입장에서는 어느 것이 팔려도 이익을 얻을 수 있는 구조인 것이다. 관련 전문가들은 만약 삼성이 반도체를 직접 생산하지 않았다면 휴대폰 시장의 후발주자였던 삼성이 선두주자인 애플을 그렇게 빠른 시간 안에 따라잡지는 못했을 것이라고 말한다.

화장품도 마찬가지다. 국내 회사에서 아무리 화장품을 많이 판매해도 화장품에 들어가는 원료가 국내 회사의 원료 또는 자사의 원료가 아니라면 국내 화장품의 이익은 줄어들 수밖에 없다. 한국의 화장품은 제형기술이 뛰어나다고 알려져 있다. 필자가 수많은 수입제품들과 비교해봐도 한국 제품처럼 사용감이 산뜻한 제품은 찾아보기 힘들다. 화장품의 끈적거림이 싫어서 잘 사용하지 않던 외국 소비자들 중 일부가 산뜻한 사용감에 반해 한국의 화장품을 찾는 경우도 많다. 그런 점을 보면 한국의 화장품은 철저하게 소비자 중심인 듯하다. 소비자들은 천천히 나타나는 효과보다 당장의 사용감이 좋아야 호감도가 높아지기 때문에 화장품 회사들이 그러한 제품을 만들 수밖에 없었을지도 모른다.

하지만 제형과 반대로 원료 부문은 해외의존도가 매우 높은 상황이다. 2013년 한국생명공학연구원에서 조사한 자료에 따르면, 국내 화장품 제조에 쓰인 생물자원 원료 중 78%가 수입 원료이며, 이 과정에서 발생하는 해외 로열티만 연간 1조 5,000억 원에 이른다고 한다. 또한 의약품수출입협회의 자료에 의하면, 화장품 원료 수입액이 2008년에는 1억 600만 달러였으나 5년 후인 2013년에는 1억 8,700만 달러로 176% 증가했으며, 이 중 2013년 기준으로 일본 23.8%, 미국 23.3%, 독일 13.8%로 전체 원료 수입액에서 3개국이 61%를 차지하고 있다.

수입 원료는 주로 기본 제형 원료들이다. 이는 기본 원료의 개발 기술이 떨어지기 때문일 수 있다. 또한 수입 원료에 의존해도 완제품 시장의 매출과 비교한다면 매우 적은 비용이기 때문에 크게 신경 쓰지 않아도 된다고 할 수도 있다. 하지만 매출이나 비용의 크고 작음의 문제가 아니다.

화장품을 만드는 데 있어서 거의 대부분 들어가는 원료의 가치에 대해 생각한다면 그리 간단한 문제가 아니다. 2020년까지 세계 7위의 시장규모를 목표로 한다면 그에 걸맞는 원료 수급부터 해결해야 할 것이다.

국내외 경제연구소 및 국제기구들의 미래 산업 전망을 분석해보면, 미래 유망산업으로 IT, 에너지, 그린, 바이오 및 헬스케어를 꼽을 수 있다. 화장품 산업은 고령화와 웰빙 욕구 증가에 따른 헬스케어 상품이라고 볼 수 있다. 국책산업으로 지정해도 충분히 승산 있는 산업이 분명하다. 하지만 단순히 규제를 풀고 해외 수출과 관련된 부문에 지원한다고 해서 세계 시장에서 한국 화장품의 영향력이 커지거나 매출이 올라갈 것으로 보이지는 않는다. 이미 세계 시장의 TOP10에 있는 글로벌 기업들은 제품뿐만 아니라 원료 보유도 매우 우수한 상황이다. 일시적으로 매출을 올릴 수 있을지는 모르겠지만, 지금과 같은 정책지원으로는 TOP10에 진입하기가 매우 힘들 것으로 보인다.

새로운 화장품 시장으로 두각을 나타내고 있는 터키 역시 우리나라처럼 화장품 원료에 대한 해외의존도가 매우 높은 편이다. 또한 2012년 기준 전체 시장의 75% 정도가 해외 브랜드 제품이라고 한다. 그렇다 보니 터키에서는 해외 브랜드에 대한 신뢰가 커져서 자국 브랜드는 해외 브랜드와 경쟁할 엄두조차 내지 못한다고 한다. 터키 화장품 시장에도 여러 가지 변수가 있을 수 있으므로 단정하여 말할 수는 없다. 하지만 원료의 해외의존도가 높은 우리나라 실정에서 참고할 부분이 분명 있어 보인다.

속 빈 화장품 경쟁력이 되지 않기 위해서는 지금부터라도 장기적으로 원료 개발에 대한 연구를 늘려야 한다. 여기에는 정부의 힘도 필요하다. 현재 수입에 의존하고 있는 원료를 대체하기 위한 새로운 원료를 개발하려면 1~2년 정도로는 힘들기 때문이다. 결과가 나오지 않더라도 지속적인 투자가 이루어져야 할 것이다. 몇 년 전부터 정부기관의 국책 과제로 화장품 소재 개발에 대한 연구가 이루어지고 있다. 하지만 다수의 연구들이 기본 원료보다는 바이오 중심의 신소재 개발이다. 당장의 가시적인 성과를 목표로 한 과제들이 아닌가 싶다.

극단적으로 비교하면, 우리가 즐겨 먹는 된장을 수입에만 의존하는 것과 같다. 된장국을 빛나게 하는 아욱, 쑥, 호박, 두부 등은 우리나라에서 독자적으로 공급한 것이라 해도 된장이 우리의 것이 아니라면 그 된장국은 '메이드 인 코리아'라고 할 수 없을 것이다. 전 세계 시장이 달라지고 있다. 과거에는 효율성을 위해 필요한 부품은 외주로 주고 핵심기술만 보유했지만, 이제 아주 작은 비중의 부품을 수입하지 못함으로써 제품을 생산하지 못할 수도 있다. 이는 보이지 않는 무역장벽으로 작용할 수 있다. 일본의 방사능 위험으로 인해 일본산 제품에 모든 신경을 곤두세우고, 심지어 일본 화장품의 매출도 일시적으로 급감했다. 하지만 일본에서 만든 화장품 원료 의존도가 26%나 된다면 우리의 선택권은 매우 낮아질 수밖에 없다.

원료 개발에 대한 정부의 지원과 함께 화장품 회사들도 당장의 마케팅 비용을 확대하여 브랜드 인지도를 높이는 것이 우선인지, 연구개발에 대한 투자 확대가 우선인지 심각하게 생각해봐야 할 때가 아닌가 싶다.

누구를 위한
기능성 화장품인가

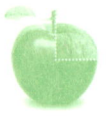

대한화장품협회의 각 연도 생산실적 자료에 의하면, 기능성 화장품은 2008년부터 매년 평균 18.1%의 성장률을 보이고 있으며, 2012년에는 2011년 대비 무려 30.9%나 성장하여 2조 1,483억 원의 매출을 달성했다. 2012년 전체 화장품 시장이 전년 대비 11.5% 성장한 것이나 기초화장품 시장이 전년 대비 2.5% 성장한 것과 비교한다면 매우 큰 성장이라 할 수 있다. 특히 지난 몇 년간은 아시아 시장에서 유독 관심을 받았던 미백화장품 시장이 지속적인 성장을 이루었으나, 2012년에는 주름개선 화장품이 전년 대비 2배 이상 성장하여 6,664억 원의 생산 실적을 냈고, 그 외에 주름개선, 미백, 자외선 차단 기능이 복합된 제품도 2012년 전년 대비 31.5%의 성장률을 보였다. 이러한 결과는 국내에서도 전 세계 화장품 트렌드와 유사하게 흘러가고 있음을 보여주는 것이다. 해가 거듭될수록 기능성 화장품에 대한 소비자의 열의가 더 커져가고 있다. 하지만 필자는 묻고 싶다. 누구를 위한 기능성 화장품 제도인가?

　기능성 화장품은 화장품법 제2조 제2항에서 '피부의 미백에 도움을 주는 제품, 피부 주름 개선에 도움을 주는 제품, 피부를 곱게 태우거나 자외선으로부터 피부를 보호하는 데 도움을 주는 제품'으로 한정하고 있다. 기능성 화장품 심사를 위해서는 안전성, 유효성을 입증해야 할 뿐만 아니라 새로운 원료의 경우 규격 검토에 관한 자료 등을 첨부해야 한다. 하지만 기능성 화장품이라는 제도가 우리나라에만 있다는 것은 무엇을 의미하는 것일까? 미국에서는 우리나라의 기능성 화장품과 유사한 '약용 화장품(cosmeceutical)'을 인정하지 않는다. 단, 자외선 차단제만 의약외품(OTC)으로 사전 심사하고 있을 뿐이다. 일본의 경우에는 미백 개선 화장품만 약용 화장품으로 인정하고, 그 외는 일반 화장품으로 분류하고 있다. 유럽은 그 어떤 것도 특별한 의미를 부여하지 않고, 모두 화장품으로 정의하고 있다. 기능성 화장품을 인정하지 않는 이유는 간단하다. 소비자가 오해할 수 있기 때문이다. '기능성'이라는 단어 자체가 효과를 보장한다는 뉘앙스를 주거나 치료를 의미하여 소비자들에게 기대감을 불러일으키기 때문이다. 하지만 화장품법에 나온 정의처럼 화장품은 인체를 청결하고 미화하기 위해 사용하는 것이며, 인체에 대한 작용이 경미하다. 2014년 3월에 식약처에서 나온 「화장품의 올바른 선택 및 사용법」에서도 화장품은 의약품과 달리 뚜렷한 치료효과를 기대하기 어렵다고 명시하고 있다. 언뜻 보면 미필적 고의처럼 보이는 상황이 아닌가.

　한 관계자는 기능성 화장품으로 인해 우리나라 기능성 원료의 수준이 올라갔다며, 기능성 화장품 제도가 화장품 시장에 미친 역할에 대해 긍정적으로 평가했다. 하지만 현실이 정말 그러한지 담당자는 시장에 나가 기능성 화장품의 실태조사를 한 번이라도 해보기 바란다. 기능성 화장품이라고 판매하는 주름개선 화장품과 미백 화장품은 대부분 식약처에서 고시한 고시원료를 사용하고 있다. 고시원료는 주름개선에 레티놀(2,500 IU/g), 레티닐팔미테이트(10,000 IU/g), 아데노신(0.04%), 폴리에톡실레이티드레틴아마이드(0.05~2.0%) 등 4종이 있고, 미백에 닥나무 추출물(2%), 알부틴(5%), 에칠아스코빌에텔(2%), 유용성 감초 추출물(0.05%), 아스코빌글루코사이드(1~2%), 마스네슘아스코빌포스페이트(3%), 아스코빌테트라이소팔미테이트(2%), 나이아신아마이드(2~5%), 알파 비사보롤(0.5%) 등 9종이 있다. 관계자의 말과는 달리 새로운 기능성 원료는 찾아보기 힘들고, 기능성 화장품에 고시원료 성분과 고시된 함량만 넣으면 쉽게 기능성 화장품 인증을 받을 수 있는 제도로밖에 보이지 않는다. 필자의 눈에만 그렇게 보이는 것일까?

광고하는 성분과 기능성 인증을 받은 성분이 다르다는 것은 이제 많은 소비자들이 알고 있을 것이다. 광고는 각종 희귀성분과 고가의 성분을 함유한 기능성 화장품인양 설명한다. 하지만 정작 기능성 인증은 고시원료로 받은 것에 불과하다. 즉 기능성 인증을 받았다는 광고 또한 엄연히 소비자를 기만하는 것이라고 할 수 있다.

과거에는 화장품 회사라면 당연히 연구소를 운영하고 있었다. 적은 R&D 비용이 책정되긴 했지만, 각 회사별로 자사만의 원료를 개발하기 위해 힘쓰던 시절이 있었다. 하지만 원료 개발이 1~2년 만에 뚝딱 나오는 것도 아니고, 시장환경은 급변하다 보니 국내 굴지의 화장품 회사들도 어려움을 겪을 수밖에 없었다. 반면 OEM/ODM 기업을 통해 완제품을 공급받아 판매하던 소위 인터넷 화장품 회사들은 날개를 단 듯 베스트셀러 제품을 쏟아냈다. 인터넷 환경으로 인해 화장품 가격이 음지에서 양지로 올라온 것과 나름 거품을 없앴다는 점, 그리고 아이디어가 넘치는 신생기업들의 시장진입이 낮아졌다는 점은 매우 긍정적이다. 하지만 인터넷을 기반으로 한 화장품 회사들로 인해 기능성 화장품은 더욱 더 의미를 잃어버리게 되었다.

연구소를 함께 운영하는 화장품 회사들의 기능성 화장품 20가지(A그룹)와 소셜커머스를 통해 현재 기능성 화장품으로 판매중인 제품 20가지(B그룹)를 무작위로 선정하여 특징들을 조사한 적이 있다. 그 결과 두 그룹 간에는 마케팅에서부터 확연한 차이를 보였다. A그룹의 제품은 식약처 인증 관련 서류나 화장품이라면 당연히 보여줘야 할 중금속 시험성적서 같은 서류를 전면에 내세우지 않았다. 하지만 B그룹은 자사 제품만 중금속이 검출되지 않은 듯한 문구와 함께 검사성적서를 보여주었고, 식약처의 기능성 인증 서류도 반드시 공개했다. 화장품에서 동물실험이 금지되었는데, "저희 화장품은 동물실험을 하지 않습니다"라고 광고하는 것과 같은 이치다. A그룹의 일부 화장품과 B그룹의 모든 화장품에서 재미있는 사실도 찾을 수 있었다. 주름개선 기능성 화장품에는 아데노신, 미백 기능성 화장품에는 나이아신아마이드가 들어 있다는 점이었다. 고시원료가 주름개선의 경우 4종, 미백의 경우 9종이나 되는데, 어째서 콕 찍어 하나의 성분만 들어 있었던 것일까? 눈치 빠른 이들은 알아챘겠지만, 각 성분 중 아데노신과 나이아신아마이드가 다른 성분에 비해 많게는 8배나 저렴하다.

상황이 이렇다 보니 기능성 화장품 제도가 아데노신과 나이아신아마이드를 제조 판매하는 원료회사와 기능성 인증에 필요한 각종 서류심사비를 받는 관계부처만을 위한 제도라는 이야기가 심심찮게 나온다. 고시원료가 존재하고 그로 인해 기능성 화장품이 넘쳐나는 한, 소비자와 열심히 연구해 제품을 만들어내는 회사들은 기능성 화장품이라는 명칭에서 지칭하는 기능의 만족감을 얻지 못할 것이다.

시장의 자율성 VS 철저한 관리감독

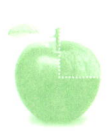

몇 년 전 '치료와 피부관리가 동시에 이루어지는 화장품 쇼핑몰은 어디 없을까?'라는 제목의 기사를 4대 일간지 중 하나에서 본 적이 있다. 자세히 보니 하단에 '본 자료는 해당기관에서 제공한 정보자료입니다'라고 되어 있는 광고성 기사였다. 모든 화장품을 다 사용해본 후 구입할 수 없기 때문에 소비자들은 회사가 제공하는 광고와 사용해본 사람들이 올리는 후기, 뷰티저널의 기사 등으로 정보를 취합한 후 화장품을 선택하게 된다. 그런데 회사가 제공하는 광고 중에는 허위나 과장, 교묘한 말장난으로 소비자가 다르게 오해할 수 있는 것들이 종종 있다. 사용후기 중에는 해당 회사에 호의적인 일부 소비자들을 이용해 업체의 관리 하에 이루어지거나 유명 블로그나 카페에서 회사 홍보를 위한 댓글 아르바이트들이 활동 중인 경우가 많다. 뷰티저널은 광고주의 눈치와 사은품의 압박으로 호의적인 기사를 쓸 수밖에 없거나 아예 대놓고 광고성 기사를 올리기도 한다.

소비자가 제품에 대한 정보를 제대로 얻기란 매우 힘든 구조인 것이다.

허위와 과장 없이 사실을 중심으로 한 회사의 양심적인 광고와 정보 제공이 무엇보다 중요하다. 하지만 허위나 과장광고에 대한 관리가 제대로 이루어지지 않자, 식약처는 일일이 감시하기에는 시간과 인력이 부족하기에 자율점검 형태가 효과적이라는 입장을 밝힌 적이 있다. 물론 강제하기보다는 자율적으로 할 수 있는 환경을 마련하는 것이 장기적인 관점에서 옳은 일일 수 있다. 하지만 업계 스스로 개선하기를 기대하기에는 당시 상황이 매우 심각했고, 소비자의 피해도 점점 늘고 있었기 때문에 보완책 마련이 시급해 보였다. 그러던 중 2011년 6월에 제정된 표시·광고 관리 가이드라인이 2013년 11월에 개정되어, 그동안 애매하던 금지 및 허용 표현을 명확히 구분하는 기준이 마련되었다. 개정 후 시세이도, 라프레리, SK-Ⅱ, 랑콤, 키엘, 겔랑, 메이크업포에버, 비오템, 샤넬, 홀리카홀리카, 한국콜마, 더페이스샵, 케어존 등 유명 수입 화장품부터 국내 화장품까지 허위·과장 광고로 인한 식약처 처분을 받았다. 일부 수입 화장품에서는 해외에서 가능한 표현이 왜 한국에서만 안 되냐며 불만을 터뜨리기도 했고, 이러한 조치가 화장품 시장을 위축시킬 것이라고 전망하기도 했다. 하지만 필자의 생각은 다르다. 조금 늦긴 했지만 식약처의 명확한 가이드라인 제시로 인해 소비자들은 화장품의 범주에서 기대할 수 있는 기능만을 생각할 수 있는 계기를 마련할 것이고, 효과보다 마케팅에 치중한 업계의 비이상적인 구조도 변화될 것이라 생각한다. 그리고 이를 통해 화장품 시장의 위축이 아니라 건전한 성장이 이루어지리라 믿는다.

보통 시장의 자율에 관하여 이야기할 때는 미국을 예로 들고, 시장의 규제를 이야기할 때는 유럽을 예로 든다. 자본주의에서는 시장의 자율이 필요하지만, 자본이 최고의 힘을 가진 지금은 정부가 어느 정도 규제를 해주지 않으면 힘없는 소비자가 피해를 볼 수밖에 없는 구조다. 혹시 식약처가 지속적인 규제를 하기 힘들다면 코파라치 제도를 도입할 것을 권한다. 'Cosmetics+Paparazzi'의 합성어 'Coparazzi'이다. 부족한 인력과 시간 문제가 자동적으로 해결되는 것은 물론 효율적인 화장품 교육 효과까지 얻을 수 있다. 단순히 포상금을 타기 위해 남을 감시하는 것과 달리 화장품은 본인이 직접 사용하는 것이므로 소비자가 직접 이런 활동을 한다면 화장품에 대한 허위·과대광고가 무엇인지, 무엇을 확인하고 화장품을 구매해야 하는지, 무엇이 잘못되었는지 알 수 있는 계기가 될 수 있을 것이다.

부록

1. 화장품 표시·광고 가이드라인
2. 유기농화장품의 기준에 관한 규정 제정고시
3. 가장 피해야 할 20가지 화장품 성분 카드

부록 1

식품의약품안전처(2013. 11. 29. 개정승인)

화장품 표시·광고 가이드라인

구분	금지표현	허용표현
1. 질병 진단·치료·경감·처치·예방 관련	• 아토피 • 여드름 　– 여드름을 개선한다. 　– 여드름을 예방한다. 　– 여드름균을 억제한다. • 모낭충을 제거한다. • 기미, 주근깨(과색소침착증)를 없앤다. • 관절, 림프선 등 피부 이외 신체 특정부위에 사용하여 의학적 효능·효과 표방 • 심신피로 회복 • 항균 • 건선 • 노인소양증 • 살균·소독 • 항염·진통 • 해독 • 이뇨 • 항암 • 항진균·항바이러스 • 근육을 이완시킨다. • 통증을 경감시킨다.	• 여드름성 피부에 사용하기에 적합하다(인체 적용시험자료로 효능·효과 입증 시). [주의] '여드름성 피부에 사용하기에 적합'은 여드름이 발생할 가능성이 높은 여드름성 피부 또는 여드름 피부에 제품을 사용할 때 제품으로 인해 여드름이 발생하거나 악화되지 않음을 의미한다. • 기미, 주근깨의 완화에 도움을 준다(미백 기능성 화장품에 한함). • 항균(인체세정용 제품에서 인체적용시험자료로 효능·효과 입증 시)
2. 피부 관련		
2-1. 피부 개선 표현	• 피부노화 관련 표현(허용 표현 제외) 　– 피부 노화를 예방·방지한다. • 셀룰라이트 관련 표현(허용 표현 제외) 　– 셀룰라이트를 제거한다. • 붓기·다크서클 관련 표현(허용 표현 제외) 　– 붓기를 제거한다. 　– 다크서클을 없애준다. • 피부 독소와 체내 노폐물을 제거한다. • 피부의 손상을 회복 또는 복구한다. • 상처로 인한 흉터를 제거 또는 완화한다. • ○○○의 흔적을 없애준다. 　– 여드름의 흔적을 제거한다. • 임신선, 튼살을 제거 또는 완화한다. • 가려움을 완화한다(피부건조에 기인한 가려움 제외). • 뾰루지를 개선한다. • 기저귀 발진에 효과적이다.	• 피부 미백에 도움을 준다(기능성 화장품에 한함). • 피부 주름개선에 도움을 준다(기능성 화장품에 한함). • 피부를 곱게 태워주거나 자외선으로부터 피부 보호에 도움을 준다(기능성화장품에 한함). • 안티에이징, 피부노화를 완화시킨다, 피부 노화의 징후를 감소시켜준다(인체적용시험자료 또는 인체 외 시험자료로 효능·효과 입증 시). [주의] 피부노화를 완화하는 근거 내용을 결부시켜 광고 • 일시적으로 셀룰라이트를 감소시킨다(인체적용시험자료로 효능·효과 입증 시) [주의] 일시적인 효과임을 명기 • 붓기·다크서클 완화한다(인체적용시험자료로 효능·효과 입증 시). • 붓기와 다크서클을 가려준다. • 피부 노폐물 및 모공(속)의 노폐물을 제거하고 메이크업을 지운다. • 피부에 수분과 영양을 공급하여 거칠어짐과 건조를 방지한다(촉촉함을 준다).

2-1. 피부 개선 표현		• 피부 건조에 기인한 가려움 완화 　[주의] 피부 건조에 기인한 것임을 명기할 것 • 피부 건조에 의한 가려움과 자극을 완화하여 피부 청정을 돕는다. • 민감해진 피부에 수분과 영양을 공급한다. • 피부의 유연성을 증진시켜 부드럽게 한다. • 보습(수분공급), 쿨링 효과 등을 통해 피부 자극 및 피부 스트레스를 완화하고 진정시켜 피부 건강을 유지한다. 　[주의] 피부 자극 및 피부 스트레스 완화가 의학적 효능·효과(뾰루지, 피부염증, 일광화상 등)와 결부되지 않아야 함. • 거칠어짐 등 피부 손상을 예방 또는 개선하고, 살결을 매끄럽고 윤기 있게 가꾼다. 　[주의] 피부 손상의 예방 또는 개선이 의학적 효능·효과(곤충물림, 베임, 피부염증, 발진 등)와 결부되지 않아야 함. • 피부를 청량하게 하여 상쾌감을 준다. • 피부에 수렴효과(피부의 모공을 수축하는 효과)를 주며, 피부탄력을 증진시킨다. • 피지에 의한 피부의 번들거림을 방지한다. • 건성, 지성, 민감성 피부에 사용하기에 적합하다. • 피부 결점을 감추고 색조 또는 색채 효과를 주어 아름다움을 더한다. • 입술에 윤기를 주고 부드럽게 한다. • 입술이 거칠어지는 것을 방지한다. • 입술의 건조를 방지한다. • 입술을 건강하게 유지한다. • 입술을 보호한다. • 면도에 의한 피부 자극을 감소시킨다. • 면도 후 면도자국을 방지하여 피부를 가다듬는다. • 면도 후 이완된 모공을 일시적으로 수축시켜 피부를 건강하게 한다.
2-2. 신체 개선 표현	• 신체 일부를 날씬하게 한다. • 가슴에 탄력을 주거나 확대시킨다. • 얼굴 크기가 작아진다. 　예:지속적 체중감량, 체형변화, 몸매 개선, 피하지방 분해, 부분적인 군살을 관리하여 명품 보디라인을 갖게 된다 등 • 다이어트에 효과적이다.	• 색조 또는 색채 효과 등을 통하여 얼굴크기가 작아 보이게 한다.
2-3. 색조 관련 표현		• 색조 효과를 주며 윤곽을 선명하게 하여 아름답게 한다. • 피부 결점을 감추고 색조 또는 색채 효과를 주어 아름다움을 더한다 • 물이나 피지에 의한 색조 효과의 흐트러짐을 방지한다. • 광학적인 특성 또는 색조 효과를 이용하여 입체적으로 보이도록 한다.

2-4. 모발 관련 표현	• 모발의 손상을 회복 또는 복구한다. • 제모에 사용한다. • 빠지는 모발을 감소시킨다. • 모발 등의 성장을 촉진 또는 억제한다. • 모발의 두께를 증가시킨다. • 속눈썹, 눈썹이 자란다. • 탈모방지 및 양모·발모 효과가 있다. 예:모발의 성장기를 연장한다. 생리적으로 모발의 두께를 증가시킨다. 모발을 나게 한다 등	
2-5. 손발톱 관련 표현	• 손톱에 수분과 영양을 공급하고 손상을 예방하여 건강하게 한다. • 손톱을 보호하고 색조 및 광택효과를 주어 아름다움을 더한다. • 손톱 화장을 지운다.	• 모발의 손상 예방, 개선 또는 회복에 도움을 주며, 손상된 모발을 보호하고 부드럽게 한다. • 손상된 모발에 영양을 주어 모발의 갈라짐을 방지한다. • 모발에 부드러움이나 탄력을 주어 끊김을 방지한다. • 두피를 청결하게 하거나 영양을 공급하여 모발을 강화한다. • 두피를 청결하게 하여 상쾌함을 준다. • 두피의 피지에 의한 지성 두피 청결에 도움을 준다. • 두피 자극 및 두피 스트레스를 완화하고 진정시켜 두피의 건강을 유지한다. • 두피의 피지에 의한 지성 두피를 완화하고 청결에 도움을 준다. • 두피를 청량하게 하여 상쾌함을 준다. • 두피와 모발의 노폐물을 제거하여 과다한 피지 분비의 밸런스를 유지하는 데 도움을 준다. • 모발에 수분과 영양을 공급하고 유지시켜 모발을 건강하게 한다. • 모발에 윤기와 탄력을 주며, 정전기를 방지한다. • 모발 또는 두피를 청결하고 건강하게 유지시키고 비듬이나 가려움을 덜어준다. • 모발을 일시적으로 착색시킨다. • 모발에 세팅 효과를 주며, 반영구적인 변형을 주고 유지시킨다. • 웨이브한 머리카락, 말리기 쉬운 머리카락과 곱슬머리를 곧게 편다. • 눈썹을 일시적으로 길게 보이도록 하거나 볼륨감과 세팅효과를 주어 아름다움을 더한다. • 눈썹, 속눈썹을 보호한다.

3.
생리활성
관련
	• 혈액순환을 원활하게 한다.
	• 호르몬 분비촉진 등 내분비 작용
	• 유익균의 균형보호
	• 질내 산도 유지, 질염 예방
	• 성생활에 도움을 줄 수 있음을 암시하는 표현
	  – 여성크림, 성 윤활작용
	  – 쾌감을 증대시킨다.
	  – 질 보습, 질 수축 작용
	• 땀 발생을 억제한다.
		• 피부의 혈행을 개선한다(인체적용시험자료로 효능·효과 입증 시).
		  [주의] 국소적인 혈행의 일시적 개선임. 전신 혈행 개선 또는 지속적인 개선으로 오인우려가 없도록 주의
		• 좋은 향기로 즐거운 기분을 갖도록 한다.
		• 향기를 통해 활기를 주거나, 릴랙스하는 데 도움을 준다.
		• 땀 냄새를 줄이고 건조한 상태를 유지하는 데 도움을 준다(데오도란트의 경우).

4. 첨단기술 적용 관련	• 피부세포 재생 효과가 있다. • 세포 성장을 촉진한다. • 피부구성 물질(예:효소, 콜라겐 등)을 증가, 감소 또는 활성화시킨다. • 세포 또는 유전자(DNA)를 활성화한다. • '인체 세포·조직 배양액'의 기원 표현 • 줄기세포가 들어 있는 것으로 오인할 수 있는 표현 　- 줄기세포 화장품, stem cell 등 　(다만, 식물줄기세포 함유 화장품의 경우 제외)	• 피부(수분)장벽 강화에 도움을 준다. • 효소, 콜라겐 증가, 감소 또는 활성화 표현(기능성화장품에서 해당 효능·효과 입증 시) • 불특정인(不特定人)의 '인체 ○○세포 배양액' 기원. 다만, 식품의약품안전처장이 고시한 〈화장품 안전기준 등에 관한 규정〉 [별표 3]에 적합한 원료를 사용하고 이를 표현하고자 하는 경우에 한함.
5. 유기농화 장품 관련	• 식품의약품안전처장이 정한 유기농 화장품 기준에 적합하지 않은 제품에 '유기농(organic)'관련 표현	
6. 원료 관련 표현	• 의약품의 효능·효과를 표방하는 원료 관련 설명 • 기능성 화장품이 아닌 제품에서 '식약처 미백 고시성분 ○○ 함유' 등의 표현 • 기능성 효능·효과 성분이 아닌 다른 성분으로 기능성을 표방하는 표현 • 배합금지 원료를 사용하지 않았다는 표현 　- 무(無) 스테로이드, 벤조피렌 등	
7. 안전성 관련	• 부작용이 전혀 없다. • 먹을 수 있다. • 일시적 악화(명현현상)가 있을 수 있다.	
8. 화장품의 범위를 벗어나는 표현	• 레이져(박피) 시술 후 피부에 재생 효과가 있다. • 필러 효과, 지방볼륨 생성 • 보톡스 효과	
9. 특정인 또는 기관의 지정, 공인 관련	• ○○ 아토피 협회 인증 화장품 • ○○ 의료기관의 첨단기술의 정수가 탄생시킨 화장품 • ○○ 대학교 출신 의사가 공동개발한 화장품 • ○○ 의사가 개발한 화장품	
10. 그 밖의 기타 표현	• 저속하거나 혐오감을 주는 표시 및 광고 　- 성기 사진 등의 여과 없는 게시 　- 남녀의 성행위를 묘사하는 표시 또는 광고 • 동 제품은 식품의약품안전처 허가를 득한 제품임	

[주의사항]
1. 인체적용시험(in vivo)자료 또는 생체 외 시험(in vitro 등)자료를 통한 입증자료가 있는 경우라도 화장품 관련 법규상 화장품 정의·능에 부합하는 표현이어야 함.
2. '허용표현' 이외의 표현이라도 '금지표현'이 아닌 경우 화장품 관련 법규상 화장품 정의 등에 부합하는 경우에 한하여 표현이 가능하며, 효능·효과 입증을 필요로 하는 경우에는 허용표현에 한하여 사용 가능함.

부록 2

식품의약품안전처 고시 제2014-200호

유기농화장품의 기준에 관한 규정 제정고시

1. 제정이유

   「화장품법」전면개정(법률 제11014호, 2011. 8. 4.)에 따라 유기농화장품에 대하여 식품의약품안전처장이 기준을 정하도록 규정하고 있어 기존 '유기농화장품 표시·광고 가이드라인'을 일부 수정보완하여 고시로 제정하고자 함.

2. 주요내용

   가. 이 고시에서 사용되는 용어를 정의함(안 제2조)
      - '유기농 원료', '식물 원료' 등 사용되는 용어를 정의함.

   나. 유기농화장품의 기준을 정함(안 제3조부터 제8조까지)
      - '유기농화장품' 및 '사용되는 원료'의 종류, 제조공정, 작업장 및 제조설비, 포장, 보관 등의 기준을 정함.

   다. 유기농화장품임을 입증하는 자료의 보존 기준을 정함.(안 제9조)

   라. 위 사항들을 통해 유기농화장품의 기준을 명확히 제시함으로써, 무분별한 유기농화장품의 범람을 막고, 소비자 입장에서는 이에 대한 기준을 확인하고 구매할 수 있는 등 국민 보건 향상과 양질의 유기농 화장품 공급에 이바지할 것으로 기대됨.

3. 기타 참고사항

   가. 관계법령:「화장품법」제2조제3호

   나. 예산조치: 별도조치 필요 없음

   다. 합 의: 해당기관 없음

   라. 기 타: 1) 행정예고('13.11.8~'14.1.7) 중 제출 의견 반영
      - 제2조 제1항 나목 추가 (신구대비표 붙임)

      2) 규제심사('14.12.16) 중 권고사항 반영
      - [별표 1] 미네랄유래 원료 11종 추가

제정(안) 신구조문대비표

행정예고안	제정안
제2조(용어의 정의) 이 고시에서 사용하는 용어의 정의는 다음과 같다. 1. "유기농 원료"란 다음 각 목의 어느 하나에 해당하는 화장품 원료를 말한다. 　가. 「친환경농어업 육성 및 유기식품 등의 관리·지원에 관한 법률」에 따른 유기농 수산물 또는 이를 이 고시에서 허용하는 물리적 공정에 따라 가공한 것 　〈신 설〉 　나. 국제유기농업운동연맹(IFOAM)에 등록된 인증기관으로부터 유기농 원료로 인증받거나 이를 이 고시에서 허용하는 물리적 공정에 따라 가공한 것	제2조(용어의 정의) _____ _____ _____. 1. _____ _____ _____. 　가. (행정예고안과 같음) 　나. 외국 정부(미국, 유럽연합, 일본 등)에서 정한 기준에 따른 인증기관으로부터 유기농 수산물로 인증받거나 이를 이 고시에서 허용하는 물리적 공정에 따라 가공한 것 　다. (행정예고안과 같음)

식품의약품안전처 고시 제2014-200호
　「화장품법」제2조제3호 규정에 따른 「유기농화장품의 기준에 관한 규정」을 다음과 같이 제정 고시합니다.

2014년 12월 24일
식품의약품안전처장

유기농화장품의 기준에 관한 규정

제1장 총칙

제1조(목적) 이 고시는 「화장품법」제2조제3호에 따라 유기농화장품의 기준을 정함으로써 화장품 업계·소비자 등에게 정확한 정보를 제공하고 관련 산업을 지원하는 것을 목적으로 한다.

제2조(용어의 정의) 이 고시에서 사용하는 용어의 정의는 다음과 같다.
1. "유기농 원료"란 다음 각 목의 어느 하나에 해당하는 화장품 원료를 말한다.
   가. 「친환경농어업 육성 및 유기식품 등의 관리·지원에 관한 법률」에 따른 유기농수산물 또는 이를 이 고시에서 허용하는 물리적 공정에 따라 가공한 것
   나. 외국 정부(미국, 유럽연합, 일본 등)에서 정한 기준에 따른 인증기관으로부터 유기농수산물로 인정받거나 이를 이 고시에서 허용하는 물리적 공정에 따라 가공한 것
   다. 국제유기농업운동연맹(IFOAM)에 등록된 인증기관으로부터 유기농원료로 인증받거나 이를 이 고시에서 허용하는 물리적 공정에 따라 가공한 것
2. "식물 원료"란 식물(해조류와 같은 해양식물, 버섯과 같은 균사체를 포함한다) 그 자체로서 가공하지 않거나, 이 식물을 가지고 이 고시에서 허용하는 물리적 공정에 따라 가공한 화장품 원료를 말한다.
3. "동물에서 생산된 원료(동물성 원료)"란 동물 그 자체(세포, 조직, 장기)는 제외하고, 동물로부터 자연적으로 생산되는 것으로서 가공하지 않거나, 이 동물로부터 자연적으로 생산되는 것을 가지고 이 고시에서 허용하는 물리적 공정에 따라 가공한 계란, 우유, 우유단백질 등의 화장품 원료를 말한다.
4. "미네랄 원료"란 지질학적 작용에 의해 자연적으로 생성된 물질을 가지고 이 고시에서 허용하는 물리적 공정에 따라 가공한 화장품 원료를 말한다.

다만, 화석연료로부터 기원한 물질은 제외한다.
5. "식물유래, 동물성유래 원료"란 제2호 또는 제3호의 원료를 가지고 이 고시에서 허용하는 화학적 공정 또는 생물학적 공정에 따라 가공한 원료를 말한다.
6. "미네랄유래 원료"란 제4호의 원료를 가지고 이 고시에서 허용하는 화학적 공정 또는 생물학적 공정에 따라 가공한 별표 1의 원료를 말한다.

제2장 유기농화장품의 기준

제3조(사용할 수 있는 원료) ① 유기농화장품의 제조에 사용할 수 있는 원료는 다음 각 호와 같다. 다만, 제조에 사용하는 원료는 별표 4의 오염물질에 의해 오염되어서는 아니 된다.
1. 유기농 원료
2. 식물 원료 및 식물유래 원료
3. 동물에서 생산된 원료 및 동물성유래 원료
4. 미네랄 원료 및 미네랄유래 원료
5. 물
② 합성원료는 유기농화장품의 제조에 사용할 수 없다. 다만, 유기농화장품의 품질 및 안전을 위해 필요하나 따로 자연에서 대체하기 곤란한 별표 2의 합성원료에 한하여 제1항에도 불구하고 5% 이내에서 사용할 수 있다.

제4조(제조공정) ① 원료의 제조공정은 간단하고 오염을 일으키지 않으며, 원료 고유의 품질이 유지될 수 있어야 한다. 허용되는 공정 또는 금지되는 공정은 별표 3과 같다.
② 유기농화장품의 제조에 대한 금지되는 공정은 다음 각 호와 같다.
1. 별표 3의 금지되는 공정
2. 유전자재조합 원료 배합
3. 니트로스아민류 배합 및 생성
4. 일면 또는 다면의 외형 또는 내부구조를 가지도록 의도적으로 만들어진 불

용성이거나 생체지속성인 1~100나노미터 크기의 물질 배합

5. 공기, 산소, 질소, 이산화탄소, 아르곤 가스 외의 분사제 사용

제5조(작업장 및 제조설비) ① 유기농화장품을 제조하는 작업장 및 제조설비는 교차오염이 발생하지 않도록 충분히 청소 및 세척되어야 한다.

② 작업장과 제조설비의 세척제는 별표 5에 적합하여야 한다.

제6조(포장) 유기농화장품의 용기와 포장에 폴리염화비닐(Polyvinyl chloride (PVC)), 폴리스티렌폼(Polystyrene foam)을 사용할 수 없다.

제7조(보관) ① 유기농화장품을 제조하기 위한 유기농 원료는 다른 원료와 명확히 표시 및 구분하여 보관하여야 한다.

② 표시 및 포장 전 상태의 유기농화장품은 다른 화장품과 구분하여 보관하여야 한다.

제8조(유기농화장품의 원료조성) ① 유기농화장품은 전체 구성원료 중 10% 이상이 유기농 원료로 구성되어야 한다.

② 제1항의 원료조성 비율은 전체 구성원료에서 해당 원료의 중량 비율로 계산하며, 계산방법은 다음 각 호와 같다.

1. 부피는 중량으로 환산하여 계산한다.
2. 농축, 희석 등 가공한 원료는 가공 이전 상태로 환산한 중량으로 계산한다.
3. 원료에 유기농 원료가 혼합되어 있을 경우 원료에서 유기농 원료의 비율만큼 유기농 원료의 함량으로 인정하여 계산한다.
4. 건조한 유기농수산물을 추출한 원료의 경우 건조한 유기농수산물의 함량이 5% 이상이면 그 추출물에 대하여 100% 유기농 원료의 함량으로 계산하며, 함량이 5% 미만이면 그 추출물에 대하여 함량에 비례하여 계산한다. 다만, 건조하지 않은 유기농수산물을 사용하는 경우 그 사용량에 1/4를 곱한 값을 건조한 유기농수산물의 함량으로 한다.

제9조(자료의 보존) 화장품의 제조판매업자는 유기농화장품으로 표시·광고하여 제조, 수입 및 판매할 경우 이 고시에 적합함을 입증하는 자료를 구비하고, 제조일(수입일 경우 통관일)로부터 3년 또는 사용기한 경과 후 1년 중 긴 기간 동안 보존하여야 한다.

제10조(재검토기한) 「훈령 예규 등의 발령 및 관리에 관한 규정」(대통령훈령 제248호)에 따라 이 고시 발령 후의 법령이나 현실여건의 변화 등을 검토하여 이 고시의 폐지, 개정 등의 조치를 해야 하는 기한은 2017년 12월 24일까지로 한다.

부칙

제1조(시행일) 이 고시는 고시 후 6개월이 경과한 날부터 시행한다.
제2조(적용례) 이 고시는 고시 시행 후 최초로 제조 또는 수입(통관일을 기준으로 한다)하는 유기농화장품부터 적용한다.

[별표1] 미네랄유래 원료

구리가루(Copper Powder CI 77400)
규조토(Diatomaceous Earth)
디소듐포스페이트(Disodium Phosphate)
디칼슘포스페이트(Dicalcium Phosphate)
<u>디칼슘포스페이트디하이드레이트(Dicalcium phosphate dihydrate)</u>
마그네슘설페이트(Magnesium Sulfate)
마그네슘실리케이트(Magnesium Silicate)
마그네슘알루미늄실리케이트(Magnesium Aluminium Silicate)
마그네슘옥사이드(Magnesium Oxide CI 77711)
마그네슘카보네이트(Magnesium Carbonate CI 77713(Magnesite))
마그네슘클로라이드(Magnesium Chloride)
<u>마그네슘카보네이트하이드록사이드 (Magnesium Carbonate Hydroxide)</u>
마그네슘하이드록사이드(Magnesium Hydroxide)
마이카(Mica)
말라카이트(Malachite)
망가니즈비스오르토포스페이트(Manganese bis orthophosphate CI 77745)
망가니즈설페이트(Manganese Sulfate)
<u>바륨설페이트(Barium Sulphate)</u>
벤토나이트(Bentonite)
비스머스옥시클로라이드(Bismuth Oxychloride CI 77163)
소듐글리세로포스페이트(Sodium Glycerophosphate)
소듐마그네슘실리케이트(Sodium Magnesium Silicate)
소듐메타실리케이트(sodium Metasilicate)
소듐모노플루오로포스페이트(Sodium Monofluorophosphate)
소듐바이카보네이트(Sodium Bicarbonate)
소듐보레이트(Sodium borate)
소듐설페이트(Sodium Sulfate)
소듐실리케이트(Sodium Silicate)
소듐카보네이트(Sodium Carbonate)
<u>소듐치오설페이트(Sodium Thiosulphate)</u>
소듐클로라이드(Sodium Chloride)
소듐포스페이트(Sodium Phosphate)
소듐플루오라이드(Sodium Fluoride)
소듐하이드록사이드(Sodium Hydroxide)
실리카(Silica)
실버(Silver CI 77820)
실버설페이트(Silver Sulfate)
실버씨트레이트(Silver Citrate)
실버옥사이드(Silver Oxide)
실버클로라이드(Silver Chloride)
씨솔트(Sea Salt, Maris Sal)

아이런설페이트(Iron Sulfate)
아이런옥사이드(Iron Oxides CI 77480, 77489, 77491, 77492, 77499)
아이런하이드록사이드(Iron Hydroxide)
알루미늄아이런실리케이트(Aluminium Iron Silicates)
알루미늄(Aluminum)
알루미늄가루(Aluminum Powder CI 77000)
알루미늄설퍼이트(Aluminium Sulphate)
알루미늄암모니움설퍼이트(Aluminium Ammonium Sulphate)
알루미늄옥사이드(Aluminium Oxide)
알루미늄하이드록사이드(Aluminium Hydroxide)
암모늄망가니즈디포스페이트(Ammonium Manganese Diphosphate CI 77742)
암모늄설페이트(Ammonium Sulphate)
울트라마린(Ultramarines, Lazurite CI 77007)
징크설페이트(Zinc Sulfate)
징크옥사이드(Zinc oxide CI 77947)
징크카보네이트 (Zinc Carbonate, CI 77950)
카올린(Kaolin)
카퍼설페이트(Copper Sulfate, Cupric Sulfate)
카퍼옥사이드(Copper Oxide)
칼슘설페이트(Calcium Sulfate CI 77231)
칼슘소듐보로실리케이트(Calcium Sodium Borosilicate)
칼슘알루미늄보로실리케이트(Calcium Aluminium Borosilicate)
칼슘카보네이트(Calcium Carbonate)
칼슘포스페이트와 그 수화물(Calcium phosphate and their hydrates)
칼슘플루오라이드(Calcium Fluoride)
칼슘하이드록사이드(Calcium Hydroxide)
크로뮴옥사이드그린(Chromium Oxide Greens CI 77288)
크로뮴하이드록사이드그린(Chromium Hydroxide Green CI 77289)
탤크(Talc)
테트라소듐파이로포스페이트(Tetrasodium Pyrophosphate)
티타늄디옥사이드(Titanium Dioxide CI 77891)
틴옥사이드(Tin Oxide)
페릭암모늄페로시아나이드(Ferric Ammonium Ferrocyanide CI 77510)
포타슘설페이트(Potassium Sulfate)
포타슘아이오다이드(potassium iodide)
포타슘알루미늄설페이트 (Potassium aluminium sulphate)
포타슘카보네이트(Potassium Carbonate)
포타슘클로라이드(Potassium Chloride)
포타슘하이드록사이드(Potassium Hydroxide)
하이드레이티드실리카(Hydrated Silica)
하이드록시아파타이트(Hydroxyapatite)
헥토라이트(Hectorite)
세륨옥사이드(Cerium Oxide)

[별표 2] 허용 합성원료

> 네츄럴토코페롤(Natural tocopherol(extracted with hexane))
> 데나토늄벤조에이트(Denatonium Benzoate)
> 데하이드로아세틱애씨드 및 그 염류(Dehydroacetic Acid and its salt)
> 레시틴(Lecithin)
> 벤조익애씨드, 그 염류 및 에스텔류(Benzoic Acid and its salts and ester)
> 벤질알코올(Benzyl Alcohol)
> 살리실릭애씨드 및 그 염류(Salicylic Acid and its salts)
> 소르빅애씨드 및 그 염류(Sorbic Acid and its salts)
> 알킬베타인(Alkylbetaine)
> 이소프로필알콜(Isopropyl Alcohol)
> 잔탄검(Xanthan Gum)
> 카라기난(Carrageenan)
> 터셔리부틸알콜(Tertiary butyl alcohol(TBA))
> 테트라소듐글루타메이트디아세테이트(Tetrasodium Glutamate Diacetate)

[별표 3] 제조공정

1. 허용되는 공정

구분	공정명	비고
물리적 공정	흡수(Absorption)/흡착(Adsorption)	불활성 지지체
	탈색(Bleaching)/ 탈취(Deodorization)	불활성 지지체
	분쇄(Grinding)	
	원심분리(Centrifuging)	
	상층액분리(Decanting)	
	건조 (Desiccation and Drying)	
	탈(脫)고무(Degumming)/ 탈(脫)유(De-oiling)	
	탈(脫)테르펜(Deterpenation)	증기 또는 자연적으로 얻어지는 용매 사용
	증류(Distillation)	자연적으로 얻어지는 용매 사용(물, CO2 등)
	추출(Extractions)	자연적으로 얻어지는 용매 사용(물, 글리세린 등)
	여과(Filtration)	불활성 지지체
	동결건조(Lyophilization)	
	혼합(Blending)	
	삼출(Percolation)	

물리적 공정	압력(Pressure)	
	멸균(Sterilization)	열처리
	멸균(Sterilization)	가스 처리(O2, N2, Ar, He, O3,, CO2 등)
	멸균(Sterilization)	UV, IR, Microwave
	체로 거르기(Sifting)	
	달임(Decoction)	뿌리, 열매 등 단단한 부위를 우려냄
	냉동(Freezing)	
	우려냄(Infusion)	꽃, 잎 등 연약한 부위를 우려냄
	매서레이션(Maceration)	정제수나 오일에 담가 부드럽게 함
	마이크로웨이브(Microwave)	
	결정화(Settling)	
	압착(SQUEEZING)/ 분쇄(CRUSHING)	
	초음파(ULTRASOUND)	
	UV 처치(UV TREATMENTS)	
	진공(VACUUM).	
화학적 · 생물학적 공정	알킬화(Alkylation)	
	아마이드 형성(Formation of amid)	
	회화(Calcination)	
	탄화(Carbonization)	
	응축/부가(Condensation/Addition)	
	복합화(Complexation)	
	에스텔화(Esterification)/	
	에스테르결합전이반응(Transesterification)/	
	에스테르교환(Interesterification)	
	에텔화(Etherification)	
	생명공학기술(Biotechnology)/	
	자연발효(Natural fermentation)	
	수화(Hydration)	
	수소화(Hydrogenation)	
	가수분해(Hydrolysis)	
	중화(Neutralization)	
	산화/환원(Oxydization/Reduction)	

화학적 · 생물학적 공정	양쪽성물질의 제조공정(Processes for the Manu-facture of Amphoterics)	아마이드, 4기화반응(formation of amide and quaternization)
	비누화(Saponification)	
	황화(Sulphatation)	
	가열(Roasting)	
	이온교환(IONIC EXCHANGE)	
	오존분해(Ozonolysis)	

2. 금지되는 공정

구분	공정명	비고
금지되는 제조공정	탈색, 탈취(Bleaching-Deodorisation)	동물 유래
	방사선 조사(Irradiation)	알파선, 감마선
	설폰화(Sulphonation)	
	에칠렌 옥사이드, 프로필렌 옥사이드 또는 다른 알켄 옥사이드 사용(Use of ethylene oxide, propylene oxide or other alkylene oxides)	
	수은화합물을 사용한 처리(Treatments using Mercury)	
	포름알데하이드 사용(Use of formaldehyde)	

[별표4] 오염물질

중금속(Trace)	카드뮴, 수은, 납, 크롬, 구리, 니켈, 아연, 몰리브덴, 비소, 셀레늄
탄화수소	벤젠, 톨루엔 자일렌, 다핵방향족탄화수소(PAHs)
농약류	살충제, 곰팡이 제거제, 제초제의 잔류물
다이옥신류	폴리염화디벤조다이옥신(P.C.D.D), 폴리염화디벤 조푸란(P.C.D.F), 폴리염화비페닐(P.C.B)
방사능	방사성 물질
유전자 재조합 농산물(GMO)	유전자 재조합(GMO) 부산물
동물유래 물질 중 잔류 의약품	항콕시듐제(anticoccidials), 합성항생제, 단백동화 스테로이드(anabolic steroids)
식물 중 오염물질	질산염 등
마이코톡신(Mycotoxins)	곰팡이 독소
니트로스아민(Nitrosamines)	

[별표5] 세척제

1. 포함되어서는 안 되는 원료

> 무기산 및 알칼리(mineral acids and alkalis)
> 암모늄계 물질(Products based on ammoniac)
> 양쪽성계면활성제(amphoteric surfactant)
> 염소계 물질(Chlorine and chlorinated-based products)
> 유전자 재조합 미생물계 물질(Products based on genetically modified micro-organisms)
> 인산염계 물질(Products based on phosphates et de phosphonates)
> 포름알데하이드(Formaldehyde)
> Ethylenediaminetetra-acetic acid(EDTA)

2. 사용가능한 원료

> 과산화수소(Hydrogen peroxide/their stabilizing agents)
> 과초산(Peracetic acid)
> 락틱애씨드(Lactic acid)
> 알코올(이소프로판올 및 에탄올)
> 계면활성제(Surfactant)
>   - 재생가능
>   - EC50 or IC50 or LC50 〉 10 mg/l
>   - 혐기성 및 호기성 조건하에서 쉽고 빠르게 생분해 될 것(OECD 301 〉 70% in 28 days)
>   - 에톡실화 계면활성제는 상기 조건에 추가하여 다음 조건을 만족하여야 함
>   · 전체 계면활성제의 50% 이하일 것
>   · 에톡실화가 8번 이하일 것
>   · 유기농 화장품에 혼합되지 않을 것
> 석회장석유 (Lime feldspar-milk)
> 소듐카보네이트 (Sodium carbonate)
> 소듐하이드록사이드 (Sodium hydroxide)
> 시트릭애씨드 (Citric acid)
> 식물성 비누 (Vegetable soap)
> 아세틱애씨드 (Acetic acid)
> 열수와 증기 (hot water and steam)
> 정유 (Plant essential oil)
> 포타슘하이드록사이드 (Potassium hydroxide)

[별표6] 유기농 인증기준

인증기관(국가)	인증기준		비고
에코서트 (ECOCERT) 프랑스	Organic Cosmetic	• 제품 성분 중 최소 10%는 유기농 성분 • 식물 성분의 95%는 인증된 유기농 성분 • 전체 성분의 95% 이상이 천연 성분	유기농 인증을 받으면 1년 동안 인증해주고 이후 동일한 프로세스를 거쳐 재인증
	Natura Cosmetic	• 제품 성분 중 최소 5%는 유기농 성분 • 식물 성분의 50%는 인증된 유기농 성분 • 전체 성분의 95% 이상이 천연 성분 • 실리콘과 같은 지정 화학 성분의 사용 금지	
코스메비오 (COSMEBIO)	• 제품 성분 중 10% 이상이 유기농 인증 획득 • 전체 식물 성분 중 95% 이상이 유기농 인증 획득 • 제품 성분의 95% 이상이 천연 성분		에코서트 기관에 의해 등록된 단체
USDA Organic 미국	물을 제외한 전체 원료의 함량에 따라 • 100% 유기농 제품은 '100% Organic'이라고 표기 • 95% 이상 유기농 제품은 'Organic'이라고 표기 • 70% 이상 유기농 제품은 'Made with Organic Ingredients'라고 표기		• 미 농무부에서 직접 관리 감독 • 초록색 라벨은 유기농 원료 95% 이상 • 검정색 라벨은 유기농 원료 100% 의미
비데이하(BDIH) 독일	• 식물성 원료- 모든 제품은 유기농으로 재배했거나 자연에서 채취한 식물성 원료로 제조 • 동물성 원료 금지 • 광물성 원료(인공적 색소, 방향제, 방부제, 실리콘, 파라핀, 석유화학제품) 사용 금지 • 방사능으로 배아된 원료 사용 금지 • 유전자 변형된 원료 사용 금지 • 친환경적 제품 제조 공정 • 친환경적이며 재생 가능한 최소한의 제품 포장 • 제품 제조 공정과 성분의 완전 공개		독일의 제약기업, 건강용품회사, 식품회사, 화장품회사 등이 모여 천연원료 사용, 환경보호, 동물실험 반대 등을 실천하는 연합단체

출처: 코스인 코리아

부록 3

가장 피해야 할 20가지 화장품 성분 카드

가장 피해야 할 화장품 성분 20가지

디부틸히드록시톨루엔(DHT) | **미네랄 오일** | **부틸하이록시아니솔(BHA)** | **소디움라우릴황산염, 소디움라우레스황산염** | **소르빈산** | **아보벤젠** = 파르솔 1789, 부틸메록시디벤조일메탄 | **옥시벤존** = 벤조페논-3 | **이미다졸리디닐유레아, 디아졸리디닐유레아, 디엠디엠히단토인** | 이소프로필크레졸, o-시멘-5-올 | **이소프로필알코올** = 프로필알코올, 프로페놀, 이소프로페놀, 러빙알코올 | **인공 향료** | **티몰** | **트리에탄올아민(TEA)** | **트리이소프로파놀아민** | **트리클로산** | **파라벤** = 파라옥시안식향산에스테르 | **페녹시에탄올** | **폴리에틸렌글리콜(PEG)** | **합성착색료** = 황색 4호, 적색 219호, 황색 204호, 적색 202호 등 | **호르몬류** = 에스트로겐, 난포호르몬, 에스트라지올, 에티닐에스트라지올

가장 피해야 할 화장품 성분 20가지

디부틸히드록시톨루엔(DHT) | **미네랄 오일** | **부틸하이록시아니솔(BHA)** | **소디움라우릴황산염, 소디움라우레스황산염** | **소르빈산** | **아보벤젠** = 파르솔 1789, 부틸메록시디벤조일메탄 | **옥시벤존** = 벤조페논-3 | **이미다졸리디닐유레아, 디아졸리디닐유레아, 디엠디엠히단토인** | 이소프로필크레졸, o-시멘-5-올 | **이소프로필알코올** = 프로필알코올, 프로페놀, 이소프로페놀, 러빙알코올 | **인공 향료** | **티몰** | **트리에탄올아민(TEA)** | **트리이소프로파놀아민** | **트리클로산** | **파라벤** = 파라옥시안식향산에스테르 | **페녹시에탄올** | **폴리에틸렌글리콜(PEG)** | **합성착색료** = 황색 4호, 적색 219호, 황색 204호, 적색 202호 등 | **호르몬류** = 에스트로겐, 난포호르몬, 에스트라지올, 에티닐에스트라지올

가장 피해야 할 화장품 성분 20가지

디부틸히드록시톨루엔(DHT) | **미네랄 오일** | **부틸하이록시아니솔(BHA)** | **소디움라우릴황산염, 소디움라우레스황산염** | **소르빈산** | **아보벤젠** = 파르솔 1789, 부틸메록시디벤조일메탄 | **옥시벤존** = 벤조페논-3 | **이미다졸리디닐유레아, 디아졸리디닐유레아, 디엠디엠히단토인** | 이소프로필크레졸, o-시멘-5-올 | **이소프로필알코올** = 프로필알코올, 프로페놀, 이소프로페놀, 러빙알코올 | **인공 향료** | **티몰** | **트리에탄올아민(TEA)** | **트리이소프로파놀아민** | **트리클로산** | **파라벤** = 파라옥시안식향산에스테르 | **페녹시에탄올** | **폴리에틸렌글리콜(PEG)** | **합성착색료** = 황색 4호, 적색 219호, 황색 204호, 적색 202호 등 | **호르몬류** = 에스트로겐, 난포호르몬, 에스트라지올, 에티닐에스트라지올

대한민국
좋은 화장품
나쁜 화장품

1판 1쇄 펴낸날 2015년 2월 10일

지은이 이은주

펴낸이 하연수
펴낸곳 기획출판 거름

출판등록 제7-11호(1979년 6월 28일)

주소 121-820 서울시 마포구 만원동 338-78 정하빌딩 2층
이메일 keorum1@naver.com
전화 (02)333-2121 팩스 (02)333-7877

ISBN 978-89-340-0406-6 13590

* 책값은 뒤표지에 있습니다.
* 잘못 만들어진 책은 구입하신 곳에서 바꾸어 드립니다.
* 이 책은 저작권법에 따라 보호받는 저작물이므로 무단 전재와 무단 복제를 금합니다.

대한민국
좋은 화장품
나쁜 화장품